I0503932

Aprueba tu ENARM: ¿Cómo elegir tu especialidad médica?

Dr. José Manuel Ruiz Morales

¿Cómo elegir tu especialidad médica?

Editorial: Servicios Educativos Médicos Profesionales S.C.

Copyright © 2023.

José Manuel Ruiz Morales

Email: contacto@drvago.com

Web: www.drvago.com

ISBN-13: 9798393100414

Para ti, Papá.

Tabla de Contenido

¿Cómo elegir tu especialidad médica?

Prólogo.

¡Bienvenido a este libro **"Aprueba tu ENARM: ¿Cómo elegir tu especialidad médica?"** Sé que elegir una especialidad es una de las decisiones más importantes que tomarás en tu carrera como médico. Por eso, este libro está diseñado para ayudarte a tomar una decisión informada y acertada.

Durante tus años de estudio y trabajo arduo, has trabajado duro para convertirte en médico. Ahora, una vez que te gradúes, tendrás que decidir qué especialidad médica se adapta mejor a tus intereses, habilidades y objetivos profesionales. Con tantas opciones disponibles, es normal sentirse abrumado y confundido, pero no te preocupes, este libro está aquí para ayudarte.

En estas páginas encontrarás información detallada sobre las diferentes especialidades médicas que se ofrecen en México. También aprenderás sobre los requisitos para cada especialidad, los salarios promedio, las oportunidades de trabajo, los desafíos y las recompensas que conlleva cada una. Además, te proporcionaré consejos prácticos sobre cómo tomar una decisión informada y cómo prepararte para la especialidad que elijas.

Mi objetivo es ayudarte a tomar una decisión bien fundamentada sobre tu especialidad médica, ya que esta decisión tendrá un impacto significativo en tu vida profesional y personal. Espero que este libro te proporcione la información necesaria para que puedas elegir una especialidad que te apasione y que te permita alcanzar tus objetivos profesionales y personales.

Te deseo todo lo mejor en tu carrera como médico y espero que este libro te sea de gran ayuda en tu proceso de toma de decisiones.

Fuerte abrazo,

José Manuel Ruiz Morales
Ciudad de México, 2023

PARTE 1. Especialidades ofertadas de entrada directa, por el sistema nacional de residencias médicas, conforme al ENARM 2022.

Dr. José Manuel Ruiz Morales

http://www.cifrhs.salud.gob.mx/site1/enarm/2022/20 22.html

Especialidad	Número de plazas para categoría mexicana	Número de plazas para categoría extranjera
Anatomía Patológica	175	13
Anestesiología	1,817	43
Audiología, Otoneurología y Foniatría	36	2
Calidad de la Atención Clínica	44	1
Cirugía General	1,885	33
Epidemiología	249	0
Genética Médica	46	5
Geriatría	428	5
Ginecología y Obstetricia	1,554	36
Imagenología Diagnóstica y Terapéutica	620	26
Medicina de la Actividad Física y Deportiva	12	2
Medicina de Rehabilitación	258	6
Medicina de Urgencias	2,360	12
Medicina del Trabajo y Ambiental	228	1
Medicina Familiar	2,430	7
Medicina Interna	2,276	45
Medicina Legal	12	0
Medicina Nuclear e Imagenología Molecular	30	2
Medicina Preventiva	12	3
Neumología	161	5
Oftalmología	280	13
Otorrinolaringología y Cirugía de Cabeza y Cuello	126	7

¿Cómo elegir tu especialidad médica?

Patología Clínica	53	1
Pediatría	1,585	39
Psiquiatría	323	15
Radio-oncología	38	3
Traumatología y Ortopedia	1,109	23
Total	**18,147**	**349**

Médicos Revisores del libro

Especialidad	Revisor
Anatomía Patológica	**Rita Dorantes Heredia** Hospital Médica Sur, Ciudad de México
Anestesiología	**Emma López Hernández** Hospital Médica Sur, Ciudad de México Instagram: anestesia_bariatrica.mx
Audiología, Otoneurología y Foniatría	**Adriana Martínez García - Ramos** Hospital Español de México, Ciudad de México
Cirugía General	**Gerardo Andrés Montalvo Domínguez** Instituto Nacional de Cancerología, Ciudad de México
Epidemiología	**Ana María Naranjo Yela** Unidad de Medicina Familiar, No.15 del Instituto Mexicano del Seguro Social (IMSS), Ciudad de México
Genética Médica	**Rosa Martha Lara Enríquez** Ipsen Biopharmaceuticals Inc, Miami, Florida, Estados Unidos
Geriatría	**Héctor Fermín Godínez Olivas** Hospital Médica Sur, Ciudad de México
Ginecología y Obstetricia	**Jorge Luis Vega Cuevas** Hospital Ángeles México, Ciudad de México
Imagenología Diagnóstica y Terapéutica	**Sergio Montané Montaño**

	Unidad de Medicina Familiar, No. 57 del Instituto Mexicano del Seguro Social, Veracruz, Veracruz
Medicina de la Actividad Física y Deportiva	**Karem Artega Saavedra** KALA Medicina Deportiva **FB**: KALA Medicina Deportiva **IG**: kala.sportsmed
Medicina de Urgencias	**José Ortiz López** Hospital General de Zona No. 36 del Instituto Mexicano del Seguro Social (IMSS), Coatzacoalcos, Veracruz
Medicina del Trabajo y Ambiental	**Aurora Jacqueline Pastrana Evangelista** Hospital Central Del Sur Pemex, Ciudad de México **LinkedIn**: https://www.linkedin.com/in/jacqueline-pastrana-063671266/
Medicina Familiar	**Beatriz Marcela Villalpando Gómez** Unidad de Medicina Familiar No. 68 del Instituto Mexicano del Seguro Social (IMSS), Veracruz, Veracruz
Medicina Interna	**Ignacio Antonio Tapia** Hospital Médica Sur, Ciudad de México
Medicina Nuclear e Imagenología Molecular	**Rodrigo Hernández Ramírez** Hospital Médica Sur, Ciudad de México
Neumología	**Salomón Aguilar Medina** Hospital San Ángel Inn - Universidad, Ciudad de México

Oftalmología	**Samuel Peña Ortiz** Asociación para Evitar la Ceguera en México (APEC), Ciudad de México Instagram: @dr.samuelpena.oftalmo
Otorrinolaringología y Cirugía de Cabeza y Cuello	**Mauricio Ruiz Morales** Centro Médico Nacional "20 de noviembre" del Instituto de Seguridad y Servicios Sociales de los Trabajadores del Estado (ISSSTE), Ciudad de México https://www.facebook.com/otorrinoruiz
Patología Clínica	**Hermes Dairi Aguilar Ramírez** Hospital Ángeles del Pedregal, Ciudad de México
Pediatría	**Andrea López López** Hospital Médica Sur, Ciudad de México Instagram: @andrealopez.pediatria
Psiquiatría	**Alonso Morales Rivero** Centro Médico ABC, Ciudad de México
Radio-Oncología	**Josué Badi Kuri Ramos** Hospital San José - TecSalud, Monterrey, Nuevo León
Traumatología y Ortopedia	**Carlos Harel Pérez Fierro** PB Medical, Chihuahua, Chihuahua

Breve historia sobre las especialidades médicas

La formación de especialidades médicas ha sido un proceso continuo que ha evolucionado a lo largo del tiempo, en respuesta a las necesidades y avances en la medicina. La creación de especialidades médicas ha permitido a los médicos adquirir una formación más detallada y especializada en áreas particulares de la medicina, lo que ha llevado a una mejora significativa en la calidad del tratamiento médico y ha hecho que la medicina avance a pasos agigantados.

En la antigüedad, la medicina se basaba en la observación y la experiencia, y los médicos trataban una amplia variedad de afecciones. Sin embargo, a medida que la medicina avanzaba, se hizo evidente que algunas áreas requerían una formación más especializada. La primera especialidad médica que se estableció fue la cirugía, que se convirtió en una especialidad separada de la medicina general en la década de 1800. La creación de la especialidad de cirugía permitió a los médicos recibir una formación más formal y especializada en esta área, lo que mejoró la calidad del tratamiento quirúrgico.

Con el tiempo, se crearon más especialidades médicas para abordar las necesidades específicas en la medicina. En la década de 1900, se crearon especialidades como la Oftalmología, la otorrinolaringología y la ortopedia. Estas especialidades se enfocaron en áreas específicas del cuerpo y se dedicaron a tratar afecciones relacionadas con estas áreas. La creación de estas especialidades permitió una mayor especialización y formación en estas áreas, lo que mejoró la calidad del tratamiento médico para los pacientes.

En la década de 1950, se crearon especialidades médicas más avanzadas, como la oncología y la Cardiología. Estas especialidades se enfocaron en el tratamiento de enfermedades graves y complejas, como el cáncer y las enfermedades cardíacas. La creación de estas especialidades permitió a los médicos recibir una formación más detallada y especializada en estas áreas, lo que mejoró la calidad del tratamiento para pacientes que sufren de estas afecciones. Además, la creación de estas especialidades también permitió un mayor desarrollo en la investigación médica y el descubrimiento de nuevos tratamientos y terapias.

Hoy en día, hay muchas especialidades médicas, desde la Dermatología hasta la Neurología. Cada especialidad se enfoca en un área particular de la medicina y permite a los médicos adquirir una formación más profunda y detallada en esa área. Esto permite un tratamiento más especializado y efectivo para pacientes con afecciones médicas específicas. Además, la creación de especialidades médicas también ha llevado a una mayor colaboración interdisciplinaria entre los médicos, lo que ha llevado a una mejor comprensión y tratamiento de enfermedades complejas.

Además de la formación de especialidades médicas, también existe un aumento en la sub especialización en las especialidades existentes. Esto ha llevado a una mayor especialización en áreas más específicas dentro de una especialidad existente, como la sub especialización en oncología pediátrica o Cardiología intervencionista. Esto permite una mayor especialización y conocimiento en áreas aún más específicas dentro de una especialidad, lo que lleva a un tratamiento aún más efectivo y personalizado los pacientes.

Sin embargo, la creación de especialidades médicas y la sub especialización también pueden llevar a ciertos desafíos. Puede haber una falta de atención en áreas que no están cubiertas por una especialidad existente, y un desequilibrio en la distribución de especialistas en diferentes áreas geográficas. Además, puede existir una falta de colaboración entre especialidades, lo que puede limitar la capacidad de los médicos para tratar afecciones que requieren una atención interdisciplinaria.

A pesar de estos desafíos, la formación de especialidades médicas ha llevado a una mejora significativa en la calidad del tratamiento médico. Los médicos tienen ahora la capacidad de recibir una formación más detallada y especializada en áreas específicas de la medicina, lo que les permite ofrecer un tratamiento más efectivo y personalizado para pacientes con afecciones médicas específicas. Además, la creación de especialidades ha llevado a una mayor colaboración y cooperación entre médicos y ha permitido un mayor desarrollo en la investigación médica y la innovación.

Es así que, la formación de especialidades médicas ha sido un proceso continuo que ha evolucionado en respuesta a las necesidades y avances en la medicina. La creación de especialidades ha permitido una mayor especialización y formación en áreas específicas de la medicina, lo que ha llevado a una mejora significativa en la calidad del tratamiento médico. A pesar de los desafíos que pueden surgir debido a la creación de especialidades médicas, la capacidad de ofrecer un tratamiento más efectivo y personalizado para pacientes con afecciones médicas específicas y la colaboración interdisciplinaria entre médicos, hacen que la formación de especialidades médicas siga siendo un aspecto vital en la evolución y avance de la medicina.

Fuentes de información:

- Sethi, R. K. (2016). A brief history of medical specialization. Indian Journal of Dermatology, 61(2), 119-124. doi: 10.4103/0019-5154.177772

- Radhakrishnan, J. (2010). The evolution of medical specialties. Journal of Postgraduate Medicine, 56(3), 218-220. doi: 10.4103/0022-3859.68647

- Liou, K. T., & Jacobs, J. P. (2013). The formation and evolution of medical specialties. The Journal of Extra-corporeal Technology, 45(1), 7-12. PMID: 23692024

- Hambley, B. (2017). The importance of medical specialties. Medical News Today. Retrieved from https://www.medicalnewstoday.com/articles/318246

- Dries, D. J. (2016). A history of surgical specialization. Surgery, 159(3), 729-733. doi: 10.1016/j.surg.2015.09.036

¿Por qué cursar una especialidad médica?

Ser médico es una de las profesiones más nobles y gratificantes que existen. La responsabilidad de cuidar la salud de las personas es una tarea que exige una gran preparación y dedicación. Uno de los caminos para lograrlo es a través de la especialización médica.

Cursar una especialidad médica es una de las mejores decisiones que un médico puede tomar en su carrera profesional. Una especialización permite al médico profundizar en un área específica de la medicina, lo que le permite adquirir conocimientos más detallados y avanzados sobre una enfermedad, técnica o procedimiento médico en particular. De esta manera, un especialista puede ofrecer una atención más especializada y personalizada a sus pacientes.

Además, cursar una especialidad médica es una excelente forma de mantenerse actualizado en un campo médico en constante evolución. Los avances tecnológicos y médicos están ocurriendo a un ritmo sin precedentes, lo que significa que los médicos deben estar en constante actualización para brindar a sus pacientes el mejor tratamiento posible. Un especialista está mejor capacitado para mantenerse actualizado en su campo debido a la formación continua que recibe y la experiencia adquirida en su práctica diaria.

Otra ventaja de cursar una especialidad médica es que puede aumentar las oportunidades de carrera de un médico. Los empleadores y los pacientes buscan especialistas en áreas específicas, y los médicos que han completado una especialidad médica, tienen ofertas constantes de trabajo y por lo tanto de remuneración.

Sin embargo, no se puede ignorar que cursar una especialidad médica es un proceso exigente y riguroso. Requiere años de estudio, formación y práctica clínica. También es costoso, ya que los programas de especialización médica suelen tener un costo en términos de costo de matrícula y tiempo. Es necesario tener en cuenta estos factores antes de decidir cursar una especialidad médica.

Cursar una especialidad médica es una excelente forma de mejorar la atención médica que se ofrece a los pacientes, mantenerse actualizado en un campo médico en constante evolución y aumentar las oportunidades de carrera. Considera seriamente la opción de cursar una especialidad médica para enriquecer tu carrera profesional y brindar la mejor atención médica posible a tus pacientes.

¿Cuál es el proceso para hacer una especialidad médica en México?

La formación de especialidades médicas en México es un proceso riguroso y exigente que requiere de un alto nivel de dedicación y compromiso por parte del médico. Para cursar una especialidad médica en México, existen una serie de requisitos que deben cumplirse antes de poder comenzar la formación especializada. A continuación, hablaremos sobre los principales requisitos que deben cumplirse para cursar una especialidad médica en México.

En primer lugar, el médico debe haber completado su educación médica de pregrado y haber obtenido un título de médico cirujano o su equivalente en una universidad reconocida en México o en el extranjero. Esto incluye completar un programa de estudios de seis a siete años de duración, el cual debe estar acreditado por la Secretaría de Educación Pública (SEP) en México.

Una vez completada su educación médica de pregrado, debe someterse a un proceso de selección para obtener un lugar en una especialidad médica. Para ello, se deben presentar y aprobar un examen de selección, el cual es administrado de forma anual por la Comisión Interinstitucional para la Formación de Recursos Humanos para la Salud (CIFRHS); el examen de selección recibe el nombre de Examen Nacional de Aspirantes a Residencias Médicas (ENARM).

Posterior a ser seleccionado para cursar especialidad médica, debe completar un programa de formación especializada de tres a siete años de duración, dependiendo de la especialidad. Durante este tiempo, el médico debe adquirir una formación detallada y especializada en su área de especialidad, lo que incluye el aprendizaje de técnicas avanzadas, la realización de procedimientos complejos y la participación en la investigación médica.

Además, el médico debe cumplir con una serie de requisitos académicos y profesionales durante su formación especializada. Esto incluye la realización de rotaciones clínicas y quirúrgicas, la participación en actividades de investigación, la presentación de trabajos y publicaciones científicas, y la asistencia y participación en congresos y reuniones científicas.

Al finalizar su formación especializada, el médico debe presentar y aprobar un examen de certificación para obtener la acreditación en su área de especialidad. El examen de certificación es administrado por el Comité Normativo Nacional de Consejos de Especialidades Médicas (CONACEM), el cual es el organismo encargado de la certificación y acreditación de las especialidades médicas en México. Este examen es riguroso y exigente, y evalúa la competencia y habilidades del médico en su área de especialidad.

¿Por qué existe un filtro nacional para hacer una especialidad médica en México?

En México, el proceso para obtener una especialidad médica es uno de los más rigurosos y exigentes de América Latina. Se trata de un proceso que involucra diversos filtros y evaluaciones, y que tiene como objetivo garantizar que los médicos especialistas cuenten con la formación, conocimientos y habilidades necesarias para brindar atención médica de calidad a la población.

Uno de los principales motivos para tener un filtro para hacer especialidad médica en México es garantizar la seguridad del paciente. La práctica de la medicina especializada requiere de una gran cantidad de conocimientos, habilidades y experiencia, y cualquier error en el diagnóstico o tratamiento puede tener consecuencias graves para la salud del paciente. Por esta razón, el filtro de la especialidad médica busca asegurarse de que los médicos que obtengan una especialidad estén completamente capacitados y preparados para brindar atención médica especializada.

Otro motivo importante es la necesidad de garantizar la calidad de la formación médica especializada. Para obtener una especialidad médica en México, los médicos deben pasar por diversos filtros y evaluaciones que garantizan que han adquirido los conocimientos y habilidades necesarias para ejercer su especialidad. Esto significa que los médicos especialistas tienen una formación sólida y completa, lo que les permite ofrecer a sus pacientes un nivel de atención médica de calidad.

Además, el filtro para hacer especialidad médica en México también busca garantizar la disponibilidad de especialistas en las diversas áreas de la medicina. Al asegurarse de que los médicos especialistas cuenten con una formación completa y rigurosa, se está asegurando que la población cuente con un número adecuado de especialistas en las diversas áreas de la medicina. Esto es particularmente importante en un país como México, donde existen diversas necesidades de atención médica especializada.

Por último, el filtro para hacer especialidad médica en México también busca fomentar la excelencia en la medicina especializada. Los médicos que obtienen una especialidad en México han demostrado un alto nivel de compromiso y dedicación, y han pasado por un proceso riguroso de evaluación y formación. Esto les permite ofrecer un nivel de atención médica especializada de alta calidad, lo que contribuye a la excelencia en la medicina especializada en el país.

En conclusión, el filtro para hacer especialidad médica en México tiene como objetivo garantizar la seguridad del paciente, la calidad de la formación médica especializada, la disponibilidad de especialistas en las diversas áreas de la medicina y fomentar la excelencia en la medicina especializada. Este proceso riguroso y exigente asegura que los médicos especialistas cuenten con la formación, conocimientos y habilidades necesarias para brindar atención médica de calidad a la población.

¿Cómo seleccionar una especialidad médica?

La elección de una especialidad médica es una decisión importante y difícil para cualquier médico general. Esta elección marcará el rumbo de su carrera y definirá el campo en el que se especializará, por lo que es fundamental que el médico tenga una comprensión completa de las implicaciones de esta decisión.

Uno de los principales desafíos a la hora de elegir una especialidad médica es el **gran número de opciones disponibles**. La medicina moderna se ha convertido en un campo muy amplio y diverso, con una amplia gama de especialidades que incluyen desde la Anestesiología y la cirugía hasta la Psiquiatría y la Oftalmología. Cada especialidad tiene sus propias características únicas, y los médicos generales deben considerar cuidadosamente cada una antes de tomar una decisión.

Otro desafío importante es la falta de experiencia y conocimiento en las diferentes especialidades. Los médicos generales pueden tener una idea general de lo que implica cada especialidad, pero es posible que no tengan una comprensión completa de lo que se requiere para ser un especialista en esa área. Es importante que los médicos generales se informen sobre las diferentes especialidades, habilidades y competencias necesarias para tener éxito en ellas; **una iniciativa para mejorar la difusión de las especialidades es este libro que**

estás leyendo. Es importante hacer una investigación exhaustiva sobre los diferentes campos para tomar una decisión informada y bien pensada.

Otro aspecto importante a considerar es la demanda de la especialidad en el mercado laboral. Si bien esto no debe ser la única consideración en la elección de una especialidad, es importante tener en cuenta la demanda de trabajo en esa área, para asegurarse que haya oportunidades laborales en el futuro. Los médicos también deben considerar los salarios y los beneficios en la especialidad que están considerando.

Además, los médicos generales pueden sentirse presionados para tomar una decisión rápida debido a las **restricciones de tiempo y la necesidad de planificar su futuro profesional.** La elección de una especialidad médica puede tener un impacto significativo en la carrera de un médico, por lo que es comprensible que se sientan ansiosos por tomar una decisión informada lo antes posible. Para superar este desafío, los médicos pueden hacer una lista de las especialidades que les interesan y buscar información adicional y orientación de profesionales experimentados.

Una forma de obtener más información es a través de **rotaciones electivas en diferentes especialidades.** Las rotaciones permiten a los médicos generales trabajar con especialistas en una variedad de campos, lo que les permite tener una idea de la dinámica del trabajo y los requerimientos necesarios en cada especialidad. Además, los médicos pueden obtener información adicional a través de la lectura de revistas médicas, asistir a seminarios y reuniones y hablar con especialistas de diferentes áreas.

La elección de una especialidad médica es una decisión compleja que requiere una planificación cuidadosa y una consideración informada. Los médicos generales deben tener en cuenta sus intereses personales, habilidades y fortalezas, así como la demanda laboral de la especialidad que están considerando. También deben buscar información adicional y orientación de profesionales experimentados para tomar una decisión informada y bien pensada. Con la información y la orientación adecuada, los médicos pueden tomar una decisión informada y exitosa sobre su futuro profesional en la medicina.

El mejor consejo que puedo proporcionarte, es que te conviertas en la SOMBRA de un médico especialista que tiene la especialidad que deseas realizar; es decir, acompañarlo por lo menos una semana en sus actividades del día a día, especialmente en dos momentos de la especialidad: un médico residente que esté cursando el posgrado y posteriormente con un médico egresado, ya ejerciendo la especialidad.

Acompañar a un médico especialista que tiene la especialidad médica que deseas, puede ser una herramienta valiosa para los médicos que buscan obtener una mejor comprensión de la especialidad y sus requerimientos. En primer lugar, el acompañamiento de un médico especialista puede proporcionar una comprensión detallada de la especialidad y de lo que se espera del médico especialista en ese campo. El médico general puede tener una idea general de lo que implica la especialidad, pero al acompañar a un especialista, se puede obtener una comprensión más profunda y detallada de la especialidad. Esto incluye la observación de los procedimientos médicos avanzados, las interacciones con los pacientes y la comprensión de las habilidades y competencias necesarias para tener éxito en esa especialidad.

Además, el acompañamiento de un médico especialista puede proporcionar al médico general una oportunidad para hacer preguntas y obtener respuestas de un profesional experimentado en ese campo. Esto puede ayudar al médico general a obtener una mejor comprensión de las demandas y desafíos de la especialidad, y puede proporcionar una orientación valiosa para el desarrollo profesional y la planificación de la carrera.

Otro beneficio importante del acompañamiento de un médico especialista, es la oportunidad de desarrollar habilidades y competencias avanzadas en esa especialidad. Esto puede incluir la adquisición de habilidades técnicas avanzadas, la práctica de procedimientos complejos y la participación en la investigación médica. Al trabajar con un especialista en la especialidad deseada, el médico general puede adquirir habilidades y competencias que son esenciales para su desarrollo profesional y para brindar atención médica de alta calidad a los pacientes.

Además, el acompañamiento de un médico especialista puede ayudar a los médicos generales a tomar una decisión informada y bien pensada sobre su elección de especialidad médica. El médico general puede tener una idea general de lo que implica cada especialidad, pero al acompañar a un especialista, puede obtener una comprensión más detallada de las demandas, desafíos y recompensas de la especialidad. Esto puede ayudar al médico general a tomar una decisión informada y bien pensada sobre su elección de especialidad médica.

Puntos a tomar en cuenta para seleccionar una especialidad médica.

Te recomiendo considerar los siguientes aspectos al momento de seleccionar tu especialidad médica:

- Cantidad de contacto con pacientes
- Prestigio y estatus social
- Estilo de vida deseado
- Años de entrenamiento en la especialidad
- Dificultad para ser seleccionado en la especialidad deseada
- Personalidades y especialidades médicas
- Conflictos médico – legales con Pacientes y Familiares

1. Cantidad de contacto con pacientes

El contacto con el paciente es una parte esencial de la práctica médica, independientemente de la especialidad. Sin embargo, las diferencias entre las diversas especialidades médicas pueden tener un impacto significativo en la forma en que los médicos interactúan con los pacientes.

En primer lugar, las especialidades médicas que se centran en la atención de pacientes hospitalizados, como la cirugía y la medicina de cuidados críticos, tienen una interacción más limitada con los pacientes en comparación con las especialidades médicas que se centran en la atención de pacientes ambulatorios, como la Medicina Familiar y la Pediatría. Los médicos en especialidades hospitalarias pueden tener menos interacción con los pacientes porque pasan menos tiempo con ellos en el hospital y se enfocan en el tratamiento de enfermedades agudas y graves que requieren atención inmediata.

Por otro lado, las especialidades médicas que se centran en la atención de pacientes ambulatorios pueden tener más interacción con los pacientes porque se enfocan en la atención a largo plazo de enfermedades crónicas. Estos médicos pueden tener más tiempo para desarrollar relaciones con los pacientes y trabajar con ellos para gestionar su enfermedad a lo largo del tiempo. Además, los médicos en estas especialidades pueden estar más involucrados en la prevención y educación sobre la salud para ayudar a los pacientes a mantenerse saludables.

Otra diferencia importante en el contacto con el paciente entre las diversas especialidades médicas es la forma en que se lleva a cabo la evaluación y diagnóstico de los pacientes. Los médicos en especialidades como **Imagenología** o **Patología Clínica**, interactúan con los pacientes de manera más limitada, ya que su papel es interpretar las imágenes o muestras del paciente en lugar de comunicarse directamente con el paciente. En contraste, los médicos en especialidades como **Psiquiatría** y **Ginecología y Obstetricia,** pueden tener interacciones más profundas y personales con los pacientes, porque están involucrados en la salud mental y la atención de la mujer, respectivamente.

También es importante mencionar que el contacto con el paciente puede variar entre médicos dentro de una misma especialidad. Los médicos pueden tener diferentes enfoques y estilos de comunicación con los pacientes, lo que puede afectar la calidad de la atención médica. Por ejemplo, algunos médicos pueden ser más empáticos y dedicar más tiempo a escuchar las preocupaciones del paciente, mientras que otros pueden ser más prácticos y enfocados en el diagnóstico y tratamiento de la enfermedad.

1.1 Menor contacto con pacientes

Aunque la mayoría de los médicos se dedican a la atención directa de pacientes, hay algunos que prefieren tener menos contacto con ellos. Una de las principales razones por las cuales algunos médicos prefieren tener menos contacto con pacientes es el deseo de enfocarse en la investigación médica o en la enseñanza. Estos médicos pueden tener una pasión por la ciencia e investigación, y sienten mayor satisfacción profesional a nivel global que en el trabajo individual de atención médica. Además, algunos médicos pueden preferir trabajar en entornos académicos o de investigación, donde pueden enfocarse en proyectos científicos y compartir sus conocimientos con otros.

Otra razón por la cual algunos médicos pueden preferir tener menos contacto con pacientes es el estrés y la carga emocional asociada con la atención médica. Los médicos que trabajan en especialidades que implican un alto nivel de estrés emocional, como la oncología o la Medicina Crítica, pueden encontrar difícil lidiar con la carga emocional de tratar a pacientes que luchan contra enfermedades graves y, en algunos casos, fatales. Como resultado, algunos médicos pueden preferir trabajar en especialidades donde se involucren menos emociones fuertes.

Además, algunos médicos pueden encontrar que la interacción con pacientes es agotadora o agobiante. Trabajar con pacientes puede ser físicamente agotador debido a largas horas de trabajo y tareas repetitivas. La interacción con pacientes también puede ser emocionalmente agotadora debido a la necesidad de mantener un equilibrio entre la empatía y la necesidad de ser profesional en todo momento. Por lo tanto, algunos médicos pueden desear tener menos contacto con los pacientes para evitar el agotamiento.

Además, algunos médicos pueden sentir que su personalidad o habilidades no se adaptan bien a la atención médica directa. Aunque esto puede parecer extraño, es importante recordar que los médicos son personas y que cada uno tiene su propia personalidad y conjunto de habilidades. Algunos médicos pueden sentir que no tienen la paciencia o la empatía necesarias para tratar con pacientes en una base regular, y pueden preferir trabajar en otros campos de la medicina.

Las especialidades médicas que generalmente tienen **menos contacto** con los pacientes incluyen (sin ningún orden en especial):

- Imagenología Diagnóstica y Terapéutica
- Anatomía Patología
- Patología Clínica
- Anestesiología
- Medicina Nuclear
- Medicina del Trabajo y Ambiental
- Epidemiología

- Medicina Preventiva
- Genética Médica
- Medicina Legal
- Calidad de la Atención Clínica

Cabe destacar que aunque estas especialidades médicas tienen menos contacto directo con los pacientes, su trabajo es fundamental para el diagnóstico, tratamiento y prevención de enfermedades, y son indispensables para la atención médica integral.

1.2 Mayor contacto con pacientes

El contacto con pacientes es una parte fundamental de la práctica médica y la mayoría de los médicos eligen su profesión precisamente porque quieren interactuar directamente con ellos. Sin embargo, hay algunas razones por las que algunos médicos pueden desear tener aún más contacto con los pacientes.

En primer lugar, algunos médicos pueden sentir que la interacción con pacientes les da un propósito y les proporciona una sensación de satisfacción personal. El trabajar con pacientes puede ser una experiencia gratificante, ya que los médicos pueden ayudar a las personas a superar enfermedades y a mejorar su calidad de vida. Además, muchos médicos disfrutan de la oportunidad de construir relaciones significativas con los pacientes y sus familias, lo que puede llevar a una mayor satisfacción en el trabajo.

Además, algunos médicos pueden encontrar que la interacción con pacientes les ayuda a ser mejores médicos de forma general. Al trabajar de manera cercana con los pacientes, los médicos pueden entender mejor sus necesidades y preocupaciones y desarrollar una relación de confianza con ellos. Esta comprensión puede ayudar a los médicos a brindar una mejor atención médica y mejorar los resultados del tratamiento.

Otra razón por la que algunos médicos pueden desear tener más contacto con pacientes es la oportunidad de aprender y crecer como profesionales de la salud. Al trabajar directamente con los pacientes, los médicos pueden enfrentarse a desafíos clínicos únicos que pueden ayudarlos a mejorar sus habilidades diagnósticas y terapéuticas. Además, la interacción con pacientes de diversas culturas y orígenes puede ayudar a los médicos a mejorar su comprensión de las diferencias culturales y a ser más sensibles a las necesidades de los pacientes de diferentes comunidades.

Por último, algunos médicos pueden sentir que la interacción con pacientes les ayuda a mantener una perspectiva humilde y agradecida. Al trabajar con pacientes que enfrentan desafíos médicos y de vida difíciles, los médicos pueden recordar la importancia de la empatía y la compasión en su trabajo. **También pueden recordar la importancia de ser agradecidos por su propia salud y bienestar, lo que puede llevar a una mayor satisfacción en su vida personal y profesional.**

Las especialidades médicas que generalmente tienen **mayor contacto** con los pacientes incluyen (sin ningún orden en especial):

- Medicina Familiar
- Pediatría
- Medicina Interna (especialmente Cardiología y Oncología Médica)

- Ginecología y Obstetricia
- Psiquiatría
- Geriatría
- Medicina de Urgencias
- Neumología

Estas especialidades médicas suelen tener un contacto más cercano con los pacientes debido a que se enfocan en la atención a largo plazo de enfermedades crónicas, el manejo de enfermedades agudas y la promoción de la salud y el bienestar general de los pacientes. Estos médicos también suelen trabajar en estrecha colaboración con otros profesionales de la salud para garantizar la mejor atención posible para sus pacientes.

2. Prestigio y estatus social

El prestigio y estatus social pueden afectar la percepción pública de la profesión médica en general. Las especialidades médicas que se consideran más prestigiosas, como la **Neurocirugía** o la **oncología**, pueden elevar la reputación de la profesión médica en su conjunto. Del mismo modo, las especialidades que se perciben como menos prestigiosas, pueden afectar negativamente la percepción pública de la profesión médica. Por lo tanto, algunos médicos pueden considerar el prestigio y el estatus social de una especialidad al elegir su carrera para mejorar la imagen general de la profesión.

Ambos, pueden influir en la compensación financiera de un médico. Las especialidades médicas que se consideran más prestigiosas o más demandadas a menudo ofrecen salarios más altos y beneficios adicionales, como bonos de contratación y programas de capacitación. Por lo tanto, algunos médicos pueden elegir especialidades específicas en función del potencial de ingresos.

Otro factor a considerar es el prestigio y el estatus social asociados con el entorno laboral. Algunas especialidades médicas, como la Cirugía Plástica o la Dermatología, pueden permitir a los médicos trabajar en entornos más lujosos o exclusivos. Por ejemplo, los cirujanos plásticos pueden trabajar en clínicas privadas que ofrecen servicios de spa y estéticos adicionales. Este ambiente puede ser atractivo para algunos médicos que valoran el prestigio y el estatus social que viene con un ambiente de trabajo exclusivo.

Por último, el prestigio y el estatus social pueden afectar la capacidad de un médico para tener una voz en la toma de decisiones de la industria médica. Los médicos que trabajan en especialidades médicas consideradas más prestigiosas o más respetadas, a menudo tienen más influencia en la toma de decisiones de la industria médica, como la formulación de políticas y la investigación. Por lo tanto, algunos médicos pueden elegir especialidades específicas para tener una voz más fuerte y una mayor influencia en la industria.

Aunque la elección de una especialidad médica debe basarse en una variedad de factores, el prestigio y el estatus social también pueden ser importantes. El prestigio y el estatus social pueden afectar la percepción pública de la profesión médica, influir en la compensación financiera, afectar el entorno laboral y afectar la capacidad de un médico para tener una voz en la toma de decisiones de la industria médica. Sin embargo, es importante tener en cuenta que la elección de una especialidad debe basarse principalmente en los intereses personales, las habilidades y la capacidad de trabajo de cada médico, en lugar de factores externos como el prestigio y el estatus.

Es importante señalar que la percepción de prestigio y estatus social de cada especialidad médica puede variar según la región geográfica, la cultura y otros factores. Sin embargo, a continuación, se presenta una lista de algunas de las especialidades médicas que comúnmente se consideran las más prestigiosas y de mayor estatus social en la medicina:

- **Cirugía**: La cirugía se considera una de las especialidades médicas más prestigiosas debido a la complejidad de los procedimientos quirúrgicos y la necesidad de habilidades altamente especializadas. La cirugía cardiovascular, Cirugía Plástica y Neurocirugía son consideradas algunas de las ramas más prestigiosas dentro de la especialidad.

- **Oncología**: La oncología se ocupa del tratamiento del cáncer y es considerada una de las especialidades médicas más importantes debido a la prevalencia de la enfermedad en todo el mundo. La Oncología Médica y la radioterapia son dos ramas importantes de esta especialidad.

- **Dermatología**: La Dermatología se enfoca en el diagnóstico y tratamiento de enfermedades de la piel y a menudo se considera una especialidad altamente demandada debido a la creciente **preocupación por la apariencia** y el cuidado de la piel.

41

- **Cardiología**: La Cardiología se enfoca en el diagnóstico y tratamiento de enfermedades del corazón y es considerada una de las especialidades médicas más prestigiosas debido a la importancia del corazón para la salud en general.

- **NeUrología**: La Neurología se ocupa del diagnóstico y tratamiento de trastornos neurológicos, como enfermedades cerebrales y trastornos del sistema nervioso central. La Neurología es considerada una especialidad altamente especializada y requiere habilidades y conocimientos profundos.

A continuación, se presenta una lista de algunas de las especialidades médicas que pueden ser percibidas como de **menor prestigio y estatus social en la medicina**:

- **Medicina Familiar:** Se enfoca en la atención primaria y la prevención de enfermedades. A menudo, los médicos familiares no tienen el mismo nivel de reconocimiento o compensación que otros especialistas, lo que puede llevar a una percepción de menor prestigio.

- **Medicina Preventiva**: Se ocupa de la promoción de la salud y la prevención de enfermedades en el ámbito de la comunidad. Aunque es una especialidad importante, puede no tener el mismo nivel de reconocimiento o compensación que otras especialidades más populares.

- **Geriatría**: La Geriatría se enfoca en el cuidado de los ancianos y puede no tener el mismo nivel de reconocimiento o compensación que otras especialidades médicas.

- **Medicina de la Actividad Física y Deportiva**: La medicina del deporte se enfoca en el tratamiento de lesiones deportivas y prescripción del ejercicio físico; a menudo se percibe como menos importante que otras especialidades médicas debido a su enfoque en el deporte y la actividad física.

- **Anestesiología**: Aunque es una especialidad médica crítica y necesaria, la Anestesiología puede percibirse como menos prestigiosa debido a su papel en los procedimientos quirúrgicos y la falta de interacción directa con los pacientes.

Es importante tener en cuenta que esta lista no es exhaustiva, que cada especialidad médica es importante y requiere habilidades y conocimientos únicos. Cada médico debe elegir una especialidad que se adapte a sus intereses, habilidades y valores personales, en lugar de basar su elección únicamente en la percepción de prestigio y estatus social de la especialidad.

Fuente de información: Norredam M, Album D. Review Article: Prestige and its significance for medical specialties and diseases. Scandinavian Journal of Public Health. 2007;35(6):655-661. doi:10.1080/14034940701362137

3. Estilo de vida deseado

Uno de los principales factores que influyen en la elección de una especialidad médica es el estilo de vida que se desea tener. Algunos médicos pueden buscar una especialidad que les permita tener un equilibrio adecuado entre su vida laboral y personal, mientras que otros pueden preferir una especialidad que les permita trabajar largas horas para lograr metas financieras o profesionales. Además, el estilo de vida puede variar según la especialidad médica y puede influir en la cantidad de tiempo libre que un médico tiene, así como en su nivel de estrés y presión en el trabajo.

Un factor que puede influir significativamente en el estilo de vida de un médico es el **horario de trabajo**. Algunas especialidades médicas, como la Medicina de Urgencias o la cirugía, pueden requerir horarios de trabajo impredecibles y largas horas de trabajo, mientras que otras especialidades, como la Dermatología o la Oftalmología, pueden permitir un horario de trabajo más regular y controlado. Los médicos que deseen tener un estilo de vida equilibrado pueden preferir especialidades que les permitan tener horarios de trabajo más predecibles y regulares, lo que les permitiría planificar mejor su tiempo libre y dedicar tiempo a actividades extraprofesionales, como la familia o los hobbies.

Otro factor que puede influir en el estilo de vida de un médico es el **entorno laboral**. Algunas especialidades, como la Medicina de Urgencias o la cirugía, pueden requerir que los médicos trabajen en entornos de alta presión y estrés, mientras que otras especialidades, como la Medicina Familiar o la Psiquiatría, pueden permitir un entorno de trabajo más tranquilo y colaborativo. Es importante que los médicos consideren el entorno laboral en el que se sienten más cómodos y productivos, ya que esto puede tener un impacto significativo en su bienestar y satisfacción laboral.

El estilo de vida también puede afectar la salud y el bienestar del médico. Algunas especialidades médicas pueden estar asociadas con un **mayor riesgo de enfermedades profesionales**, como el síndrome de agotamiento profesional o el trastorno por estrés postraumático, debido a las demandas emocionales y físicas de la especialidad. Es importante que los médicos consideren los posibles riesgos para la salud asociados con cada especialidad y tomen medidas para prevenir y tratar cualquier problema de salud relacionado con el trabajo.

Por último, el estilo de vida puede afectar la capacidad de un médico para mantener una **vida social satisfactoria.** Algunas especialidades médicas, como la cirugía o la Medicina de Urgencias, pueden requerir que los médicos trabajen largas horas y se dediquen intensamente a su trabajo, lo que puede dificultar la conexión con amigos y familiares. Esto puede ser especialmente importante para los médicos que buscan un equilibrio adecuado entre su vida laboral y personal, ya que el aislamiento social y la falta de apoyo emocional pueden contribuir al síndrome de agotamiento profesional y otros problemas de salud mental.

El estilo de vida puede variar según la especialidad y puede afectar la capacidad del médico para equilibrar su vida laboral y personal, afectar su salud y bienestar e influir en su entorno laboral. Es importante que los médicos elijan una especialidad que les permita tener un estilo de vida que se adapte a sus necesidades personales y profesionales, y que estén dispuestos a hacer los sacrificios necesarios para alcanzar sus metas profesionales y personales. Los médicos deben considerar cuidadosamente los posibles riesgos y beneficios asociados con cada especialidad médica y elegir una especialidad que les permita tener una vida laboral satisfactoria y saludable.

4. Años de entrenamiento en la especialidad

Al elegir una especialidad médica, es importante considerar muchos factores diferentes, incluyendo los intereses personales, las habilidades y la personalidad del médico. Uno de los factores que a menudo se pasan por alto es la duración del entrenamiento necesario para completar la especialidad.

La duración del entrenamiento necesario para completar una especialidad médica puede variar significativamente entre las diferentes especialidades. Algunas especialidades pueden requerir solo unos pocos años de entrenamiento, mientras que otras pueden requerir seis o más años. Es importante que los médicos consideren la duración del entrenamiento al elegir una especialidad, ya que esto puede afectar significativamente su carrera y su vida personal.

En primer lugar, la duración del entrenamiento puede afectar la edad a la que un médico comienza a trabajar. Aquellos que eligen especialidades que requieren más años de entrenamiento pueden retrasar su entrada al mercado laboral, lo que puede tener un impacto en su futuro financiero y de jubilación.

Además, la duración del entrenamiento **puede afectar la estabilidad laboral de un médico.** Aquellos que eligen especialidades con una duración de entrenamiento más larga pueden estar sujetos a cambios en el sistema de atención médica, como recortes en la financiación de la especialidad o cambios en la demanda de pacientes, lo que puede tener un impacto en su empleabilidad a largo plazo. Por otro lado, aquellos que eligen especialidades con una duración de entrenamiento más corta pueden encontrar más oportunidades de empleo debido a la mayor demanda en el mercado.

Además, la duración del entrenamiento puede afectar la satisfacción laboral de un médico. Aquellos que eligen especialidades con una duración de entrenamiento más larga pueden sentirse más comprometidos con su carrera y pueden experimentar un mayor sentido de logro cuando finalmente completan su formación. Sin embargo, también pueden sentirse más agotados o estresados por la duración del entrenamiento. Por otro lado, aquellos que eligen especialidades con una duración de entrenamiento más corta pueden sentirse menos comprometidos con su carrera y pueden experimentar menos satisfacción laboral debido a una sensación de falta de logro o desafío.

La duración del entrenamiento puede afectar la edad a la que un médico comienza a trabajar, la estabilidad laboral y la satisfacción laboral. Es importante que los médicos elijan una especialidad que les permita tener una carrera satisfactoria y equilibrada que se adapte a sus necesidades personales y profesionales.

5. Dificultad para ser seleccionado en la especialidad deseada

En general, las especialidades médicas más competitivas son aquellas que tienen una alta demanda y un número limitado de plazas disponibles. Las especialidades más competitivas son aquellas que requieren habilidades especializadas, conocimientos avanzados y una gran cantidad de experiencia clínica. Además, las especialidades más competitivas son aquellas que ofrecen altos salarios y un alto prestigio, lo que atrae a un gran número de solicitantes.

Una de las especialidades médicas más difíciles de ser aceptado es **Cirugía General.** La cirugía es una especialidad altamente competitiva que requiere una gran cantidad de habilidades y conocimientos especializados. Además, la cirugía es una especialidad que requiere largas horas de trabajo y un alto nivel de compromiso, lo que puede hacer que la competencia por las plazas disponibles sea aún más feroz.

Otra especialidad médica que es difícil de ser aceptado es **Medicina Interna.** Es una especialidad altamente competitiva que requiere un alto nivel de habilidades y conocimientos especializados. Los programas de Dermatología suelen ser muy selectivos y aceptan solo a un pequeño número de solicitantes cada año. Además, los sub especialistas de Medicina Interna tienen una gran demanda por el sector salud y un alto prestigio, lo que atrae a un gran número de solicitantes.

Oftalmología y **otorrinolaringología** también tienen un gran número de aspirantes cada año. Ambas ofrecen altos salarios y un alto prestigio, lo que las haces muy competidas.

La dificultad de ser aceptado en una especialidad puede variar significativamente según la especialidad y puede estar influenciada por la demanda de la especialidad, la cantidad de plazas disponibles y el nivel de habilidades y conocimientos requeridos. Es importante que los médicos consideren cuidadosamente sus opciones y se preparen adecuadamente para las especialidades que deseen perseguir, para aumentar sus posibilidades de ser aceptado.

6. Personalidades y especialidades médicas
La personalidad es un factor importante a considerar al elegir una especialidad médica, ya que ciertas especialidades pueden ser más adecuadas para ciertos tipos de personalidad. Por ejemplo, los médicos que son más introvertidos y prefieren trabajar de manera independiente pueden encontrar que las especialidades que requieren una mayor interacción con los pacientes son menos atractivas, mientras que los médicos extrovertidos pueden encontrar que estas especialidades son más satisfactorias.

6. Personalidades y especialidades médicas: El indicador de Myers-Briggs

El indicador de Myers-Briggs (MBTI) es una herramienta popular de evaluación de personalidad que se utiliza ampliamente en el mundo empresarial y educativo. Creado por Isabel Briggs Myers y Katharine Cook Briggs, el MBTI se basa en las teorías del psicólogo Carl Jung y se enfoca en cuatro dimensiones principales: **Extraversión-**

Introversión, Sensación-Intuición, Pensamiento-Sentimiento y **Juicio-Percepción**. Estas cuatro dimensiones son utilizadas para determinar las preferencias personales de una persona en términos de energía, percepción, toma de decisiones y manejo de la vida.

A continuación, se presenta un cuadro para que los estudiantes de medicina comprendan mejor los cuatro pares de preferencias en el indicador de Myers-Briggs.

Par de preferencias	Descripción	Fortalezas	Debilidades
Extroversión (E) vs. Introversión (I)	**E** se siente energizado al interactuar con otras personas, disfruta de la socialización y prefiere trabajar en grupo. **I** prefiere trabajar de forma independiente, puede sentirse agotado después de interactuar con otras personas y prefiere la reflexión personal.	**E** es un buen comunicador, puede liderar equipos y establecer relaciones interpersonales sólidas. **I** es bueno en la resolución de problemas y en el análisis crítico, y es más propenso a ser reflexivo y a tomar decisiones informadas.	**E** puede tener dificultades para enfocarse en tareas individuales y puede ser propenso a la distracción. **I** puede tener dificultades para conectarse con los demás y puede ser menos efectivo en situaciones sociales.

Sensación (S) vs. Intuición (N)	**S** se centra en hechos concretos, prefiere trabajar con información actual y es más práctico. **N** se centra en las posibilidades, prefiere trabajar con información abstracta y es más imaginativo.	**S** es bueno en la resolución de problemas prácticos y en la identificación de soluciones inmediatas. **N** puede ver patrones y relaciones entre los datos y puede ser más efectivo en la identificación de tendencias y en la planificación estratégica a largo plazo.	**S** puede tener dificultades para ver el panorama general y puede ser menos efectivo en la planificación a largo plazo. **N** puede tener dificultades para prestar atención a los detalles y puede ser menos efectivo en la identificación de soluciones inmediatas.

Pensamiento (T) vs. Sentimiento (F)	T se enfoca en la lógica y en el razonamiento objetivo y es más analítico. F se enfoca en las emociones y en las necesidades de los demás y es más empático.	T es bueno en la toma de decisiones basada en datos objetivos y en la resolución de problemas. F es más empático y puede ser más efectivo en la gestión de las emociones de los pacientes.	T puede ser menos efectivo en la gestión de las emociones de los pacientes y puede parecer frío o distante. F puede tener dificultades para tomar decisiones objetivas y puede ser propenso a ser influenciado por las emociones.
Juicio (J) vs. Percepción (P)	J prefiere la estructura y la organización, y es más planificado. P prefiere la flexibilidad y la espontaneidad, y es más adaptable.	J es bueno en la organización y la gestión del tiempo, y puede ser más efectivo en el establecimiento de objetivos y la toma de decisiones. P es más adaptable y puede ser más efectivo en situaciones imprevistas y cambiantes.	J puede ser menos adaptable y puede tener dificultades para enfrentar situaciones imprevistas. P puede tener dificultades para establecer objetivos a largo plazo y puede ser menos efectivo en la gestión del tiempo.

Es importante destacar que el indicador de Myers-Briggs no es una medida absoluta de la

personalidad, y cada persona puede tener características y preferencias que caen en un continuo entre los polos de cada par de preferencias. Sin embargo, comprender estas preferencias puede ser útil para los estudiantes de medicina al interactuar con pacientes y colegas en el entorno de atención médica.

La dimensión de Extraversión-Introversión (E-I) describe cómo una persona obtiene su energía. Aquellos que prefieren la Extraversión obtienen su energía al interactuar con otras personas, mientras que aquellos que prefieren la Introversión obtienen su energía al pasar tiempo a solas. Las personas extrovertidas tienden a ser más comunicativas y prefieren trabajar en equipo, mientras que las personas introvertidas tienden a ser más reflexivas y prefieren trabajar solas.

La dimensión de Sensación-Intuición (S-N) describe cómo una persona percibe la información. Aquellos que prefieren la Sensación tienden a confiar en la información que obtienen a través de sus sentidos, mientras que aquellos que prefieren la Intuición confían más en la información que obtienen a través de la intuición y las ideas abstractas. Las personas sensoriales tienden a ser más prácticas y realistas, mientras que las personas intuitivas tienden a ser más imaginativas y teóricas.

La dimensión de Pensamiento-Sentimiento (T-F) describe cómo una persona toma decisiones. Aquellos que prefieren el Pensamiento tienden a tomar decisiones basadas en la lógica y los hechos, mientras que aquellos que prefieren el Sentimiento tienden a tomar decisiones basadas en las emociones y los valores personales. Las personas que prefieren el Pensamiento tienden a ser más objetivas y analíticas, mientras que las personas que prefieren el Sentimiento tienden a ser más empáticas y consideradas.

La dimensión de Juicio-Percepción (J-P) describe cómo una persona maneja su vida. Aquellos que prefieren el Juicio tienden a ser organizados y estructurados, mientras que aquellos que prefieren la Percepción tienden a ser más espontáneos y flexibles. Las personas que prefieren el Juicio tienden a planificar y organizar, mientras que las personas que prefieren la Percepción tienden a ser más adaptativas y abiertas al cambio.

Aunque el MBTI es una herramienta útil para evaluar la personalidad de las personas, es importante tener en cuenta que **no es una herramienta de evaluación médica o psicológica.** Además, no debe utilizarse como la única herramienta para evaluar la aptitud de una persona para una carrera o profesión en particular. Sin embargo, el MBTI puede ser útil para ayudar a las personas a comprender mejor sus preferencias personales y encontrar una carrera que sea compatible con su personalidad y sus intereses.

Por ejemplo, las personas que prefieren la **Extraversión** pueden ser más adecuadas para carreras que involucren trabajo en equipo y contacto con otras personas, como la **Medicina Familiar o Medicina Interna.**

Las personas que prefieren la **Introversión** pueden ser más adecuadas para especialidades que involucren trabajo solitario y enfocado, como la **Anatomía Patológica o Patología Clínica.**

Las personas que prefieren la **Sensación** pueden ser más adecuadas para carreras que involucren trabajo práctico y enfocado en los detalles, como las **especialidades quirúrgicas.**

Las personas que prefieren la **Intuición** pueden ser más adecuadas para carreras que involucren trabajo creativo y conceptual, como la investigación médica o la Psiquiatría.

Las personas que prefieren el **Pensamiento** pueden ser más adecuadas para carreras que involucren toma de decisiones objetiva y basada en la lógica, como las **especialidades quirúrgicas, Imagenología** o **Medicina Nuclear.**

Las personas que prefieren el **Sentimiento** pueden ser más adecuadas para carreras que involucren toma de decisiones basada en la empatía y los valores personales, como la **Pediatría** o **Ginecología y Obstetricia.**

Finalmente, las personas que prefieren el **Juicio** pueden ser más adecuadas para carreras que involucren planificación y organización, como **Calidad de la Atención Clínica** o **Epidemiología.**

Las personas que prefieren la **Percepción** pueden ser más adecuadas para carreras que involucren adaptabilidad y flexibilidad, como **Medicina de Urgencias** o **Medicina Interna.**

No existe un listado oficial de las especialidades médicas del ENARM (Examen Nacional de Residencias Médicas) según el Indicador de Myers-Briggs (MBTI). Sin embargo, se pueden hacer algunas observaciones y generalizaciones basadas en las preferencias de personalidad comunes para cada especialidad médica.

- **Anatomía Patológica:** puede ser adecuada para personas que prefieren la **Intuición** y el **Pensamiento** en MBTI. Las personas que prefieren la Intuición tienden a centrarse en patrones y conceptos abstractos, lo cual es importante en el diagnóstico y análisis de enfermedades y trastornos a nivel microscópico. Las personas que prefieren el Pensamiento tienden a basar sus decisiones en la lógica y la objetividad, lo cual es esencial para hacer diagnósticos precisos y desarrollar planes de tratamiento efectivos en el área de la Anatomía Patológica. Además, las personas que prefieren la **Introversión** pueden ser más adecuadas para trabajar en la Anatomía Patológica debido a la naturaleza individualista del trabajo y la necesidad de concentrarse en los detalles minuciosos de cada caso.

- **Anestesiología**: puede ser adecuada para personas que prefieren la **Intuición** y el **Pensamiento** en MBTI. Las personas que prefieren la Intuición tienden a centrarse en patrones y conceptos abstractos, lo cual es importante en la comprensión y administración de anestesia en procedimientos quirúrgicos. Las personas que prefieren el Pensamiento tienden a basar sus decisiones en la lógica y la objetividad, lo cual es esencial para hacer juicios precisos y desarrollar planes de tratamiento efectivos en el área de la Anestesiología. Además, las personas que prefieren la **Introversión** pueden ser más adecuadas para trabajar en la Anestesiología debido a la naturaleza individualista del trabajo y la necesidad de concentrarse en la monitorización constante y la atención a los detalles minuciosos durante el procedimiento quirúrgico.

- **Audiología, Otoneurología y Foniatría:** puede ser adecuada para personas que prefieren la **Sensación** y el **Pensamiento** en el Indicador de Myers-Briggs (MBTI). Las personas que prefieren la Sensación tienden a centrarse en detalles y hechos concretos, lo cual es importante en la evaluación y tratamiento de trastornos del oído, la audición y la voz. Las personas que prefieren el Pensamiento tienden a basar sus decisiones en la lógica y la objetividad, lo cual es esencial para hacer diagnósticos precisos y desarrollar planes de tratamiento efectivos en el área de la Audiología, Otoneurología y Foniatría. Además, las personas que prefieren la **Introversión** pueden ser más adecuadas para trabajar en esta especialidad debido a la necesidad de trabajar individualmente con pacientes y de concentrarse en los detalles técnicos y científicos de la evaluación y el tratamiento.

- **Calidad de la Atención Clínica:** En general, las personas que prefieren la **Intuición** y el **Pensamiento** pueden ser más adecuadas para la Calidad de la Atención Clínica debido a la necesidad de analizar y comprender información compleja y basar decisiones en la lógica y la objetividad. Las personas que prefieren la **Extraversión** pueden ser más adecuadas para trabajar en equipos multidisciplinarios y comunicarse con otros profesionales de la salud, mientras que las personas que prefieren la

Introversión pueden ser más adecuadas para trabajar de manera más independiente y centrarse en la tarea en cuestión.

- **Cirugía**: puede ser adecuada para personas que prefieren la **Sensación** y el **Pensamiento** en el MBTI. Las personas que prefieren la Sensación tienden a centrarse en detalles y hechos concretos, lo cual es importante en la evaluación y el tratamiento quirúrgico de enfermedades y lesiones. Las personas que prefieren el Pensamiento tienden a basar sus decisiones en la lógica y la objetividad, lo cual es esencial para hacer juicios precisos y desarrollar planes de tratamiento efectivos en el área de la Cirugía General. Además, las personas que prefieren la **Extraversión** pueden ser más adecuadas para trabajar en esta especialidad debido a la necesidad de trabajar en equipo con otros médicos y personal de enfermería, así como la necesidad de comunicarse eficazmente con los pacientes y sus familias antes y después de los procedimientos quirúrgicos.

- **Epidemiología**: personas que prefieren la **Intuición** y el **Pensamiento** en MBTI. Las personas que prefieren la Intuición tienden a centrarse en patrones y conceptos abstractos, lo cual es esencial en la Epidemiología para la identificación y análisis de tendencias en la salud pública. Las personas que prefieren el Pensamiento tienden a basar sus decisiones en la lógica y la objetividad, lo cual es importante en la interpretación de datos y la evaluación de riesgos de enfermedades. Además, las personas que prefieren la **Introversión** pueden ser más adecuadas para trabajar en la Epidemiología debido a la naturaleza enfocada y concentrada del trabajo.

- **Genética Médica**: Puede ser adecuada para personas que prefieren la **Intuición** y el **Pensamiento** en MBTI. Las personas que prefieren la Intuición tienden a centrarse en patrones y conceptos abstractos, lo cual es esencial en la Genética Médica para identificar y analizar información compleja relacionada con el ADN y la herencia. Las personas que prefieren el Pensamiento tienden a basar sus decisiones en la lógica y la objetividad, lo cual es importante en la interpretación de datos genéticos y en la toma de decisiones informadas sobre el diagnóstico y tratamiento de trastornos genéticos. Además, las personas que prefieren la **Introversión** pueden ser más adecuadas para trabajar en la Genética Médica debido a la naturaleza enfocada y concentrada del trabajo.

- **Geriatría**: Puede ser adecuada para personas que prefieren la **Sensación** y la **Intuición** en MBTI. Las personas que prefieren la Sensación tienden a centrarse en detalles y hechos concretos, lo cual es importante en la evaluación y el tratamiento de enfermedades y afecciones comunes en adultos mayores. Las personas que prefieren la Intuición tienden a centrarse en patrones y conceptos abstractos, lo cual es importante en la comprensión y el tratamiento de enfermedades crónicas y complejas en adultos mayores. Además, las personas que prefieren la **Introversión** pueden ser más adecuadas para trabajar en esta especialidad debido a la naturaleza individualista del trabajo y la necesidad de centrarse en la monitorización constante y la atención a los detalles minuciosos durante la evaluación y el tratamiento de pacientes mayores.

- **Ginecología y Obstetricia**: Adecuada para personas que prefieren la **Sensación** y la **Intuición** en el MBTI. Las personas que prefieren la Sensación tienden a centrarse en detalles y hechos concretos, lo cual es importante en la evaluación y el tratamiento de enfermedades y afecciones en la anatomía y fisiología femenina. Las personas que prefieren la Intuición tienden a centrarse en patrones y conceptos abstractos, lo cual es importante en la comprensión y el tratamiento de enfermedades y complicaciones en el embarazo y el parto. Además, las personas que prefieren la **Extraversión** pueden ser más adecuadas para trabajar en esta especialidad debido a la necesidad de trabajar en equipo con otros médicos y personal de enfermería, así como la necesidad de comunicarse eficazmente con las pacientes y sus familias durante la evaluación, el diagnóstico y el tratamiento.

- **Imagenología Diagnóstica y Terapéutica**: para personas que prefieren la **Intuición** y el **Pensamiento** en MBTI. Las personas que prefieren la Intuición tienden a centrarse en patrones y conceptos abstractos, lo cual es importante en la interpretación de imágenes médicas complejas. Además, las personas que prefieren la **Extraversión** pueden ser más adecuadas para trabajar en la radiología debido a la necesidad de comunicarse con otros profesionales de la salud y pacientes sobre los resultados de las pruebas de diagnóstico.

- **Medicina de la Actividad Física y del Deporte:** prefieren la **Sensación** y el **Pensamiento** en MBTI. Las personas que prefieren la Sensación tienden a centrarse en detalles y hechos concretos, lo cual es importante en la evaluación y tratamiento de lesiones deportivas y problemas de salud relacionados con el ejercicio físico. Las personas que prefieren el Pensamiento tienden a basar sus decisiones en la lógica y la objetividad, lo cual es esencial para realizar diagnósticos precisos y recomendar tratamientos adecuados. Además, las personas que prefieren la **Extraversión** pueden ser más adecuadas para trabajar en la medicina del deporte debido a la necesidad de comunicarse con atletas, entrenadores y otros profesionales de la salud en un entorno colaborativo.

- **Medicina de Rehabilitación:** prefieren la **Sensación** y el **Sentimiento** en MBTI. Las personas que prefieren la Sensación tienden a centrarse en detalles y hechos concretos, lo cual es importante en la evaluación y tratamiento de las discapacidades físicas y problemas de salud relacionados con la rehabilitación. Las personas que prefieren el Sentimiento tienden a basar sus decisiones en valores y emociones, lo cual es esencial para tratar a los pacientes con compasión y empatía. Además, las personas que prefieren la **Introversión** pueden ser más adecuadas para trabajar en la Medicina de Rehabilitación debido a la naturaleza enfocada y concentrada del trabajo.

- **Medicina de Urgencias:** puede ser adecuada para personas que prefieren la **Sensación** y la **Extraversión** en MBTI. Las personas que prefieren la Sensación tienden a centrarse en detalles y hechos concretos, lo cual es importante en la evaluación y el tratamiento rápido de pacientes en situaciones de emergencia. Las personas que prefieren la Extraversión tienden a ser sociables y estar orientadas hacia la acción, lo cual es importante en la colaboración efectiva con otros médicos y personal de enfermería durante situaciones de alta presión. Además, las personas que prefieren el **Pensamiento** pueden ser más adecuadas para trabajar en esta especialidad debido a la necesidad de tomar decisiones rápidas y precisas en situaciones de emergencia, basadas en la lógica y la objetividad.

- **Medicina del Trabajo y Ambiental:** prefieren la **Sensación** y el **Pensamiento** en MBTI. Las personas que prefieren la Sensación tienden a centrarse en detalles y hechos concretos, lo cual es importante en la evaluación y tratamiento de los problemas de salud relacionados con el ambiente laboral. Las personas que prefieren el Pensamiento tienden a basar sus decisiones en la lógica y la objetividad, lo cual es esencial para realizar evaluaciones precisas de los riesgos laborales y recomendar medidas preventivas y correctivas. Además, las personas que prefieren la **Extraversión** pueden ser más adecuadas para trabajar en la medicina del trabajo debido a la necesidad de comunicarse con los empleadores y los trabajadores en un entorno colaborativo.

- **Medicina Familiar:** prefieren la **Sensación** y la **Extraversión** en MBTI. Las personas que prefieren la Sensación tienden a centrarse en detalles y hechos concretos, lo cual es importante en la evaluación y el tratamiento de enfermedades y afecciones en una amplia variedad de pacientes. Las personas que prefieren la Extraversión tienden a ser sociables y estar orientadas hacia la acción, lo cual es importante en la colaboración efectiva con otros médicos y personal de enfermería en la coordinación de la atención médica de toda la familia. Además, las personas que prefieren el **Sentimiento** pueden ser más adecuadas para trabajar en esta especialidad debido a la necesidad de establecer relaciones empáticas y compasivas con los pacientes y sus familias, y de abordar las necesidades emocionales y psicológicas de los pacientes junto con las necesidades físicas.

- **Medicina Interna:** Adecuada para personas que prefieren la **Intuición** y el **Pensamiento** en MBTI. Las personas que prefieren la Intuición tienden a centrarse en patrones y conceptos abstractos, lo cual es importante en la identificación y tratamiento de enfermedades complejas y crónicas. Las personas que prefieren el Pensamiento tienden a basar sus decisiones en la lógica y la objetividad, lo cual es esencial para hacer diagnósticos precisos y desarrollar planes de tratamiento efectivos. Además, las personas que prefieren la **Introversión** pueden ser más adecuadas para trabajar en la Medicina Interna debido a la necesidad de concentrarse en el análisis y la investigación de los problemas de salud de los pacientes.

- **Medicina Legal:** Adecuada para personas que prefieren la **Sensación** y el **Pensamiento** en MBTI. Las personas que prefieren la Sensación tienden a centrarse en detalles y hechos concretos, lo cual es importante en la evaluación y tratamiento de los problemas médicos y legales relacionados con la justicia. Las personas que prefieren el Pensamiento tienden a basar sus decisiones en la lógica y la objetividad, lo cual es esencial para realizar evaluaciones precisas de los casos legales y ofrecer opiniones expertas en la corte. Además, las personas que prefieren la **Introversión** pueden ser más adecuadas para trabajar en la Medicina Legal debido a la naturaleza enfocada y concentrada del trabajo.

- **Medicina Nuclear e Imagenología Molecular:** para personas que prefieren la **Intuición** y el **Pensamiento** en MBTi. Las personas que prefieren la Intuición tienden a centrarse en patrones y conceptos abstractos, lo cual es importante en la interpretación de las imágenes de diagnóstico y la identificación de anomalías en el metabolismo y la función de los órganos. Las personas que prefieren el Pensamiento tienden a basar sus decisiones en la lógica y la objetividad, lo cual es esencial para realizar evaluaciones precisas de las imágenes y diagnosticar enfermedades complejas y crónicas. Además, las personas que prefieren la **Introversión** pueden ser más adecuadas para trabajar en la Medicina Nuclear debido a la naturaleza enfocada y concentrada del trabajo.

- **Medicina Preventiva:** adecuada para personas que prefieren la **Intuición** y el **Sentimiento** en MBTI. Las personas que prefieren la Intuición tienden a centrarse en patrones y conceptos abstractos, lo cual es importante en la identificación y prevención de enfermedades y epidemias. Las personas que prefieren el

Sentimiento tienden a basar sus decisiones en valores y emociones, lo cual es esencial para trabajar en equipo y comunicarse con la comunidad para promover la salud y la prevención de enfermedades. Además, las personas que prefieren la **Extraversión** pueden ser más adecuadas para trabajar en la Medicina Preventiva debido a la necesidad de comunicarse y colaborar con otros profesionales de la salud, líderes comunitarios y grupos de interés.

- **Neumología: Intuición** y el **Pensamiento** en MBTI. Las personas que prefieren la Intuición tienden a centrarse en patrones y conceptos abstractos, lo cual es importante en la identificación y tratamiento de enfermedades respiratorias complejas y crónicas. Las personas que prefieren el Pensamiento tienden a basar sus decisiones en la lógica y la objetividad, lo cual es esencial para hacer diagnósticos precisos y desarrollar planes de tratamiento efectivos en el área de la Neumología. Además, las personas que prefieren la **Introversión** pueden ser más adecuadas para trabajar en la Neumología.

- **Oftalmología:** personas que prefieren la **Sensación** y el **Pensamiento** en el MBTI. Las personas que prefieren la Sensación tienden a centrarse en detalles y hechos concretos, lo cual es importante en la evaluación y tratamiento de enfermedades oculares y visuales. Las personas que prefieren el Pensamiento tienden a basar sus decisiones en la lógica y la objetividad, lo cual es esencial para hacer diagnósticos precisos y desarrollar planes de tratamiento efectivos en el área de la Oftalmología. Además, las personas que prefieren la **Introversión** pueden ser más adecuadas para trabajar en la Oftalmología

- **Otorrinolaringología**: puede ser adecuada para personas que prefieren la **Sensación** y el **Pensamiento** en el MBTI. Las personas que prefieren la Sensación tienden a centrarse en detalles y hechos concretos, lo cual es importante en la evaluación y tratamiento de problemas médicos relacionados con el oído, la nariz y la garganta. Las personas que prefieren el Pensamiento tienden a basar sus decisiones en la lógica y la objetividad, lo cual es esencial para hacer diagnósticos precisos y desarrollar planes de tratamiento efectivos en el área de la otorrinolaringología. Además, las personas que prefieren la **Introversión** pueden ser más adecuadas para trabajar en la otorrinolaringología.

- **Patología Clínica:** para personas que prefieren la **Intuición** y el **Pensamiento** en MBTI. Las personas que prefieren la Intuición tienden a centrarse en patrones y conceptos abstractos, lo cual es importante en la identificación y análisis de enfermedades y trastornos a nivel molecular y celular. Las personas que prefieren el Pensamiento tienden a basar sus decisiones en la lógica y la objetividad, lo cual es esencial para hacer diagnósticos precisos y desarrollar planes de tratamiento efectivos en el área de la Patología Clínica. Además, las personas que prefieren la **Introversión**, suelen ser más adecuadas para esta especialidad.

- **Pediatría**: prefieren la **Sensación** y el **Sentimiento** en MBTI. Las personas que prefieren la Sensación tienden a centrarse en detalles y hechos concretos, lo cual es importante en la evaluación y tratamiento de enfermedades y trastornos pediátricos. Las personas que prefieren el Sentimiento tienden a basar sus decisiones en los valores y las necesidades emocionales de los pacientes, lo cual es esencial en la atención médica pediátrica y en la comunicación efectiva con los niños y sus padres. Además, las personas que prefieren la **Extroversión** pueden ser más adecuadas para trabajar en la Pediatría debido a la necesidad de interactuar y comunicarse con los niños y sus familias.

- **Psiquiatría**: **Intuición** y el **Sentimiento** en MBTI. Las personas que prefieren la Intuición tienden a centrarse en patrones y conceptos abstractos, lo cual es importante en la identificación y tratamiento de trastornos mentales y emocionales. Las personas que prefieren el Sentimiento tienden a basar sus decisiones en los valores y las necesidades emocionales de los pacientes, lo cual es esencial en la atención médica psiquiátrica y en la comunicación efectiva con los pacientes. Además, las personas que prefieren la **Introversión** pueden ser más adecuadas para trabajar en la Psiquiatría debido a la necesidad de concentrarse en la evaluación y el tratamiento individual de los problemas de salud mental de los pacientes.

- **Radio-Oncología: Sensación** y el **Pensamiento** en el Indicador MBTI. Las personas que prefieren la Sensación tienden a centrarse en detalles y hechos concretos, lo cual es importante en la evaluación y tratamiento de enfermedades y trastornos oncológicos. Las personas que prefieren el Pensamiento tienden a basar sus decisiones en la lógica y la objetividad, lo cual es esencial para hacer diagnósticos precisos y desarrollar planes de tratamiento efectivos en el área de la Radio-Oncología. Además, las personas que prefieren la **Introversión** pueden ser más adecuadas para trabajar en la Radio-Oncología debido a la necesidad de concentrarse en la evaluación y el tratamiento individual de los problemas de salud de los pacientes.

- **Traumatología y Ortopedia**: puede ser adecuada para personas que prefieren la **Sensación** y el **Pensamiento** en MBTI. Las personas que prefieren la Sensación tienden a centrarse en detalles y hechos concretos, lo cual es importante en la evaluación y tratamiento de enfermedades y trastornos musculoesqueléticos. Las personas que prefieren el Pensamiento tienden a basar sus decisiones en la lógica y la objetividad, lo cual es esencial para hacer diagnósticos precisos y desarrollar planes de tratamiento efectivos en el área de la ortopedia y traumatología. Además, las personas que prefieren la **Extroversión** pueden ser más adecuadas para trabajar en la ortopedia debido a la necesidad de interactuar y comunicarse con los pacientes y sus familias.

Es importante tener en cuenta que estas observaciones son generalizaciones y no se aplican a todas las personas que buscan una especialidad médica. Además, es posible que una persona tenga habilidades y preferencias que se adapten a varias especialidades médicas. Es importante que los estudiantes de medicina tomen en cuenta sus intereses personales y habilidades, además de su personalidad, al elegir una especialidad médica.

Es importante destacar que, aunque el MBTI puede ser una herramienta útil para ayudar a los estudiantes de medicina a comprender mejor sus propias preferencias y aptitudes, no debe ser la única herramienta utilizada para tomar decisiones de carrera importantes. Los estudiantes de medicina deben considerar una variedad de factores, como sus intereses personales, habilidades, experiencia y objetivos de carrera, al elegir una especialidad médica. Además, es importante buscar la orientación y el consejo de mentores, profesores y otros profesionales de la medicina para tomar una decisión informada y bien fundamentada.

7. Conflictos médico – legales con Pacientes y Familiares

En México, las demandas médico-legales son un tema delicado y que afecta tanto a los pacientes como a los médicos. Las demandas pueden surgir por diversas razones, entre ellas, el incumplimiento de los estándares de atención médica, errores de diagnóstico, complicaciones en procedimientos médicos, falta de información al paciente, negligencia médica, entre otras.

Es importante mencionar que en México, a diferencia de otros países, la cultura de la demanda médica no es tan arraigada, sin embargo, las demandas médicas se han incrementado en los últimos años. La Comisión Nacional de Arbitraje Médico (CONAMED) es una instancia especializada que cuenta con autonomía técnica y tiene atribuciones para recibir quejas, investigar presuntas irregularidades en la prestación de servicios médicos y emitir sus opiniones, acuerdos y laudos, los cuales permiten solucionar los conflictos actuando con imparcialidad. De acuerdo con la CONAMED, en 2020 se concluyeron **1,687 quejas a nivel nacional sobre el actuar de médicos en el país.**

Una de las principales razones por las que se presentan demandas médico-legales es la **falta de información al paciente.** Los pacientes tienen derecho a recibir información clara y precisa sobre su enfermedad, tratamiento, procedimientos médicos y posibles riesgos. En caso de no proporcionar información suficiente al paciente, el médico podría ser demandado por mala praxis.

Otro factor que puede provocar demandas médicas es el **incumplimiento de los estándares de atención médica.** Los médicos están obligados a cumplir con ciertos protocolos y lineamientos para garantizar la calidad de atención médica que se ofrece. Si un médico incumple con estos estándares, podría ser objeto de una demanda médica.

Los **errores de diagnóstico** también pueden ser causa de demandas médico-legales. En algunos casos, los médicos pueden pasar por alto síntomas o signos importantes, lo que puede provocar un diagnóstico incorrecto y, por ende, un tratamiento inadecuado. Si un paciente sufre daños debido a un error de diagnóstico, el médico podría enfrentar una demanda por mala praxis.

Las **complicaciones en procedimientos médicos** también pueden desencadenar demandas médico-legales. En algunos casos, las complicaciones son inevitables, pero es importante que el médico haya informado al paciente sobre los riesgos y haya tomado todas las medidas necesarias para evitarlas. Si un paciente sufre daños como resultado de una complicación que podría haberse evitado, el médico podría enfrentar una demanda médica.

Por último, **la negligencia médica** es una de las principales razones por las que se presentan demandas médico-legales. La negligencia médica puede manifestarse de diversas formas, desde no prestar la atención adecuada a un paciente, hasta cometer errores en un procedimiento médico. Si un paciente sufre daños como resultado de la negligencia médica, el médico podría enfrentar una demanda por mala praxis.

Existen diversas especialidades médicas que pueden enfrentar demandas legales en México, ya que cualquier especialidad médica puede estar involucrada en un caso de negligencia o mala praxis. Sin embargo, algunas especialidades pueden ser más propensas a enfrentar este tipo de situaciones debido a la naturaleza de su práctica.

De acuerdo con las estadísticas de CONAMED, en el año 2022, las especialidades médicas con mayor número de quejas de mayor a menor número, fueron:

- **Traumatología y Ortopedia**, con 166 quejas concluidas.
- **Cirugía General,** con 156 quejas.
- **Medicina de Urgencias**, con 109 quejas.
- **Ginecología y Obstetricia**, con 95 quejas. Esta especialidad también es una de las más demandadas en México por presunta negligencia médica. Gran parte de las quejas se centra en el periodo del parto o puerperio.

Es importante señalar que estas especialidades no son las únicas que pueden enfrentar demandas legales en México, puesto que cualquier especialidad médica puede ser objeto de una demanda si se comete algún error o se presenta una situación de negligencia o mala praxis. Además, es importante destacar que estos casos no representan la mayoría de los casos atendidos por los profesionales de la salud en México, y la gran mayoría de los médicos brindan atención de calidad y profesionalismo.

En conclusión, las demandas médico-legales en México pueden ser provocadas por diversas razones, y es importante que los médicos estén informados sobre estas razones para prevenir posibles demandas. Es fundamental que los médicos proporcionen información clara y precisa a sus pacientes, cumplan con los estándares de atención médica, eviten errores de diagnóstico y tomen todas las medidas necesarias para evitar complicaciones en procedimientos médicos.

Fuentes de información:
- Muñoz Hernández, Onofre. "25 años de la CONAMED en números". Revista CONAMED. 26(4), 2021 • pp 173-178. doi: 10.35366/102504.

- CONAMED 2022, portal web. http://www.conamed.gob.mx/cmam/pdf/quejas_concluidas.pdf

¿De dónde obtienen ingresos económicos los médicos especialistas en México?

En México, los médicos tienen varias opciones para obtener ingresos económicos, tanto en el sector público como en el privado. **No son excluyentes uno del otro**, y pueden combinarse, ya que mientras se cumplan los horarios del empleador no hay algún impedimento para ejercer en ambos sectores.

Trabajo en el sector público

Una de las formas más comunes de trabajo para los médicos en México es en el sector público, trabajando en hospitales, clínicas y centros de salud del gobierno. En el sector público, los médicos pueden trabajar como empleados del gobierno en diferentes niveles, desde el sector local hasta el nivel federal. En general, los médicos del sector público reciben un salario fijo, que puede variar dependiendo de su especialidad y experiencia. El salario de un médico especialista en el sector público en México puede variar dependiendo de la especialidad médica, la institución donde trabaje y la experiencia laboral. En el Hospital General de México "Dr. Eduardo Liceaga", **el salario mensual bruto** de un médico especialista A es de 19 mil 93 pesos. Los salarios también varían si se trata de plazas B o C, según muestra la tabla de salarios obtenida por el Centro de Investigación Económica y Presupuestaria (CIEP), que muestra datos actualizados a febrero de 2021.

Unidades responsables seleccionadas	Especialista A	Especialista B	Especialista C	General A	General B	General C
Instituto de Salud para el Bienestar (INSABI)	32,956	33,052	.	24,516	.	.
Hospital General de México "Dr. Eduardo Liceaga"	19,093	19,839	22,761	16,472	17,175	18,634
Hospital General "Dr. Manuel Gea González"	19,093	19,839	22,761	16,472	17,175	.
Hospital Infantil de México "Federico Gómez"	19,093	19,839	22,761	16,472	17,175	18,634
Hospital Juárez de México	16,768	19,839	22,144	13,190	16,239	18,634
Instituto Nacional de Cancerología	19,093	19,839	22,761	16,472	.	.
Instituto Nacional de Cardiología Ignacio Chavez	19,093	19,839	22,761	16,472	.	18,634
Instituto Nacional de Ciencias Médicas y Nutrición "Salvador Zubirán"	18,809	19,839	22,761	16,472	.	.
Instituto Nacional de Medicina Genómica	.	.	22,761	.	.	.
Instituto Nacional de Neurología y Neurocirugía "Manuel Velasco Suárez"	18,466	.	22,013	15,930	.	.
Instituto Nacional de Pediatría	19,093	19,839	22,761	16,472	.	.
Instituto Nacional de Perinatología "Isidro Espinosa de los Reyes"	40,410	42,439	46,702	.	.	40,014
Instituto Nacional de Psiquiatría "Ramón de Fuente Muñiz"	19,093	19,839	22,761	.	17,175	
Instituto Nacional de Rehabilitación "Luis Guillermo Ibarra Ibarra"	31,493	33,052	35,531	24,516	26,571	30,321
Servicios de Atención Psiquiátrica	40,410	42,439	46,702	34,093	36,185	40,014
Hospital Regional de Alta Especialidad de Ciudad Victoria "Bicentenario 2010"	17,867	.	21,299	.	.	.
Hospital Regional de Alta Especialidad de Ixtapaluca	17,867	18,565	21,299	15,414	.	17,437
Hospital Regional de Alta Especialidad de Oaxaca	17,864	19,839	22,761	17,175	.	.
Hospital Regional de Alta Especialidad de la Península de Yucatán	19,123	20,204	22,750		.	.
Hospital Regional de Alta Especialidad del Bajío	18,794	19,839	22,761	16,472	.	.
Centro Regional de Alta Especialidad de Chiapas	19,123	20,204	22,750	16,472	.	.
Tabla. Salario mensual bruto. CIEP 2021.						

Sin embargo, es importante tener en cuenta que este salario base no incluye otras prestaciones y bonos adicionales que los médicos pueden recibir, dependiendo si tienen un puesto de confianza o son sindicalizados; algunos ejemplos son **caja de ahorro, bonos económicos por calidad, permanencia en el trabajo, puntualidad, prima vacacional, vacaciones por riesgo laboral, vales de despensa y aguinaldo.** Por lo tanto, el salario total de un médico especialista en el sector público puede ser mayor al salario base mencionado.

Es importante mencionar que el salario de un médico especialista en el sector público puede variar según la región del país y la institución en la que trabaje, ya que algunas instituciones pueden ofrecer salarios más altos que otras para atraer a médicos especialistas altamente calificados. Es importante mencionar que los salarios pueden variar significativamente según la ubicación geográfica, la institución y la especialidad médica.

Trabajo en el sector privado

Otra opción para los médicos en México es trabajar en el sector privado. En este sector, los médicos pueden trabajar en clínicas privadas, hospitales privados, consultorios privados, entre otros lugares. En el sector privado, los médicos pueden obtener ingresos económicos de diferentes formas, desde recibir un salario fijo hasta recibir pagos por consulta o por procedimientos médicos específicos, lo que hace que el ingreso sea mayor y en ocasiones variable mes a mes. Los pagadores van desde personas morales, ante el Servicio de Administración Tributaria (SAT), hasta el pago directo de sus propios pacientes.

El salario de un médico especialista en el sector privado en México puede variar significativamente según la especialidad médica, la ubicación geográfica, la institución donde trabaje y la experiencia laboral. Según información de la plataforma Indeed México, el ingreso económico promedio de un médico especialista en el sector privado en México es de alrededor de $35,000 a $100,000 pesos mexicanos al mes, dependiendo de la especialidad médica y la experiencia laboral.

Es importante mencionar que los médicos especialistas en el sector privado a menudo tienen su propia práctica privada de pacientes y reciben ingresos directamente de sus pacientes. En este caso, los ingresos dependerán del número de pacientes y los servicios que ofrezca el médico, por lo que pueden variar significativamente. Estos datos son una estimación y pueden variar dependiendo de varios factores, como la región geográfica, el tipo de institución, el nivel de experiencia y la demanda por la especialidad médica en cuestión.

El informe de **Medscape sobre Salarios Médicos y Satisfacción Profesional de 2021** es un estudio anual que encuesta a médicos en México para conocer sus ingresos, satisfacción laboral, desafíos y percepciones sobre la profesión médica.

En cuanto a los salarios, el informe encontró que los médicos en México, tanto médicos generales como especialistas, ganan en promedio **$ 246,000 pesos mexicanos al año.** Los médicos generales ganan un promedio de 155,000 pesos mexicanos anualmente. Sin embargo, los salarios varían significativamente según la especialidad médica y la región geográfica.

La Asociación Mexicana de Capacitación de Personal y Empresarial (AMECAP) reportó las diez especialidades médicas mejor pagadas, poniendo el pago que se alcanza en los hospitales privados:

- **Cirugía Plástica:** hasta 400 mil pesos mensuales (si se tienen alrededor de 10 intervenciones quirúrgicas)
- **Cirugía Bariátrica:** hasta 50 mil pesos por cirugía
- **Urología**: hasta 70 mil pesos por cirugía
- **Ortopedia**: hasta 60 mil pesos por cirugía
- **Cardiología:** con un sueldo superior a los 30 mil pesos mensuales
- **Gastroenterología**: sueldo superior a los 30 mil pesos mensuales
- **Anestesiología:** sueldo superior a los 29 mil pesos mensuales
- **Radiología:** con un sueldo que puede ser superior a los 29 mil pesos mensuales
- **Dermatología:** con un sueldo que puede ser superior a los 28 mil pesos mensuales
- **NeUrología:** con un sueldo que puede ser superior a los 25 mil pesos mensuales

La encuesta también encontró que la pandemia de COVID-19 ha tenido un impacto significativo en la salud mental y la satisfacción laboral de los médicos. Muchos médicos informaron de una sobrecarga de trabajo y un mayor agotamiento debido a la pandemia. La mayoría de los médicos informaron que sentían miedo al contagio, preocupación por la seguridad del paciente y estrés financiero debido a la disminución de los ingresos. A pesar de estos desafíos, la mayoría de los médicos aún informaron que se sienten orgullosos de su trabajo y disfrutan ayudar a los pacientes.

Además, el informe exploró otros aspectos de la profesión médica, incluyendo la satisfacción laboral, el equilibrio entre la vida laboral y personal, la planificación de la jubilación y la atención médica. La mayoría de los médicos informaron que aún disfrutan de su trabajo, pero muchos también informaron que la cantidad de tiempo que dedican a la documentación y a la administración de la práctica médica afecta negativamente su satisfacción laboral y su calidad de vida. También se encontró que muchos médicos no tienen un plan claro para su jubilación.

El informe de Medscape y AMECAP sobre salarios médicos ofrece una mirada detallada a la vida laboral y las percepciones de los médicos en México. El informe proporciona información valiosa para los médicos que buscan comparar sus ingresos y condiciones de trabajo con sus colegas en todo el país, y también puede ayudar a los estudiantes de medicina y otros profesionales de la salud a comprender mejor las expectativas y desafíos de la profesión médica.

Los médicos en México tienen varias opciones para obtener ingresos económicos, tanto en el sector público como en el privado. En el sector público, los médicos pueden trabajar como empleados del gobierno, recibiendo un salario fijo y otras prestaciones. En el sector privado, los médicos pueden trabajar en diferentes lugares, como clínicas, hospitales y consultorios privados, y obtener ingresos de diferentes formas. Además, existen otras opciones para los médicos, como trabajar en la investigación médica o en la docencia.

Dr. José Manuel Ruiz Morales

Fuentes de información:

- **El Financiero (2022).** Esto ganan un médico general y un médico especialista en instituciones públicas de México. https://www.elfinanciero.com.mx/nacional/2022/05/18/esto-ganan-un-medico-general-y-un-medico-especialista-en-instituciones-publicas-de-mexico/

- AMECAP (2021). Cuánto gana un doctor en México 2022. https://amecap.com.mx/cuanto-gana-un-doctor-en-mexico-2021/

- Medscape. (2021). Reporte de salarios médicos y satisfacción profesional: México 2021. Consultado el 8 de marzo de 2023, de https://espanol.medscape.com/diapositivas/59000144

- Saludiario (2022). RANKING: 8 de las especialidades "mejor pagadas" este 2022 en México. https://www.saludiario.com/especialidades-mejor-pagadas-2022-mexico/

La especialidad médica en México, no es equivalente a Maestría ni Doctorado.

Para muchos estudiantes de medicina, el término "especialidad médica" puede ser confuso. A menudo se asocia con la obtención de un título avanzado como una maestría o un doctorado. Sin embargo, es importante destacar que cursar una especialidad médica no es equivalente a obtener uno de estos títulos avanzados.

En primer lugar, es importante entender que las especialidades médicas son una forma de especialización en la práctica clínica. Esto significa que, aunque un médico puede obtener una especialidad médica, no necesariamente ha obtenido un título avanzado en el campo de la medicina. **En cambio, ha recibido una formación adicional en un área específica de la práctica clínica.**

En segundo lugar, es importante destacar que la formación que se recibe en una especialidad médica difiere significativamente de la formación que se recibe en un programa de maestría o doctorado. En una especialidad médica, los médicos reciben una formación práctica y clínica intensiva en un área específica de la medicina. Esta formación se centra en la aplicación de los conocimientos médicos y en la adquisición de habilidades técnicas y clínicas específicas.

Por otro lado, un programa de maestría o doctorado en medicina se centra en la investigación y en la teoría médica. Los estudiantes de estos programas aprenden a realizar investigaciones médicas, a analizar datos y a desarrollar nuevas teorías y enfoques para la práctica médica. Aunque estos programas pueden involucrar cierta formación clínica, no se centran en la adquisición de habilidades prácticas y técnicas.

Además, es importante destacar que obtener una especialidad médica requiere años de formación clínica intensiva y práctica. Los médicos que cursan una especialidad médica a menudo pasan años trabajando en hospitales y clínicas, recibiendo supervisión y mentoría de médicos experimentados en su área de especialización. En comparación, un programa de maestría o doctorado en medicina generalmente dura de dos a cuatro años y se centra principalmente en la investigación y la teoría.

En conclusión, aunque la idea de obtener una especialidad médica puede parecer similar a la obtención de un título avanzado como una maestría o un doctorado, es importante entender que estos son dos procesos diferentes. La especialidad médica implica una formación práctica intensiva en un área específica de la medicina, mientras que un programa de maestría o doctorado en medicina se centra en la investigación y la teoría médica. Ambos tienen su propio valor y pueden ser beneficiosos para los estudiantes de medicina, dependiendo de sus objetivos y preferencias personales.

¿Qué otras opciones existen además de hacer una especialidad médica en México?

Este libro que lees, es acerca de **"Cómo elegir tu especialidad médica"**, ya que es una excelente opción para aquellos estudiantes de medicina que buscan especializarse en un área específica de la medicina. Sin embargo, también hay muchas otras opciones para aquellos que no desean seguir esta ruta. A continuación, discutiremos algunas de estas opciones y por qué pueden ser igualmente gratificantes y desafiantes.

Una opción para los estudiantes de medicina que no desean cursar una especialidad médica es trabajar en el **campo de la medicina general.** Aunque los médicos generales no tienen la formación especializada de un especialista, tienen un conocimiento sólido y amplio de la medicina y son capaces de tratar una amplia gama de afecciones médicas. La medicina general es una especialidad en sí misma, y requiere una formación rigurosa en áreas como Pediatría, Medicina Interna, ginecología, obstetricia y atención primaria. Los médicos generales trabajan en una amplia variedad de entornos, desde clínicas y hospitales hasta consultorios privados.

Otra opción para los estudiantes de medicina es trabajar en la **investigación médica**. La investigación médica es una carrera muy gratificante y desafiante que involucra el estudio y la investigación de diversas enfermedades y afecciones médicas. Los médicos que trabajan en la investigación médica suelen tener un doctorado en medicina y una formación especializada en una determinada área de investigación médica. El trabajo de investigación puede implicar la realización de ensayos clínicos, la recopilación y el análisis de datos, y la publicación de estudios y artículos en revistas médicas.

Finalmente, otra opción para los estudiantes de medicina e**s trabajar en el campo de la salud pública**, para mejorar la salud de la población en general. Esta carrera implica trabajar en áreas como la prevención de enfermedades, la promoción de estilos de vida saludables y la educación en salud. Los médicos que trabajan en salud pública suelen tener un enfoque más amplio y comunitario de la atención médica, y trabajan con organizaciones gubernamentales y sin fines de lucro para mejorar la salud de la población.

Cursar una especialidad médica es una excelente opción para los estudiantes de medicina, hay muchas otras opciones disponibles para aquellos que desean seguir una carrera gratificante y desafiante en el campo de la medicina. Desde la medicina general hasta la investigación médica y salud pública, hay una amplia variedad de opciones para los estudiantes de medicina que desean trabajar en el campo de la atención médica.

Dr. José Manuel Ruiz Morales

Mujeres especialistas en México

Por Dra. Rita Dorantes Heredia - Especialista en Anatomía Patológica

En la actualidad, las mujeres en México están cada vez más presentes en el ámbito laboral y la medicina no es la excepción. En los últimos años, ha habido un aumento significativo en el número de mujeres que se dedican a la práctica médica y, en particular, a las distintas especialidades.

De acuerdo con la Encuesta Nacional de Ocupación y Empleo (ENOE), al segundo trimestre de 2021, México cuenta con 305,418 personas ocupadas como médicos, de las cuales 54% son hombres y 46% mujeres.

Sin embargo, aunque las mujeres están presentes en el campo de la medicina en México, su presencia no es igualitaria en todas las especialidades. De acuerdo a una publicación del 2018 de la Gaceta Médica de México, las especialidades con mayor número de mujeres son: Dermatología pediátrica, Audiología, Otoneurología y Foniatría, Hematología pediátrica, Endocrinología pediátrica y Dermatología. Por el contrario, las especialidades con menor presencia de mujeres son: Urología, Neurocirugía, Traumatología y Ortopedia, Cirugía oncológica adultos y Cirugía Cardiotorácica.

A pesar de los avances en la igualdad de género en la medicina, todavía existen obstáculos para que las mujeres alcancen las mismas oportunidades y reconocimientos que sus colegas masculinos. Uno de los principales desafíos es la **discriminación de género**, que puede manifestarse de diversas formas, como la falta de reconocimiento por parte de colegas hombres, la falta de apoyo institucional y la brecha salarial.

Otro obstáculo importante para las mujeres en la medicina es el **equilibrio entre la vida laboral y personal**. Muchas mujeres experimentan dificultades para encontrar un equilibrio entre sus responsabilidades laborales y sus responsabilidades familiares, lo que puede impedir su desempeño y avance en la carrera médica.

A pesar de estos desafíos, las mujeres especialistas en México siguen demostrando su valor y su capacidad para desempeñarse con éxito en todas las áreas de la medicina. Cada vez son más las mujeres que están obteniendo posiciones de liderazgo y haciendo contribuciones significativas a la práctica médica. El aumento en la presencia de mujeres en la medicina y las distintas especialidades, es un indicador de la necesidad de más oportunidades y apoyo para las ellas en este campo particular. Es importante seguir trabajando hacia una mayor igualdad de género en la medicina, para que las mujeres tengan las mismas oportunidades que los hombres y puedan desarrollarse plenamente en sus carreras y contribuir a la sociedad.

Retos en la actualidad de las mujeres en el sistema de especialidades médicas en México
Las mujeres han enfrentado históricamente obstáculos y desigualdades en el campo de la medicina, lo que ha dado como resultado una menor

representación en las especialidades médicas y en la toma de decisiones importantes en la atención médica. A pesar de los avances logrados, las mujeres médicas todavía enfrentan desafíos en su carrera profesional.

Uno de los principales retos que enfrentan las mujeres médicas es la discriminación y el **acoso sexual en el lugar de trabajo.** De acuerdo a un metaanálisis, el 36% de las mujeres médicas han experimentado acoso sexual en su carrera. Esto no solo afecta su bienestar emocional, sino que también puede impactar su capacidad para desempeñar su trabajo de manera efectiva y limitar su crecimiento profesional.

Además, muchas mujeres médicas enfrentan **barreras para equilibrar su carrera y vida personal.** A menudo se espera que asuman la mayor parte de las responsabilidades en el hogar, lo que puede dificultar su capacidad para dedicar tiempo y energía a sus carreras. También pueden enfrentar barreras en el acceso a la atención médica para ellas y sus hijos, lo que puede afectar su bienestar y su capacidad para trabajar. Ellas necesitan apoyo en el hogar para dedicar tiempo de calidad en sus actividades profesionales diarias.

Por último, la pandemia de COVID-19 ha puesto de relieve **la necesidad de una mayor diversidad en la atención médica.** Las mujeres médicas han desempeñado un papel crucial en la respuesta a la pandemia, pero también han enfrentado mayores riesgos y cargas de trabajo. Además, la sociedad se ha percatado de que las mujeres tienen diferentes necesidades de atención médica y pueden tener diferentes resultados de salud en comparación con los hombres, lo que destaca la importancia de tener una fuerza laboral médica diversa y equitativa.

En conclusión, a pesar de los avances logrados, las mujeres médicas siguen enfrentando desafíos en el campo de la medicina. La discriminación y el acoso sexual, la brecha salarial de género, las barreras para equilibrar la vida laboral y personal, y la necesidad de una mayor diversidad en la atención médica son solo algunos de los desafíos que enfrentan. Para abordar estos problemas, es necesario un compromiso por parte de la sociedad en conjunto para promover la igualdad de género y apoyar a las mujeres médicas en su carrera y en la atención médica que brindan.

Mujeres especialistas y embarazo

Desde hace décadas, las mujeres han estado luchando por la igualdad de derechos en distintas áreas, incluyendo el campo médico. En México, el número de mujeres médicas ha ido en aumento, lo que ha generado una serie de retos y desafíos que deben ser abordados para garantizar una igualdad real y efectiva de derechos en el ejercicio de su labor. Uno de estos desafíos es el derecho de incapacidad por embarazo.

En primer lugar, es importante mencionar que **la maternidad no debe ser vista como un obstáculo para las mujeres que desean dedicarse a una carrera en la medicina**. Sin embargo, la realidad es que muchas veces las mujeres se ven en la necesidad de ausentarse temporalmente de su trabajo debido al embarazo, el parto y la lactancia. En este sentido, es fundamental que las mujeres médicas cuenten con el derecho de incapacidad por embarazo, el cual les permite ausentarse de su trabajo con goce de sueldo para atender su salud y la de su hijo.

Este derecho está contemplado en la Ley Federal del Trabajo de México, que establece que las mujeres embarazadas **tienen derecho a una incapacidad con goce de sueldo hasta de 84 días por maternidad**, así como a una hora diaria para lactancia durante los primeros seis meses de vida del bebé. Este periodo de incapacidad es fundamental para que las mujeres médicas puedan atender su salud y la de su hijo, así como para que puedan recuperarse física y emocionalmente después del nacimiento.

Sin embargo, a pesar de que este derecho está contemplado en la ley, en la práctica, muchas mujeres médicas no pueden hacer uso de él debido a diversas barreras. Una de las principales barreras es la **falta de apoyo institucional por parte de las instituciones médicas**, las cuales muchas veces no cuentan con políticas que permitan a las mujeres médicas ausentarse temporalmente de su trabajo sin consecuencias negativas en su carrera. Esto puede llevar a que las mujeres médicas enfrenten discriminación y desigualdad de oportunidades en el ámbito laboral. Las instituciones deben proteger y respaldar a las mujeres e incluso motivar la creación de leyes laborales de programas que apoyen a las madres trabajadoras, para que puedan realizar su labor educadora en el hogar de forma plena.

Otra de las barreras a las que se enfrentan las mujeres médicas es la **falta de acceso a servicios de salud de calidad durante el embarazo y el parto**. Esto puede afectar tanto la salud de la madre como la del recién nacido, y puede tener consecuencias negativas a largo plazo para la salud de ambos. Además, muchas veces las mujeres médicas enfrentan **estereotipos y prejuicios por parte de sus colegas y pacientes**, lo que puede afectar su autoestima y su capacidad para desempeñar su trabajo de manera efectiva.

El derecho de incapacidad por embarazo es fundamental para garantizar la igualdad de derechos de las mujeres médicas en México. Sin embargo, para que este derecho sea efectivo, es necesario que se aborden las barreras y desafíos que enfrentan las mujeres médicas en la actualidad, incluyendo la falta de apoyo institucional, el acceso limitado a servicios de salud de calidad y los estereotipos y prejuicios de género. El apoyo institucional y motivación de creación de leyes laborales que apoyen a las madres trabajadoras en fundamental para su desarrollo pleno. Solo de esta manera se podrá garantizar una igualdad real y efectiva de derechos para las mujeres médicas y se podrá avanzar hacia una sociedad más justa e igualitaria.

Ser madre y médica especialista en México

Ser mujer médica especialista y ser mamá es un reto que muchas mujeres enfrentan en la actualidad. Aunque ha habido avances en la igualdad de género, todavía existen barreras que dificultan el equilibrio entre la vida profesional y la vida personal.

Las mujeres médicas que deciden tener hijos se enfrentan a diversos desafíos que pueden afectar su carrera profesional. Uno de los principales desafíos es la **dificultad para obtener permisos de**

maternidad que les permitan ausentarse del trabajo y cuidar de sus hijos recién nacidos. En algunos casos, las mujeres médicas pueden enfrentar la presión de regresar al trabajo antes de lo deseado para mantener su posición laboral.

Otro reto es la **falta de oportunidades de trabajo flexible** que permitan a las mujeres médicas tener una mejor conciliación entre su carrera y su vida familiar. Muchas veces, las mujeres se ven obligadas a renunciar a sus carreras o reducir sus horas de trabajo para cuidar de sus hijos.

Además, las mujeres médicas pueden enfrentar **discriminación de género y acoso laboral en el trabajo.** La discriminación puede afectar su capacidad para avanzar en su carrera y recibir la remuneración adecuada por su trabajo.

A pesar de estos retos, muchas mujeres médicas han logrado ser mamás y tener éxito en sus carreras. **La clave para lograrlo es la organización y la búsqueda de apoyo.** Las mujeres médicas pueden buscar la ayuda de familiares, amigos y colegas para cuidar de sus hijos mientras trabajan. También pueden buscar empleos que ofrezcan horarios flexibles y permisos de maternidad más largos.

En cuanto a los derechos de las mujeres especialistas en medicina y el derecho de incapacidad por embarazo, es importante destacar que la legislación en México reconoce los derechos de las mujeres a tomar una licencia de maternidad durante el embarazo y después del parto. La Ley Federal del Trabajo establece que las mujeres tienen derecho a un permiso de maternidad de 84 días con remuneración completa. Además, durante este tiempo, no pueden ser despedidas de sus trabajos. Aun con la existencia de estos puntos que se incluyen en la Ley Federal del Trabajo, es necesario motivar para la creación de leyes que respalden a las madres mexicanas trabajadoras para que su desempeño como madres presentes en la familia las haga sentirse plenas en esta importante labor para la sociedad, ya que todos los seres humanos pertenecemos a una familia, en la cual la madre es un pilar muy importante en conjunto con el padre.

Ser mujer médica especialista y ser mamá puede ser un desafío, pero no es imposible. Con una red de apoyo fuerte, que incluye la ayuda de la familia, amigos y colegas, la búsqueda de oportunidades de trabajo flexibles, las mujeres médicas pueden lograr un equilibrio entre su carrera y su vida personal. Además, es importante que las leyes y políticas sigan evolucionando para proteger los derechos de las mujeres en el lugar de trabajo y garantizar la igualdad de género en la medicina.

Mujeres y las especialidades quirúrgicas

La presencia de las mujeres en las especialidades quirúrgicas en México ha sido un tema relevante en los últimos años debido a los retos que enfrentan al buscar un equilibrio entre su vida personal y profesional, así como a la discriminación y desigualdad de género en el ámbito laboral. Si bien ha habido un aumento en la presencia de mujeres en las especialidades quirúrgicas, aún hay mucho por hacer para lograr la igualdad de género en el campo de la cirugía.

Histórica y culturalmente, la cirugía ha sido vista como una especialidad masculina, ya que tradicionalmente ha sido dominada por hombres. Esto ha creado barreras para las mujeres que desean ingresar a esta especialidad, y ha dado como resultado una falta de diversidad en la fuerza laboral quirúrgica. A pesar de esto, en los últimos años ha habido un aumento en la presencia de mujeres en las especialidades quirúrgicas.

Sin embargo, la presencia de mujeres en las especialidades quirúrgicas no ha eliminado los retos que enfrentan las mujeres en esta área. **Uno de los principales desafíos es encontrar un equilibrio entre su vida personal y profesional.** Las largas horas de trabajo y la intensidad del trabajo quirúrgico pueden ser especialmente difíciles para las mujeres que también desean formar una familia. Esto puede dar como resultado una falta de mujeres en posiciones de liderazgo en el campo quirúrgico.

Otro reto es la discriminación y desigualdad de género en el ámbito laboral. Las mujeres en las especialidades quirúrgicas pueden enfrentar barreras y prejuicios debido a su género. Pueden ser subestimadas en su capacidad y experiencia, y pueden enfrentar dificultades para ser respetadas por sus colegas masculinos. Además, pueden experimentar acoso sexual o laboral en el lugar de trabajo, lo que puede afectar negativamente su salud mental y su rendimiento laboral.

Es importante abordar estos retos para garantizar la igualdad de género en el campo quirúrgico. Se necesitan políticas y prácticas que apoyen el equilibrio entre la vida personal y profesional, como permisos de maternidad y paternidad pagados, horarios de trabajo más flexibles y programas de apoyo para la familia. Además, es esencial abordar la discriminación y desigualdad de género en el ámbito laboral a través de la educación y la implementación de políticas que fomenten la igualdad de género y la diversidad en el lugar de trabajo.

Uno de los principales desafíos que enfrentan las mujeres en las especialidades quirúrgicas es el **estigma de que las mujeres no son aptas para el trabajo en cirugía,** debido a las creencias culturales y de género arraigadas en la sociedad. Esto se ve agravado por la falta de modelos a seguir y la escasez de cirujanas líderes en el campo.

Además, las mujeres también enfrentan **obstáculos prácticos,** como la falta de facilidades de cuidado infantil y la presión para equilibrar sus roles como cirujanas y madres. El embarazo y la maternidad también pueden ser considerados como una limitación para el trabajo en cirugía, lo que puede dificultar que las mujeres logren una posición de liderazgo en su especialidad.

Otro desafío importante es la **falta de apoyo y mentoría para las mujeres en la cirugía.** Las mujeres pueden sentirse aisladas y solas en un entorno dominado por hombres, lo que puede afectar su confianza y su capacidad para avanzar en la especialidad. Es esencial que se brinde un mayor apoyo y mentoría a las mujeres cirujanas para ayudarlas a superar estos obstáculos y alcanzar su máximo potencial en la cirugía.

Aunque la cirugía sigue siendo una especialidad dominada por hombres en México, cada vez hay más mujeres que buscan una carrera en la cirugía. Para lograr la igualdad de género en la cirugía, es importante abordar los estereotipos de género, proporcionar un mayor apoyo y mentoría a las mujeres y abordar las barreras prácticas que enfrentan las mujeres en la cirugía. Al superar estos desafíos, las mujeres cirujanas pueden alcanzar su máximo potencial y hacer importantes contribuciones a la atención médica en México.

Fuentes de información:

- Encuesta Nacional de Ocupación y Empleo (ENOE) - Instituto Nacional de Estadística y Geografía (INEGI) 2021. Acceso https://www.inegi.org.mx

- Gerhard Heinze-Martin. Los médicos especialistas en México. Gac Med Mex. 2018;154:342-351. DOI://dx.doi.org/10.24875/GMM.18003770

- Fnais, Naif MS. Harassment and Discrimination in Medical Training: A Systematic Review and Meta-Analysis. Academic Medicine 89(5):p 817-827, May 2014. | DOI: 10.1097/ACM.0000000000000200

PARTE 2. Especialidades médicas en México.

El ENARM (Examen Nacional de Aspirantes a Residencias Médicas) es un examen de gran importancia para los estudiantes de medicina en México, ya que es el principal medio de acceso a los programas de residencia médica en instituciones públicas y privadas de salud en el país. El ENARM es administrado en parte por la Secretaría de Salud y tiene como objetivo evaluar el conocimiento y las habilidades de los aspirantes para seleccionar a los mejores candidatos para las plazas disponibles en los diferentes programas de especialización.

El ENARM se realiza anualmente y consta de una serie de preguntas que cubren una amplia gama de temas relacionados con la medicina, como anatomía, fisiología, farmacología, patología, entre otros. Los aspirantes deben aprobar el examen para poder acceder a un programa de residencia médica en una institución de salud con aval universitario. **Es importante destacar que el ENARM es un examen altamente competitivo, ya que el número de plazas disponibles es limitado y la demanda de los programas de especialización es alta.**

La realización del ENARM tiene varios beneficios tanto para los estudiantes de medicina como para el sistema de salud en México. Para los estudiantes de medicina, el ENARM representa una oportunidad única para continuar su formación y adquirir las habilidades y el conocimiento necesarios para desempeñarse como médicos especialistas en el futuro. Los programas de residencia médica son una de las formas más efectivas de mejorar la calidad de la atención médica en el país, ya que permiten que los médicos recién egresados de la carrera de medicina puedan adquirir experiencia práctica y conocimiento especializado en áreas específicas de la medicina.

Por otro lado, para el sistema de salud en México, el ENARM es una herramienta clave para asegurar que los programas de residencia médica estén integrados por los mejores médicos especialistas del país. Esto es especialmente importante en un país donde la atención médica enfrenta muchos desafíos, como una escasez de médicos especializados y un aumento en la demanda de atención médica de alta calidad.

A pesar de los beneficios del ENARM, existen críticas al examen por parte de algunos sectores de la sociedad. Algunas personas argumentan que el ENARM es una herramienta que favorece a los estudiantes de medicina de las universidades más prestigiosas y que discrimina a los estudiantes de universidades menos reconocidas. Sin embargo, los defensores del ENARM argumentan que el examen es justo y que tiene como objetivo seleccionar a los mejores candidatos para los programas de residencia médica, independientemente de la universidad de origen del aspirante.

El ENARM es un examen de gran importancia para los estudiantes de medicina en México y para el sistema de salud en general. A través de este examen, se selecciona a los mejores médicos especialistas para los programas de residencia médica en instituciones públicas de salud, lo que permite mejorar la calidad de la atención médica en el país. A pesar de las críticas, el ENARM sigue siendo una herramienta esencial para el sistema de salud en México y para garantizar una atención médica de alta calidad para todos los ciudadanos.

En México, existen dos tipos de especialidades médicas de acuerdo al proceso del ENARM: las especialidades de entrada **directa** y las especialidades de entrada **indirecta**. Las diferencias entre estas dos opciones pueden ser significativas en términos de requisitos, tiempo de duración y posibilidades de acceso.

Las **especialidades médicas de entrada directa** son aquellas en las que los médicos generales pueden ingresar directamente a través del ENARM después de graduarse de la carrera de medicina. Estas especialidades requieren que los estudiantes hayan completado satisfactoriamente su carrera de medicina y tengan aprobado el examen ENARM. Los ejemplos están enlistados **al inicio de la PARTE 1 del libro.**

Por otro lado, las **especialidades médicas de entrada indirecta** son aquellas en las que los estudiantes deben **primero aprobar el ENARM y cursar una parte o la totalidad de la especialidad médica relacionada** para poder acceder a la especialidad deseada. Es decir, se requiere haber cursado previamente, un parte o completamente una especialidad médica afín o troncal. Algunos ejemplos de especialidades de entrada indirecta son la Cardiología clínica, la Oncología Médica y la Neurocirugía. Las primeras dos necesitan dos años mínimos de Medicina Interna y la última haber cursado un año de Cirugía General.

Una de las principales diferencias entre las especialidades de entrada directa y las de entrada indirecta es la duración del proceso de formación. En general, las especialidades de entrada directa tienen una duración de tres a cuatro años, mientras que las de entrada indirecta suelen tener una duración de al menos cinco años, ya que los médicos deben primero completar una parte del programa académico de la especialidad relacionada antes de ingresar a la nueva especialidad deseada. Esta diferencia en la duración del proceso de formación puede ser importante para los estudiantes que buscan una especialización más rápida o que tienen limitaciones de tiempo o financiamiento.

Las diferencias entre las especialidades médicas de entrada directa y de entrada indirecta son significativas en términos de duración, competitividad y requisitos. Los estudiantes de medicina deben considerar estas diferencias al elegir su especialidad, y evaluar tanto sus intereses personales como las oportunidades y posibilidades de acceso en cada especialidad.

Metodología de investigación usada en este libro
Utilizamos la metodología más eficaz para conocer las características de cada especialidad médica ofrecida en México, que fue mediante la aplicación de encuestas a médicos especialistas en cada área. Se incluyeron preguntas sobre las características y habilidades necesarias para desempeñarse exitosamente en la especialidad, la demanda laboral, las oportunidades de crecimiento y los desafíos más comunes que enfrentan los especialistas en su área

de trabajo. También incluyó preguntas sobre la formación y capacitación requerida para obtener la especialidad y las mejores recomendaciones para los estudiantes que estén considerando una carrera en ese campo. La información obtenida a través de estas encuestas proporcionó una visión más completa de cada especialidad, con el objetivo de ayudar a los estudiantes de medicina a tomar decisiones informadas sobre su carrera futura.

Las preguntas que se realizaron en cada apartado de especialidad fueron:
- ¿En qué consiste la especialidad médica?
- ¿Por qué seleccionar la especialidad?
- ¿Cuáles son los aspectos positivos de ser médico especialista en dicha área?
- ¿Cuáles son los desafíos de ser médico especialista en dicha área?
- ¿Cómo es un día de trabajo en la vida de un médico especialista en dicha especialidad?
- ¿Cómo es la personalidad de un médico con especialidad en dicha especialidad?
- ¿Cuáles son los retos a futuro de la especialidad?

En algunas especialidades incluimos información extra, como campos de estudio posteriores para los médicos especialistas. Durante el texto, se utiliza de forma indiferente el término de "**subespecialidades**", pero engloba a los cursos de diplomado y altas especialidades. La diferencia radica desde el aval universitario, la duración y si se expide o no una cédula profesional por parte de la Secretaria de Educación Pública en México.

Dr. José Manuel Ruiz Morales

Anatomía Patológica

Duración del posgrado: Tres años

La Anatomía Patológica es una especialidad médica que se enfoca en el estudio de las enfermedades a nivel celular, tisular y molecular. Es una disciplina que se dedica a analizar muestras de tejido humano para identificar las alteraciones causadas por enfermedades y determinar su origen.

Los médicos especializados en Anatomía Patológica, tienen una formación muy rigurosa y una gran capacidad para analizar muestras biológicas y establecer diagnósticos precisos. Estos profesionales trabajan en estrecha colaboración con otros especialistas médicos, como oncólogos, cirujanos y radiólogos, para ayudar a determinar la mejor forma de tratar y manejar diversas enfermedades.

El papel del patólogo en el diagnóstico y tratamiento de enfermedades es crucial. Ellos son los encargados de identificar las características de las células y los tejidos para determinar si hay alguna anormalidad o enfermedad presente. Además, los patólogos también tienen un papel importante en la identificación de enfermedades hereditarias y en la investigación de nuevas enfermedades y tratamientos.

El trabajo del patólogo es variado y desafiante. En general, los patólogos trabajan en laboratorios especializados en hospitales, clínicas y centros médicos. Reciben muestras de tejido humano para analizarlas bajo el microscopio, y utilizan técnicas especializadas para identificar las anormalidades presentes en el tejido. Una vez que se ha realizado el diagnóstico, el patólogo informa al médico tratante para que se pueda determinar el mejor curso de acción.

La Anatomía Patológica es una especialidad en constante evolución debido a los avances en la tecnología y la medicina. Los patólogos deben mantenerse actualizados con las últimas técnicas y avances en la investigación para poder brindar la mejor atención médica posible. Es una especialidad médica fundamental para el diagnóstico y tratamiento de enfermedades. Los patólogos tienen una formación rigurosa y una gran capacidad para analizar muestras biológicas y establecer diagnósticos precisos.

¿Por qué escoger la especialidad de Anatomía Patológica?
El anatomopatólogo es "el Doctor del Doctor", es el médico al que consultan otros médicos cuando los estudios rutinarios no descaran el fondo o la etiología de la enfermedad. Si te apasiona la investigación, el trabajo de laboratorio, la interpretación de muestras y la colaboración en el tratamiento de pacientes, esta especialidad puede ser una excelente opción para tu posgrado. Además, el conocimiento profundo de la patología te brinda la oportunidad de desarrollar una carrera en el ámbito académico y científico, lo que puede resultar muy gratificante.

Aspectos positivos de ser un especialista en Anatomía Patológica:
Ser un médico especialista en Anatomía Patológica puede ser una carrera muy satisfactoria, ya que es una especialidad que se enfoca en el diagnóstico y

tratamiento de enfermedades a través del estudio de tejidos y células. Los aspectos positivos de ser un patólogo incluyen la oportunidad de trabajar en un ambiente de laboratorio, colaborar en el tratamiento de pacientes y tener una perspectiva más amplia del funcionamiento del cuerpo humano. Además, la especialidad te brinda la oportunidad de contribuir al conocimiento médico y científico a través de la investigación y publicación de estudios.

Desafíos de ser un especialista en Anatomía Patológica:
Entre los desafíos de ser un médico especialista en Anatomía Patológica se encuentra el hecho de que el trabajo puede ser altamente exigente, ya que implica largas horas de laboratorio y análisis de muestras. Además, al trabajar en un ambiente de laboratorio, puede resultar un trabajo solitario y aislado de otros profesionales médicos. Otro posible desafío es la responsabilidad que conlleva tomar decisiones críticas y precisas para el diagnóstico y tratamiento de enfermedades, lo cual puede generar un nivel de estrés alto en algunos casos.

¿Cómo es un día típico de trabajo en Anatomía Patológica?
La especialidad de Anatomía Patológica es una de las áreas más importantes en el diagnóstico y tratamiento de enfermedades, y los médicos patólogos juegan un papel crucial en este proceso. Un día típico de trabajo para un médico especialista en Anatomía Patológica puede variar dependiendo del entorno de trabajo, la ubicación geográfica y el tipo de pacientes a los que se atiende.

En general, los patólogos pasan gran parte del día en el laboratorio analizando muestras de tejidos, células o fluidos corporales obtenidos de pacientes a través de biopsias, cirugías u otros procedimientos. En este laboratorio, el patólogo trabaja con equipos de alta tecnología, como microscopios, equipos de diagnóstico por imagen y programas informáticos especializados para interpretar las muestras y llegar a un diagnóstico preciso.

El primer paso que realiza el anatomopatólogo para trabajar piezas quirúrgicas extirpadas en quirófano, es hacer diagnósticos macroscópicos, después estas resecciones se incluyen en cápsulas de plástico. Los histotecnólogos son la mano derecha de los patólogos, se encargan de introducir las cápsulas, que contienen diversas biopsias y cortes de piezas quirúrgicas, en un aparato llamado procesador de tejidos que contiene diferentes tipos de alcoholes y xiloles, cuyo objetivo final es construir bloques de parafina para hacer cortes histológicos en laminillas que luego son teñidas con tinción convencional de hematoxilina y eosina. Este proceso puede tardar hasta 18 horas. Cuando las preparaciones están listas, el patólogo las analiza bajo el microscopio de luz (o microscopios digitales) y puede emitir un diagnóstico microscópico. En otros casos, el análisis microscópico requiere estudios adicionales como tinciones de histoquímica o reacciones de inmunohistoquímica.

Una de las primeras tareas del día puede ser revisar las muestras de biopsias y otros materiales recolectados el día anterior. El patólogo analiza cuidadosamente cada muestra, identificando cualquier irregularidad y determinando si hay signos de enfermedad. Este proceso requiere de mucha atención y precisión, ya que un diagnóstico incorrecto podría tener graves consecuencias para el paciente.

Además de la interpretación de las muestras, los patólogos también interactúan con otros profesionales médicos para discutir los casos y el tratamiento más adecuado para cada paciente. Esto puede incluir colaboración con médicos especialistas quirúrgicos y otros profesionales de la salud para garantizar que el paciente reciba la mejor atención posible.

Otra tarea importante del día puede ser la presentación de casos a otros patólogos en reuniones de equipo o sesiones médicas. Estas presentaciones permiten a los patólogos discutir y analizar casos difíciles o nuevos y compartir su experiencia con otros profesionales médicos.

A pesar de que gran parte del día se dedica a trabajar en el laboratorio, los patólogos también tienen la responsabilidad de supervisar y entrenar a estudiantes de medicina y médicos residentes en el campo de la Anatomía Patológica. Esta tarea puede incluir la revisión de informes y la evaluación de la calidad del trabajo de los residentes.

En resumen, un día típico en la vida de un médico especialista en Anatomía Patológica puede ser un balance entre trabajo de laboratorio, colaboración con otros profesionales médicos y presentaciones. Aunque puede ser un trabajo solitario y exigente, la oportunidad de trabajar en un campo tan importante y contribuir al diagnóstico y tratamiento de enfermedades puede resultar muy gratificante.

¿Cómo es la personalidad de un Anatomopatólogo?

La personalidad de un médico especialista en Anatomía Patológica es generalmente precisa, analítica y detallista. Los patólogos son conocidos por su capacidad para observar cuidadosamente, examinar con atención y hacer deducciones precisas a partir de la información disponible. También deben ser capaces de trabajar bien en equipo y comunicar claramente sus hallazgos a otros profesionales médicos. La Anatomía Patológica es una especialidad exigente que requiere atención al detalle y una capacidad para trabajar de forma meticulosa y sistemática. Los patólogos también deben ser capaces de manejar la presión y el estrés, ya que sus resultados y diagnósticos pueden tener un impacto significativo en la atención médica de los pacientes.

¿Cuáles son los retos a futuro de la Anatomía patológica?

Algunos de los principales desafíos futuros para la especialidad de Anatomía Patológica incluyen la necesidad de adoptar nuevas tecnologías y métodos de diagnóstico, así como de colaborar con otros especialistas médicos para mejorar la atención al paciente. En países desarrollados, los patólogos se especializan en un órgano o disciplina específica y adquieren experiencia única para identificar diversas enfermedades. La Anatomía Patológica también se enfrenta al reto de abordar las disparidades de atención médica y de salud en todo el mundo, incluyendo el acceso limitado a servicios de patología en algunas regiones. Además, el campo de la Anatomía Patológica se está expandiendo para abarcar una mayor variedad de condiciones y enfermedades, lo que requiere que los patólogos se mantengan actualizados y aprendan nuevas habilidades y técnicas de diagnóstico. En resumen, la Anatomía Patológica continuará siendo una especialidad importante y en evolución en el futuro, y los patólogos deberán estar preparados para enfrentar y adaptarse a estos desafíos.

Anestesiología

Duración del posgrado: Tres años

La Anestesiología es una especialidad médica que se enfoca en la administración segura de múltiples medicamentos anestésicos y adyuvantes, para mantener al paciente en un plano adecuado de anestesia y analgesia específico para realizar una determinada intervención quirúrgica. Siempre tomando en cuenta que hay una amplia y diversa gama de pacientes en múltiples situaciones médicas clínicas. Los anestesiólogos son los especialistas que se encargan de la vida, seguridad y comodidad del paciente durante los procedimientos médicos-quirúrgicos (dentro y fuera de salas de operaciones).

Los anestesiólogos son médicos que han completado su formación en Anestesiología y tienen conocimientos profundos en farmacología, fisiología, fisiopatología, Cardiología, Neumología, manejos especializados de cada una de las especialidades quirúrgicas, cuidados del paciente crítico y manejo del dolor. Además, son responsables de monitorear e interpretar continua y adecuadamente las funciones vitales del paciente durante el procedimiento quirúrgico o médico, y de hacer ajustes necesarios en la dosis de anestesia, en caso de ser necesario.

Hay diferentes tipos de anestesia que pueden ser administrados a los pacientes dependiendo de la edad, peso, estado de salud del paciente y del procedimiento que se realice. La anestesia general, por ejemplo, se utiliza para realizar procedimientos quirúrgicos que requieren el bloqueo completo de la conciencia y la percepción del dolor, con la peculiaridad, que requiere apoyo ventilatorio por la máquina de anestesia. La anestesia regional se utiliza para procedimientos que solo afectan una parte del cuerpo o extremidad, se administran anestésicos locales mediante una inyección en la columna vertebral o en una extremidad; actualmente la técnica regional se puede aplicar guiada por ultrasonido para maximizar la seguridad del paciente.

Los anestesiólogos también tienen una importante responsabilidad en el manejo del dolor agudo y crónico. El dolor crónico es un problema de salud que afecta a muchas personas y puede ser difícil de tratar. Los anestesiólogos tienen la formación necesaria para manejar diferentes tipos de dolor, mediante el uso de diferentes técnicas como la infusión de medicamentos, bloqueo de nervios y otros métodos avanzados.

Además de administrar anestesia, los anestesiólogos también trabajan en el manejo de la vía aérea y en la reanimación de pacientes críticos en situaciones de emergencia. Estos profesionales son parte fundamental del equipo quirúrgico y médico en cualquier centro de salud.

La Anestesiología es una especialidad médica fundamental para procedimientos quirúrgicos y médicos, así como el manejo del dolor agudo y crónico. Los anestesiólogos tienen una formación rigurosa y una gran capacidad para actuar de manera rápida, dinámica y oportuna según las enfermedades del paciente, sabiendo interpretar las variaciones hemodinámicas y clínicas que se muestran en los diferentes monitores modernos, logrando una evolución y acompañando la tecnología de las diferentes especialidades quirúrgicas. Tan básicas como una anestesia tópica o local con sedación, hasta las más complejas como en la terapia intensiva.

¿Por qué escoger la especialidad de Anestesiología?
La especialidad de Anestesiología es una excelente opción para estudiantes de medicina interesados en el manejo del dolor, la administración de anestesia y la monitorización de pacientes durante procedimientos quirúrgicos y médicos. Además, los anestesiólogos tienen un papel fundamental en la reanimación de pacientes críticos y en el manejo del dolor crónico. Si te interesa trabajar en equipo, tener habilidades en farmacología y fisiología, y eres capaz de tomar decisiones en situaciones de emergencia, la especialidad de Anestesiología podría ser una opción atractiva para ti.

Aspectos positivos de ser un especialista en Anestesiología:
La oportunidad de trabajar en equipo con otros profesionales médicos, la capacidad de aliviar el dolor y la ansiedad de los pacientes durante los procedimientos médicos y quirúrgicos, y el desafío de tomar decisiones críticas en situaciones de emergencia. Además, los anestesiólogos suelen trabajar en un entorno seguro y limpio, con acceso a tecnología avanzada y capacitación continua para mantenerse actualizados con los últimos avances en su campo. Los anestesiólogos también tienen una buena perspectiva de empleo y un salario competitivo en comparación con otras especialidades médicas.

¿Cuáles son los desafíos de ser anestesiólogo?

Algunos de los desafíos de ser anestesiólogo incluyen trabajar bajo presión largas horas, estar de pie durante largos períodos de tiempo, en horarios variables, turnos nocturnos, incluidos los fines de semana, y manejar situaciones de emergencia y crisis. Además, la especialidad también puede ser emocionalmente exigente debido al estrés de la responsabilidad de la seguridad del paciente y al manejo del dolor crónico en algunos casos. Es importante tener en cuenta estos desafíos al considerar la especialidad de Anestesiología y determinar si es la elección correcta para ti.

¿Cómo es un día típico de trabajo de un anestesiólogo?

La especialidad de Anestesiología implica una variedad de responsabilidades y tareas diarias. En un día típico, un anestesiólogo puede trabajar en varios horarios, tipos de procedimientos médicos y quirúrgicos, incluyendo cirugías de emergencia, cirugías programadas, y procedimientos diagnósticos y terapéuticos. Así como todo tipo de escenarios y también tomando en cuenta variabilidad de insumos y recursos hospitalarios.

Antes de cualquier procedimiento, el anestesiólogo se reunirá con el paciente para evaluar su estado de salud, sus alergias y su historial médico. El anestesiólogo también discutirá las opciones de anestesia y los posibles efectos secundarios con el paciente, y le proporcionará instrucciones para prepararse para el procedimiento.

Una vez que se ha decidido la mejor opción de anestesia, el anestesiólogo administrará la dosis adecuada y monitorizará al paciente durante todo el procedimiento. Esto incluye supervisar la respiración, la frecuencia cardíaca, la presión arterial y los niveles de oxígeno en sangre. El anestesiólogo también será responsable de ajustar la dosis de anestesia según sea necesario y de tomar medidas de emergencia en caso de complicaciones.

Además de trabajar en el quirófano, los anestesiólogos también pueden trabajar en otras áreas del hospital, como sala de partos, unidad de cuidados intensivos y sala de urgencias, salas de ultrasonido, tomografía, resonancia magnética y área de hemodinámica, entre otras. En estas áreas, los anestesiólogos pueden estar involucrados en la gestión del dolor, náusea y vómito, sedación, intubación y la reanimación de pacientes en situaciones de emergencia.

Aunque los anestesiólogos pueden trabajar en un entorno de alta presión y de ritmo rápido, también tienen la oportunidad de trabajar en equipo con otros profesionales médicos, como cirujanos, enfermeros y técnicos quirúrgicos. Los anestesiólogos también pueden trabajar en hospitales, clínicas y centros de atención ambulatoria, lo que les brinda una amplia gama de opciones de empleo y la posibilidad de trabajar en diferentes tipos de procedimientos, y de manera importante en la administración de su tiempo laboral.

En resumen, la especialidad de Anestesiología ofrece una variedad de responsabilidades y tareas diarias. Desde evaluar a los pacientes y discutir opciones de anestesia, hasta administrar la dosis adecuada de anestesia y supervisar a los pacientes durante todo el procedimiento, los anestesiólogos desempeñan un papel vital en el éxito de los procedimientos médicos y quirúrgicos. Si estás interesado en trabajar en un entorno de ritmo rápido y en equipo, y tienes habilidades en farmacología y fisiología, la especialidad de Anestesiología podría ser una buena opción para ti.

¿Cómo es la personalidad de un anestesiólogo?
No existe una única personalidad que defina a todos los anestesiólogos, ya que cada persona es única y tiene diferentes habilidades y rasgos de personalidad. Sin embargo, los anestesiólogos suelen tener ciertas características en común, como la capacidad de tomar decisiones rápidas en situaciones de emergencia, la habilidad de trabajar bajo presión y en equipo, la atención al detalle, la precisión y la empatía hacia los pacientes. También se espera que los anestesiólogos sean pacientes, respetuosos, comprensivos y estén dispuestos a trabajar largas horas. En general, los anestesiólogos deben ser personas comprometidas con la seguridad y bienestar de sus pacientes, y capaces de mantener la calma y la compostura en situaciones de alta presión.

¿Cuáles son los retos a futuro de la Anestesiología?
La especialidad de Anestesiología enfrenta varios desafíos en el futuro, incluyendo la necesidad de adaptarse a nuevas tecnologías y técnicas, la gestión de pacientes con enfermedades crónicas y el envejecimiento de la población. Además, la especialidad enfrenta la necesidad de mejorar la seguridad del paciente y reducir los errores médicos, lo que requiere una atención continua a la formación y capacitación de los anestesiólogos y a la implementación de mejores prácticas. Además, la especialidad debe enfrentar los retos económicos y financieros, ya que la demanda de servicios de

Anestesiología se espera que aumente, mientras que los recursos financieros pueden ser limitados. Para enfrentar estos desafíos, los anestesiólogos deben mantenerse actualizados en nuevas tecnologías y técnicas, colaborar con otros profesionales de la salud y trabajar en estrecha colaboración con los pacientes y sus familias para garantizar una atención segura y de alta calidad.

Anestesiólogos como grupo vulnerable a la adicción de medicamentos

La adicción a drogas médicas es un problema cada vez más común en todo el mundo. La adicción puede ocurrir cuando se usa una sustancia médica de manera inapropiada, ya sea a través de una prescripción mal administrada o de una autogestión sin supervisión médica adecuada. Uno de los grupos de profesionales de la salud que pueden tener un mayor riesgo de adicción son los anestesiólogos.

Además de su papel en la administración de anestesia, los anestesiólogos también pueden prescribir drogas médicas para tratar el dolor crónico y postoperatorio. Desafortunadamente, la exposición frecuente a estas drogas puede aumentar el riesgo de adicción en los anestesiólogos.

La adicción a drogas médicas puede afectar seriamente la capacidad de un anestesiólogo para desempeñar su trabajo de manera efectiva y segura. La adicción puede afectar la capacidad de un anestesiólogo para tomar decisiones importantes durante los procedimientos quirúrgicos, lo que puede poner en riesgo la seguridad del paciente. Además, la adicción puede afectar la salud física y mental del anestesiólogo, lo que puede afectar su capacidad para trabajar de manera continua y productiva.

Es importante que los anestesiólogos comprendan los riesgos de la adicción a drogas médicas y tomen medidas para prevenirla, además de recibir educación y capacitación sobre la prescripción responsable de drogas médicas. También, es necesaria que conozcan medidas de prevención de la adicción y manejo del estrés (que incluye con otras actividades como el ejercicio o meditación) para balancear su vida en general. La identificación temprana de la adicción pueden ayudar a reducir el riesgo de adicción entre los anestesiólogos. Además, es importante que los anestesiólogos tengan acceso a recursos como apoyo oportuno de psicoterapia y rehabilitación; y en caso necesario, para ayudarlos a superar la adicción si se desarrolla.

La adicción a drogas médicas es un problema serio y creciente en todo el mundo, y los anestesiólogos son un grupo de profesionales de la salud particularmente vulnerables. La prevención y el tratamiento de la adicción son esenciales para proteger la seguridad del paciente y la salud y bienestar de los anestesiólogos. Los anestesiólogos deben ser conscientes de los riesgos y tomar medidas para prevenir y tratar la adicción a drogas médicas.

Subespecialidades en Anestesiología:
Dentro de la Anestesiología, existen varias subespecialidades que se centran en áreas específicas de la práctica médica. A continuación se presentan algunas de las subespecialidades de la Anestesiología:

- Anestesiología pediátrica: se enfoca en la administración de anestesia a niños y bebés durante procedimientos médicos y quirúrgicos.

- Anestesiología cardiovascular: se enfoca en la administración de anestesia y cuidados críticos durante cirugías cardiovasculares, como la cirugía de bypass coronario y la colocación de stents.

- Anestesiología obstétrica: se enfoca en la administración de anestesia durante el parto y procedimientos relacionados con el embarazo, como la cesárea.

- Algología: se enfoca en el tratamiento del dolor crónico a través de la administración de anestesia y otros tratamientos especializados.

- Anestesiología de trasplante: se enfoca en la administración de anestesia y cuidados críticos durante los trasplantes de órganos.

- Anestesiología de trauma: se enfoca en la administración de anestesia y cuidados críticos en pacientes con traumatismos graves, como lesiones por accidentes automovilísticos y heridas de bala.

- Medicina crítica: se enfoca en el cuidado de pacientes críticos en unidades de cuidados intensivos (UCI), como aquellos con enfermedades respiratorias y cardíacas graves.

- Paciente con Obesidad. Se enfoca en pacientes de alto riesgo con exceso de peso, habitualmente con índice de masa corporal de >35 kg/m^2.

Optimización, prevención y manejo de complicaciones pre, trans o postoperatorias.

- <u>Anestesia Peri operatoria</u>. Paciente muy enfermo o con fragilidad que debe someterse a un procedimiento quirúrgico.

Estas son solo algunas de las subespecialidades de la Anestesiología. Cada una de ellas requiere capacitación y experiencia especializadas para proporcionar atención médica segura y efectiva en situaciones específicas.

Audiología, Otoneurología y Foniatría

Duración del posgrado: Cuatro años

La especialidad médica de Audiología, Otoneurología y Foniatría, es una rama de la medicina que se enfoca en el estudio, diagnóstico y tratamiento de los trastornos del oído, audición, equilibrio, voz y el habla. Los médicos especializados en esta área trabajan con pacientes de todas las edades, desde recién nacidos hasta adultos mayores, y se encargan de prevenir, diagnosticar y tratar una amplia variedad de trastornos.

En cuanto a la Audiología, los médicos especializados en esta área se dedican a la evaluación y tratamiento de los trastornos de la audición. Esto puede incluir la realización de exámenes audiométricos para medir la capacidad auditiva de un paciente, la identificación de trastornos como la hipoacusia (disminución de la capacidad auditiva), y la adaptación de prótesis auditivas o auxiliares auditivos para mejorar la audición de los pacientes.

Por otro lado, la Otoneurología se enfoca en el estudio, tratamiento y rehabilitación de los trastornos del equilibrio, vértigo/mareo e inestabilidad. Los médicos especializados en esta área realizan diferentes pruebas vestibulares para determinar la causa de los trastornos del equilibrio en los pacientes. Estos trastornos pueden ser causados por problemas en el oído interno, enfermedades neurológicas o lesiones en la cabeza.

123

Finalmente, la foniatría se enfoca en el diagnóstico y tratamiento de los trastornos de la voz y el habla. Los médicos especializados en esta área pueden trabajar con pacientes con trastornos del habla, como la tartamudez, o trastornos de la voz, como la afonía o la disfonía. También trabajan con pacientes con trastornos de la deglución, como la disfagia.

La especialidad médica de Audiología, Otoneurología y Foniatría se enfoca en el diagnóstico y tratamiento de los trastornos del oído, la audición, el equilibrio, la voz y el habla. Los médicos especializados en esta área trabajan con pacientes de todas las edades y se encargan de prevenir, diagnosticar, tratar y rehabilitar una amplia variedad de trastornos. Es una especialidad esencial para la salud auditiva y comunicativa de la población, y su importancia seguirá creciendo con el envejecimiento de la población y el aumento de los problemas auditivos y de habla.

¿Por qué escoger la especialidad de Audiología, Otoneurología y Foniatría?
La especialidad de Audiología, Otoneurología y Foniatría es una opción emocionante para los médicos interesados en ayudar a pacientes con problemas relacionados con la audición, el equilibrio y la voz. Esta especialidad aborda una amplia gama de condiciones, desde la evaluación y tratamiento de la pérdida auditiva hasta la rehabilitación del habla y el lenguaje. Además, las tecnologías de diagnóstico y tratamiento en esta especialidad están en constante evolución, lo que significa que siempre hay algo nuevo que aprender y descubrir. Si te apasiona trabajar con pacientes de todas las edades y ayudarlos a mejorar su calidad de vida, la Audiología,

Otoneurología y Foniatría podría ser una excelente opción para tu posgrado.

Aspectos positivos de ser un especialista en Audiología, Otoneurología y Foniatría:
Ser un profesional en Audiología, Otoneurología y Foniatría puede ser altamente gratificante y significativo, ya que te permite ayudar a las personas a recuperar su capacidad de comunicación, equilibrio y calidad de vida. Además, esta especialidad se encuentra en constante evolución, lo que te ofrece la oportunidad de aprender y dominar tecnologías innovadoras y tratamientos avanzados. La Audiología, Otoneurología y Foniatría también te permite trabajar con una amplia gama de pacientes de todas las edades, desde recién nacidos hasta adultos mayores, y desarrollar relaciones significativas y duraderas con ellos. Además, esta especialidad tiene una gran demanda en la atención médica, lo que te ofrece excelentes perspectivas de empleo y oportunidades de crecimiento profesional.

Desafíos de ser un especialista en Audiología, Otoneurología y Foniatría:
Aunque ser un profesional en Audiología, Otoneurología y Foniatría puede ser gratificante, también puede presentar algunos desafíos. Esta especialidad requiere un alto grado de precisión y atención al detalle, lo que puede dar como resultado un trabajo tedioso y repetitivo en algunas situaciones. Además, trabajar con pacientes con problemas de audición, equilibrio y voz puede ser emocionalmente agotador en algunos casos, especialmente cuando el progreso del paciente es limitado o nulo. Además, como en cualquier campo de la atención médica, es posible que debas trabajar largas horas y estar disponible para emergencias o

turnos imprevistos, lo que puede afectar tu calidad de vida y tu capacidad para mantener un equilibrio saludable entre el trabajo y la vida personal.

¿Cómo es un día típico de trabajo de un médico especialista en Audiología, Otoneurología y Foniatría?

La especialidad de Audiología, Otoneurología y Foniatría se centra en el diagnóstico y tratamiento de problemas relacionados con la audición, el equilibrio y la voz. Los profesionales en esta área trabajan con pacientes de todas las edades, desde recién nacidos hasta adultos mayores, y utilizan tecnologías de vanguardia para mejorar la calidad de vida de sus pacientes.

Un día típico en la vida de un médico especialista en esta área comienza temprano en la mañana, con la revisión de la agenda del día y la preparación de la clínica. Los pacientes que serán atendidos ese día pueden incluir bebés y niños que necesitan pruebas de audición, adultos que sufren pérdida auditiva y necesitan evaluaciones y ajustes de auxiliares auditivos, pacientes con problemas de equilibrio, mareo y vértigo, o personas que necesitan tratamiento para trastornos del habla y lenguaje. El médico se asegura de que todos los equipos necesarios para realizar las pruebas y procedimientos estén listos y en funcionamiento.

El primer paciente del día puede ser un recién nacido que requiere una evaluación de audición. El médico utiliza tecnología de diagnóstico especializada, como la prueba de emisiones otoacústicas, para valorar respuestas de las células ciliadas del oído interno. El médico también puede evaluar la audición del bebé utilizando potenciales evocados auditivos de tallo

126

cerebral (ABR, por sus siglas en inglés), que mide la actividad eléctrica en el cerebro en respuesta a los sonidos, dando umbrales de audición de manera objetiva. El médico explica los resultados a los padres y discute las opciones de tratamiento en caso de que se detecte una pérdida de audición.

El siguiente paciente puede ser un adulto mayor que experimenta hipoacusia. El especialista realiza un examen de audición detallado utilizando tecnología avanzada, como audiometría tonal y logoaudiometría, para evaluar el grado de la pérdida auditiva y determinar si el paciente es un candidato para auxiliares auditivos. El médico también discute las opciones de tratamiento, como los diferentes tipos de auxiliares auditivos y dispositivos de ayuda auditiva.

Luego, el especialista puede ver a un paciente que experimenta vértigo o mareo. El médico utiliza pruebas especializadas, como la videonistagmografía (VNG), o el videohit (VHIT) para evaluar la función del sistema vestibular del paciente. Con esta información, el médico puede determinar la causa del vértigo y recomendar un plan de tratamiento, como rehabilitación vestibular o ejercicios de compensación.

Finalmente, el especialista puede atender a un paciente que necesita tratamiento para trastornos del habla y lenguaje. El médico evalúa la capacidad del paciente para hablar y comunicarse efectivamente y puede dar las recomendaciones de terapia del habla y lenguaje para mejorar las habilidades comunicativas.

En general, un día de trabajo en la vida de un médico especialista en Audiología, Otoneurología y Foniatría es emocionante y variado, con una amplia gama de pacientes y tecnologías avanzadas de diagnóstico y tratamiento.

¿Cómo es la personalidad de un médico especialista en Audiología, Otoneurología y Foniatría?
En general, se espera que sean personas empáticas, pacientes, minuciosas y detallistas, ya que estas habilidades son fundamentales para realizar un diagnóstico preciso y diseñar planes de tratamiento efectivos para tratar los trastornos del oído y la voz. También deben tener habilidades de comunicación efectiva para poder explicar a los pacientes los resultados de las pruebas y los procedimientos, y responder a sus preguntas e inquietudes de manera clara y comprensible. Además, un médico especializado en esta área debe ser capaz de trabajar bien en equipo, ya que a menudo deben colaborar con otros especialistas para tratar problemas complejos de la audición y el habla.

¿Cuáles son las subespecialidades disponibles en Audiología, Otoneurología y Foniatría?
- **Audiología pediátrica**: se dedica a la evaluación y tratamiento de la pérdida auditiva en niños, incluyendo el diagnóstico temprano y la adaptación de prótesis auditivas en bebés y niños pequeños.
- **Foniatría pediátrica**: se enfoca en el diagnóstico y tratamiento de los trastornos de la comunicación, incluyendo la disfonía, la afasia y otros trastornos del habla y el lenguaje.

- **Procesos centrales auditivos:** se enfoca en el estudio de la función auditiva del cerebro y su relación con la percepción auditiva y el lenguaje. Los profesionales en esta área evalúan y tratan trastornos del procesamiento auditivo central que afectan la capacidad de una persona para entender y procesar el lenguaje y otros sonidos complejos.
- **Neurofisiología clínica:** se enfoca en la evaluación y diagnóstico de trastornos neurológicos que afectan la audición, el equilibrio y el habla. Los profesionales en esta área utilizan técnicas de registro de la actividad eléctrica del sistema nervioso central y periférico para identificar patologías que afectan estas funciones. Además, pueden diseñar planes de tratamiento y rehabilitación para mejorar la calidad de vida de los pacientes.

¿Cuáles son los retos a futuro de la especialidad de Audiología, Otoneurología y Foniatría?

La especialidad de Audiología, Otoneurología y Foniatría enfrenta varios desafíos en el futuro. Uno de los principales desafíos es el envejecimiento de la población, porque los trastornos de la audición y del habla se vuelven más comunes con la edad. Además, la exposición continua a sonidos altos y la contaminación acústica están aumentando la incidencia de pérdida de audición en personas jóvenes. Otras áreas de preocupación incluyen el acceso limitado a servicios de salud auditiva en países en desarrollo, la falta de educación sobre la prevención de la pérdida de audición y la necesidad de tecnologías de auxiliares auditivos y dispositivos de comunicación más avanzados. Para abordar estos desafíos, los especialistas en esta área deberán trabajar en colaboración con otros profesionales de la salud, desarrollar tecnologías innovadoras y aumentar la conciencia pública sobre la importancia de la salud auditiva.

Calidad de la Atención Clínica

Duración del posgrado: Tres años

La especialidad médica de Calidad de la Atención Clínica es una rama de la medicina que se enfoca en mejorar la calidad de los servicios de atención médica que se brindan a los pacientes. Esta especialidad se concentra en la gestión de la calidad y la seguridad en el ámbito de la atención médica, y tiene como objetivo principal mejorar los resultados de los pacientes y la experiencia del cuidado médico.

En esta especialidad, se abordan temas como la gestión de la calidad, la seguridad del paciente, la evaluación de los resultados de atención médica y la mejora continua de los procesos. Los médicos especializados en Calidad de la Atención Clínica trabajan en estrecha colaboración con otros profesionales de la salud, como administradores, enfermeras y personal de apoyo para implementar medidas que aseguren la calidad del cuidado médico que se brinda a los pacientes.

La gestión de la calidad es una parte fundamental de la especialidad de Calidad de la Atención Clínica, y se enfoca en la medición y mejora de los procesos de atención médica. Los médicos especializados en esta área utilizan técnicas de mejora continua para identificar oportunidades de mejora y desarrollar planes de acción para implementar cambios que conduzcan a resultados positivos para los pacientes.

Otro aspecto importante de la especialidad de Calidad de la Atención Clínica es la seguridad del paciente. Los médicos especializados en esta área trabajan para prevenir y reducir los errores médicos, las infecciones nosocomiales y otros eventos adversos que puedan poner en peligro la salud de los pacientes.

La evaluación de los resultados de atención médica es otro tema clave en esta especialidad. Los médicos especializados en Calidad de la Atención Clínica utilizan diversas herramientas para medir la calidad de la atención médica, como la tasa de mortalidad, la tasa de complicaciones y la satisfacción del paciente. Estos datos son analizados y utilizados para mejorar la calidad de la atención médica y para identificar áreas que requieren mejoras.

En resumen, la especialidad médica de Calidad de la Atención Clínica se enfoca en mejorar la calidad y la seguridad de los servicios de atención médica que se brindan a los pacientes. Los médicos especializados en esta área utilizan técnicas de gestión de calidad, seguridad del paciente y evaluación de resultados para implementar cambios que conduzcan a una atención médica más efectiva y segura. Para los estudiantes de medicina interesados en esta especialidad, es importante tener una sólida comprensión de los procesos de atención médica y estar dispuestos a trabajar en equipo para mejorar la calidad de la atención médica.

¿Por qué escoger la especialidad en Calidad de la Atención Clínica?
Ser un profesional de la Calidad de la Atención Clínica tiene varios aspectos positivos. En primer lugar, se trata de una carrera que tiene un impacto

significativo en la salud y el bienestar de los pacientes. Al mejorar la calidad de la atención médica, se pueden prevenir errores y reducir el riesgo de complicaciones y lesiones.

Además, los profesionales de la Calidad de la Atención Clínica tienen la oportunidad de trabajar en equipo con otros profesionales de la salud para identificar áreas de mejora y desarrollar estrategias para mejorar la atención médica.

También se puede ganar experiencia en la implementación de políticas y prácticas de mejora de la calidad, lo que puede ser útil para avanzar en la carrera y aumentar el potencial de ganar una mejor remuneración.

Ser un profesional de la Calidad de la Atención Clínica es una carrera gratificante que ofrece la oportunidad de hacer una diferencia significativa en la vida de los pacientes, trabajar en equipo con otros profesionales de la salud y mejorar continuamente la calidad de la atención médica.

Aspectos positivos de la especialidad en Calidad de la Atención Clínica:
Como médico especialista en Calidad de la Atención Clínica, hay varios aspectos positivos a considerar. En primer lugar, este tipo de carrera ofrece la oportunidad de mejorar la calidad de la atención médica para los pacientes, lo que puede tener un impacto significativo en su bienestar y calidad de vida.

Además, los especialistas en Calidad de la Atención Clínica tienen la oportunidad de trabajar en equipo con otros profesionales de la salud para identificar áreas de mejora y desarrollar estrategias para mejorar la atención médica.

Otro aspecto positivo es que este tipo de carrera puede ser muy gratificante, ya que permite hacer una diferencia significativa en la vida de los pacientes y contribuir al mejoramiento del sistema de salud en general.

Además, los médicos especialistas en Calidad de la Atención Clínica pueden tener la oportunidad de trabajar en diferentes entornos, incluyendo hospitales, clínicas, organizaciones de atención médica y gobiernos, lo que puede proporcionar una variedad de experiencias y oportunidades de carrera.

En resumen, ser un médico especialista en Calidad de la Atención Clínica es una carrera gratificante que ofrece la oportunidad de hacer una diferencia significativa en la vida de los pacientes, trabajar en equipo con otros profesionales de la salud y mejorar continuamente la calidad de la atención médica.

Desafíos de ser médico especialista en Calidad de la Atención Clínica:
Como médico especialista en Calidad de la Atención Clínica, puede haber algunos desafíos a considerar. En primer lugar, la labor puede requerir mucho tiempo y dedicación, ya que es necesario monitorear constantemente los procesos y políticas de atención médica, así como implementar cambios para mejorar la calidad de la atención.

Además, puede haber momentos en que se encuentre resistencia al cambio por parte de otros profesionales de la salud o del sistema de salud en sí, lo que puede ser frustrante.

134

Otro desafío puede ser la presión para cumplir con objetivos y metas establecidas, lo que puede dar como resultado una carga de trabajo adicional y una mayor responsabilidad.

Por último, como especialista en Calidad de la Atención Clínica, es posible que se vea limitado en cuanto a la atención directa al paciente, lo que puede no ser adecuado para aquellos que buscan un contacto más directo con los pacientes.

Aunque hay aspectos positivos en ser un especialista en Calidad de la Atención Clínica, también hay aspectos negativos a considerar, incluyendo la necesidad de dedicar tiempo y esfuerzo constantes, la resistencia al cambio, la presión por cumplir objetivos y la falta de contacto directo con el paciente.

¿Cómo es un día típico de trabajo de un especialista en Calidad de la Atención Clínica?
Un día en la vida de un médico especialista en Calidad de la Atención Clínica puede variar según la organización en la que trabajen y las responsabilidades específicas de su cargo. Sin embargo, en general, estos profesionales se dedican a garantizar que los pacientes reciban atención médica de alta calidad y segura, y trabajan en estrecha colaboración con otros profesionales de la salud para lograr este objetivo.

El día de trabajo de un médico especialista en Calidad de la Atención Clínica puede comenzar temprano en la mañana con la revisión de los informes de incidentes y las quejas de los pacientes que se hayan presentado durante la noche. El especialista en Calidad de la Atención Clínica puede trabajar con otros miembros del equipo para investigar cualquier incidente reportado y determinar qué acciones correctivas se deben tomar para evitar futuros problemas similares.

Después de revisar los informes, el especialista en Calidad de la Atención Clínica puede asistir a una reunión con otros miembros del equipo de atención médica, como los médicos, enfermeros y administradores, para discutir los resultados de los informes de incidentes y las estrategias para mejorar la calidad de la atención médica. Durante esta reunión, el especialista en Calidad de la Atención Clínica puede ofrecer su experiencia y recomendaciones para implementar políticas y procedimientos de mejora de la calidad.

Posteriormente, el especialista en Calidad de la Atención Clínica puede revisar las políticas y procedimientos existentes para garantizar que cumplan con los estándares de calidad establecidos y las regulaciones gubernamentales. Si se identifican áreas de mejora, el especialista en Calidad de la Atención Clínica puede colaborar con otros miembros del equipo de atención médica para desarrollar nuevas políticas y procedimientos que mejoren la calidad de la atención médica.

A lo largo del día, el especialista en Calidad de la Atención Clínica también puede reunirse con pacientes y sus familias para revisar la calidad de la atención médica que han recibido y para abordar cualquier inquietud o queja que puedan tener. El especialista en Calidad de la Atención Clínica puede trabajar con otros miembros del equipo de atención médica para garantizar que se aborden las inquietudes de los pacientes de manera oportuna y efectiva.

En resumen, el día de trabajo de un médico especialista en Calidad de la Atención Clínica puede ser muy variado y puede implicar una variedad de actividades, desde la revisión de informes de incidentes hasta la colaboración con otros miembros del equipo de atención médica para desarrollar nuevas políticas y procedimientos. A lo largo del día, el especialista en Calidad de la Atención Clínica trabaja diligentemente para garantizar que los pacientes reciban atención médica de alta calidad y segura.

¿Cómo es la personalidad de un especialista en Calidad de la Atención Clínica?
No hay una sola personalidad que defina a un médico especialista en Calidad de la Atención Clínica, ya que estos profesionales pueden tener una amplia variedad de rasgos de personalidad. Sin embargo, es común que los médicos especialistas en Calidad de la Atención Clínica sean altamente motivados y comprometidos con la mejora continua de la atención médica. También suelen ser excelentes comunicadores, capaces de trabajar bien en equipo y tener habilidades de resolución de problemas. Además, pueden tener una mente analítica y un gran sentido de la responsabilidad, ya que deben ser capaces de identificar y abordar las áreas problemáticas de la atención médica y trabajar para mejorarlas. En general, un médico especialista en Calidad de la Atención Clínica debe tener una personalidad equilibrada, proactiva y comprometida con la atención médica de alta calidad.

¿Qué subespecialidades existen en Calidad de la Atención Clínica?

- **Gerencia en servicios de salud:** se enfoca en la gestión y administración de los servicios de salud, incluyendo la planificación, organización y control de los recursos humanos y financieros.

- **Evaluación de tecnologías en salud:** se dedica a la evaluación de la efectividad, eficacia y eficiencia de las tecnologías médicas, incluyendo medicamentos, dispositivos médicos y procedimientos quirúrgicos.

- **Seguridad del paciente:** se enfoca en la prevención y manejo de los errores médicos, incluyendo la implementación de prácticas seguras y la identificación y análisis de los incidentes de seguridad del paciente.

- **Medicina basada en la evidencia:** se dedica a la identificación, evaluación y aplicación de la mejor evidencia disponible para la toma de decisiones clínicas.

- **Gestión de la calidad en atención médica:** se dedica a la evaluación y mejora de la calidad de la atención médica, incluyendo la implementación de sistemas de aseguramiento de la calidad y la medición y análisis de los resultados clínicos.

- **Bioética clínica:** se enfoca en la aplicación de los principios éticos en la toma de decisiones clínicas, incluyendo la identificación y análisis de los dilemas éticos y la implementación de soluciones adecuadas.

¿Cuáles son los retos a futuro de la especialidad de Calidad de la Atención Clínica?

La especialidad de Calidad de la Atención Clínica enfrenta varios retos a futuro. Uno de los mayores desafíos es la creciente complejidad de la atención médica, que incluye una variedad de tecnologías médicas, terapias y medicamentos avanzados. Esto aumenta la complejidad de la gestión de la calidad, lo que significa que los especialistas en Calidad de la Atención Clínica deben estar actualizados con los últimos desarrollos en el campo y adaptarse a los nuevos desafíos.

Otro desafío importante es la necesidad de mejorar la calidad de la atención en todo el sistema de salud. Los especialistas en Calidad de la Atención Clínica deben trabajar no solo en la mejora de la calidad dentro de sus propias organizaciones, sino también en la colaboración con otros miembros del equipo de atención médica y organizaciones de salud para mejorar la calidad en todo el sistema.

Finalmente, otro reto importante es la necesidad de demostrar el valor de la mejora de la calidad de la atención médica. Los especialistas en Calidad de la Atención Clínica deben ser capaces de demostrar cómo las mejoras en la calidad pueden mejorar los resultados de los pacientes, reducir los costos de atención médica y mejorar la experiencia del paciente y el personal de atención médica. Esto requerirá la recopilación y el análisis de datos precisos y significativos, y la comunicación efectiva de los resultados a los tomadores de decisiones y otros interesados.

Cirugía General

Duración del posgrado: Cuatro años

La especialidad de Cirugía General es una de las ramas más antiguas de la medicina y se dedica al tratamiento quirúrgico de enfermedades, lesiones y trastornos que afectan al abdomen, tracto gastrointestinal, hígado, vesícula biliar, tiroides, sistema vascular y otras partes del cuerpo. Los cirujanos generales tienen una amplia formación en cirugía, lo que les permite tratar una variedad de afecciones, desde las más simples hasta las más complejas.

Para convertirse en cirujano general, los médicos deben completar un riguroso programa de formación y entrenamiento. Primero, deben obtener un título de médico y luego completar una residencia en Cirugía General, que por lo general dura cuatro años. Durante la residencia, los residentes aprenden a realizar procedimientos quirúrgicos, desde simples hasta altamente complejos, bajo la supervisión de cirujanos experimentados.

Entre las habilidades y conocimientos que deben dominar los cirujanos generales se incluyen el diagnóstico y la evaluación de las afecciones quirúrgicas, la planificación y la realización de procedimientos quirúrgicos, la gestión de complicaciones y la atención de pacientes antes y después de la cirugía. También deben tener una sólida comprensión de la fisiología y la anatomía humanas, la farmacología y los tratamientos no quirúrgicos que pueden ser útiles en ciertos casos. Es una rama de la medicina en la que el actuar médico es un acto personal e íntimo con el paciente, todas las acciones que realice el cirujano durante el procedimiento quirúrgico va a repercutir de alguna forma en el pronóstico del Paciente.

Los cirujanos generales también deben estar al día en los últimos avances en tecnología y técnicas quirúrgicas, como la cirugía robótica y la laparoscopía. Estas técnicas menos invasivas permiten una recuperación más rápida y menos dolorosa para los pacientes y son cada vez más populares.

Entre los procedimientos quirúrgicos más comunes que realizan los cirujanos generales se incluyen extirpación del apéndice, reparación de hernias, cirugía de la vesícula biliar, cirugía de vías biliares y cirugía de colon y recto. También pueden realizar cirugías reconstructivas y estéticas, así como procedimientos de emergencia para salvar la vida de pacientes con lesiones graves.

En resumen, la especialidad de Cirugía General es una de las ramas más importantes y versátiles de la medicina. Los cirujanos generales son expertos en el tratamiento quirúrgico de una amplia variedad de afecciones y tienen las habilidades y conocimientos necesarios para proporcionar atención de alta calidad a sus pacientes. Si estás interesado en la cirugía y en ayudar a las personas a mejorar su salud a través de tratamientos quirúrgicos, la especialidad de Cirugía General podría ser una excelente opción para ti.

¿Por qué escoger la especialidad de Cirugía General?

Seleccionar la especialidad de Cirugía General puede ser una excelente opción para médicos interesados en el tratamiento quirúrgico de una amplia variedad de afecciones. La Cirugía General ofrece una formación rigurosa y una amplia variedad de procedimientos quirúrgicos, lo que permite a los cirujanos generales tratar a pacientes con diversas necesidades de atención quirúrgica. Además, la especialidad ofrece la oportunidad de trabajar en una variedad de entornos clínicos y desarrollar habilidades de liderazgo y trabajo en equipo. Si estás interesado en la cirugía y en ayudar a las personas a mejorar su salud a través de tratamientos quirúrgicos, la especialidad de Cirugía General podría ser una excelente opción para ti.

Aspectos positivos de la especialidad en Cirugía General:
Ser cirujano general puede ser una carrera muy gratificante, ya que tienes la oportunidad de ayudar a las personas a mejorar su salud y calidad de vida a través de procedimientos quirúrgicos. Algunos aspectos positivos de ser cirujano general incluyen:

- Variedad en la práctica: Como cirujano general, tendrás la oportunidad de realizar una amplia gama de procedimientos quirúrgicos, desde cirugías de emergencia hasta cirugías electivas programadas.

- Desafío intelectual: La Cirugía General es un campo que requiere habilidades técnicas y de toma de decisiones rápidas, lo que puede ser un desafío intelectual muy satisfactorio.

- Oportunidades de liderazgo: Como cirujano general, puedes convertirte en líder en tu campo y trabajar con equipos de atención médica para mejorar la atención al paciente.

- Estabilidad laboral: La demanda de cirujanos generales siempre será alta, lo que significa que tendrás una buena estabilidad laboral.

- Potencial de ingresos económicos: La Cirugía General es una de las especialidades médicas mejor remuneradas, lo que significa que puede tener un potencial de ingresos más alto que otras especialidades.

Es importante recordar que la carrera de cirujano general también puede ser exigente y emocionalmente agotadora, pero para muchos médicos, los aspectos positivos superan con creces los desafíos.

Desafíos de la especialidad de Cirugía General:

- Horarios de trabajo exigentes: Los cirujanos generales a menudo trabajan largas horas y pueden estar de guardia durante períodos prolongados, lo que puede ser agotador física y emocionalmente.

- Estrés y presión: La Cirugía General puede ser un campo muy estresante y de alta presión, especialmente durante las cirugías de emergencia.

- Riesgo de lesiones y enfermedades: Los cirujanos generales pueden estar expuestos a lesiones físicas, como lesiones en la espalda o lesiones por movimientos repetitivos, así como a enfermedades infecciosas.

- <u>Responsabilidad médica</u>: Los cirujanos generales son responsables de la vida y la salud de sus pacientes durante los procedimientos quirúrgicos, lo que puede generar una gran carga emocional.

- <u>Competencia y presión del mercado</u>: La competencia en el campo de la Cirugía General puede ser alta, y la presión para mantenerse actualizado con las últimas técnicas y tecnologías puede ser estresante.

Es importante que los médicos generales consideren tanto los aspectos positivos como los desafíos de la carrera de cirujano general antes de tomar una decisión.

¿Cómo es un día típico de trabajo de un Cirujano general?
La carrera de cirujano general puede ser una de las más gratificantes en el campo de la medicina, pero también puede ser una de las más exigentes. Un día de trabajo típico de un cirujano general puede variar dependiendo de su especialidad, lugar de trabajo y horario, pero hay algunas actividades comunes que se realizan en un día típico.

La mayoría de los cirujanos generales comienzan temprano en la mañana, y pueden pasar la primera hora del día revisando las notas del paciente, preparándose para la jornada laboral y hablando con el personal de enfermería sobre el plan del día. A menudo, también se dedican algunos minutos para revisar estudios radiográficos o de laboratorio y para contactar a los pacientes que se someterán a cirugía ese día.

Una vez que todo está en orden, el cirujano general comenzará a ver pacientes en el área de consulta o en una habitación del hospital. El objetivo de estas consultas es obtener una historia médica completa y un examen físico detallado, así como responder preguntas del paciente y discutir los riesgos y beneficios de los procedimientos quirúrgicos recomendados.

Después de las consultas, el cirujano general se prepara para los procedimientos quirúrgicos programados para ese día. Esto puede implicar tiempo en el quirófano para preparar al paciente y para realizar la cirugía, o puede ser tiempo para evaluar a los pacientes en el área de urgencias. El cirujano general trabaja en estrecha colaboración con el personal de enfermería y otros miembros del equipo quirúrgico para garantizar que todo salga sin problemas.

Durante las cirugías, el cirujano general debe mantenerse enfocado, atento y flexible. Pueden surgir complicaciones inesperadas que requieran un cambio en la estrategia quirúrgica, lo que significa que el cirujano general debe estar preparado para tomar decisiones rápidas y efectivas. Después de la cirugía, el cirujano general se reunirá con el paciente y la familia para discutir el resultado y el plan de cuidados posquirúrgicos.

Finalmente, el cirujano puede pasar algunas horas en la tarde cumpliendo con tareas administrativas, como completar registros médicos, realizar llamadas a otros médicos, y evaluaciones de seguimiento. También pueden pasar tiempo revisando literatura médica o asistiendo a reuniones de equipo médico para discutir casos difíciles y nuevas técnicas quirúrgicas.

En resumen, un día de trabajo típico de un cirujano general puede ser muy variado, exigente y gratificante. Desde consultas de pacientes hasta procedimientos quirúrgicos y tareas administrativas, el cirujano general trabaja duro para brindar el mejor cuidado posible a sus pacientes. Si bien esta carrera puede ser estresante y emocionalmente agotadora, muchos cirujanos generales encuentran una gran satisfacción en su trabajo y se sienten orgullosos de la diferencia que hacen en la vida de sus pacientes.

¿Cómo es la personalidad de un Cirujano general?
La personalidad de un cirujano general generalmente se caracteriza por ser muy orientada a la acción y tener una alta tolerancia al estrés. Los cirujanos generales suelen ser muy detallistas, precisos y enfocados en los resultados. También suelen ser muy seguros de sí mismos y tener una gran confianza en sus habilidades quirúrgicas. Además, los cirujanos generales tienen una gran capacidad de trabajar en equipo y colaborar con otros profesionales de la salud para brindar el mejor cuidado posible a sus pacientes.

¿Cuáles son los retos a futuro de la especialidad en Cirugía General?
La especialidad de Cirugía General enfrenta varios desafíos a futuro, incluyendo la evolución de la tecnología, el aumento en la demanda de atención médica y la necesidad de mejorar la eficiencia y calidad de los servicios quirúrgicos. Los cirujanos generales también enfrentan la necesidad de adaptarse a las nuevas tecnologías y técnicas

quirúrgicas, y mantenerse actualizados en los avances médicos y quirúrgicos. Además, la atención médica cada vez es más costosa y es necesario encontrar formas de brindar atención de alta calidad a un menor costo. Los cirujanos generales también deben enfrentar desafíos éticos y legales relacionados con la toma de decisiones médicas y la responsabilidad de garantizar la seguridad y el bienestar de sus pacientes. En general, la especialidad de Cirugía General debe continuar evolucionando y adaptándose a medida que cambian las necesidades y demandas de los pacientes y del sistema de atención médica.

Subespecialidades de Cirugía General
Las subespecialidades de la Cirugía General varían de un país a otro y pueden diferir ligeramente en función de la institución o el hospital en el que se practiquen. Sin embargo, algunas de las subespecialidades más comunes de la Cirugía General son:

- **Angiología y Cirugía Vascular:** se enfoca en el diagnóstico y tratamiento de enfermedades que afectan al sistema circulatorio, especialmente en las arterias, venas y vasos linfáticos del cuerpo.

- **Cirugía Cardiotorácica:** se enfoca en el diagnóstico y tratamiento quirúrgico de enfermedades del corazón, pulmones, esófago y grandes vasos sanguíneos del tórax.

- **Cirugía Oncológica:** se enfoca en el tratamiento del cáncer a través de la cirugía, incluyendo la extirpación del tumor y la linfadenectomía.

- **Cirugía Plástica y Reconstructiva:** es una especialidad médica que se enfoca en la corrección y reconstrucción de defectos físicos y estéticos del cuerpo humano. Los cirujanos plásticos pueden realizar una amplia variedad de procedimientos, que incluyen la cirugía estética o cosmética, la reconstrucción de defectos congénitos o adquiridos, la corrección de deformidades, y la reparación de lesiones traumáticas o postquirúrgicas.

- **Coloproctología:** es una especialidad médica que se enfoca en el diagnóstico y tratamiento quirúrgico de enfermedades del colon, recto y ano.

- **Neurocirugía**: se enfoca en el diagnóstico, tratamiento quirúrgico y manejo de enfermedades y lesiones que afectan el cerebro, la médula espinal, los nervios periféricos y el sistema nervioso en general.

- **Urología**: se enfoca en el diagnóstico y tratamiento de enfermedades y trastornos del sistema urinario en ambos sexos y del sistema reproductor masculino.

Estas son solo algunas de las subespecialidades de la cirugía, pero hay muchas otras áreas de especialización que un cirujano general puede desarrollar a lo largo de su carrera. En las siguientes páginas desarrollaremos cada una de ellas.

Angiología y Cirugía Vascular

Años mínimos de Cirugía General necesarios para cursar la especialidad: Un año
Duración del posgrado: Tres años
Duración total: Cuatro años

La especialidad médica de angiología y cirugía vascular se enfoca en el diagnóstico, tratamiento y manejo de las enfermedades que afectan el sistema circulatorio, incluyendo las arterias, las venas y los vasos linfáticos. Los especialistas en esta área se conocen como angiólogos y cirujanos vasculares.

Los angiólogos y cirujanos vasculares tratan una variedad de enfermedades que pueden afectar el sistema circulatorio, como la enfermedad arterial periférica, enfermedad vascular renal, enfermedad vascular mesentérica, trombosis venosa profunda y la insuficiencia venosa. También pueden tratar enfermedades relacionadas con la aorta y sus ramas, como aneurismas y disecciones.

Los angiólogos y cirujanos vasculares utilizan técnicas diagnósticas y terapéuticas sumamente avanzadas para el tratamiento de estas enfermedades. Algunas de estas técnicas incluyen la angiografía, la ecografía vascular, la terapia endovascular y la cirugía abierta. La terapia endovascular se refiere a procedimientos mínimamente invasivos que se realizan dentro de los vasos sanguíneos, utilizando guías y catéteres especiales.

Además, los angiólogos y cirujanos vasculares también trabajan en la prevención de enfermedades vasculares mediante la promoción de un estilo de vida saludable y la gestión de factores de riesgo como la diabetes, la hipertensión arterial y la obesidad. También pueden trabajar en colaboración con otros especialistas médicos, como cardiólogos, nefrólogos y neurólogos, para brindar atención integral y mejorar los resultados de los pacientes.

En conclusión, la especialidad médica de angiología y cirugía vascular se enfoca en el diagnóstico, tratamiento y manejo de enfermedades que afectan el sistema circulatorio. Los especialistas en esta área utilizan técnicas avanzadas y trabajan en colaboración con otros especialistas médicos para brindar atención integral a los pacientes. Si estás interesado en esta especialidad, asegúrate de investigar más y considerarla como una posible opción de carrera.

¿Por qué escoger la especialidad de Angiología y Cirugía Vascular?

La especialidad médica de angiología y cirugía vascular puede ser una excelente opción de posgrado para aquellos médicos interesados en una especialidad en constante evolución que ofrece una amplia variedad de oportunidades quirúrgicas y no quirúrgicas. Además, los especialistas en angiología y cirugía vascular pueden trabajar en colaboración con otros especialistas médicos para brindar una atención integral a los pacientes. Además, las enfermedades vasculares son muy comunes y están en aumento en todo el mundo, lo que hace que esta especialidad sea muy demandada y con excelentes perspectivas de empleo en el futuro.

Aspectos positivos de ser un especialista en Angiología y Cirugía Vascular:

Existen varios puntos positivos de ser un especialista en angiología y cirugía vascular. Uno de ellos es la satisfacción personal de poder realizar procedimientos quirúrgicos complejos, así como la constante evolución en la tecnología que conlleva realizar estas cirugías. Otro punto importante es el impacto positivo en la calidad de vida de los pacientes, por ejemplo, de aquellos pacientes con pie diabético como complicación de diabetes tipo 2, o las secuelas en el sistema linfático derivado de algunas cirugías oncológicas.

Desafíos de ser un especialista en Angiología y Cirugía Vascular:
Ser médico especialista en angiología y cirugía vascular también puede presentar algunos desafíos, como la necesidad de trabajar largas horas, incluyendo guardias y la posibilidad de enfrentar situaciones médicas complejas y emocionalmente desafiantes. Además, algunos procedimientos quirúrgicos vasculares pueden ser invasivos y pueden implicar riesgos, lo que requiere que los especialistas estén altamente capacitados y atentos durante el procedimiento y en la recuperación del paciente.

¿Cómo es un día típico de trabajo de un especialista en Angiología y Cirugía Vascular?
Un día típico en la vida de un médico especialista en angiología y cirugía vascular puede variar dependiendo de la práctica individual y la especialidad de la clínica o el hospital en el que trabaje. Sin embargo, a continuación se describen algunos de los aspectos comunes de un día de trabajo en la vida de un angiólogo y cirujano vascular.

Por lo general, los especialistas comienzan temprano y pueden revisar las citas programadas para el día y prepararse para las intervenciones quirúrgicas que puedan tener programadas. Las citas pueden incluir la revisión de pacientes nuevos y seguimientos de pacientes previamente operados. Los pacientes pueden ser remitidos a un angiólogo y cirujano vascular por su médico de cabecera o especialistas para el diagnóstico y tratamiento de trastornos vasculares.

Durante el día, los especialistas pueden revisar procedimientos diagnósticos, como exámenes de ultrasonido vascular, angiografías y tomografías, para evaluar y diagnosticar afecciones vasculares. También pueden realizar procedimientos quirúrgicos, como la colocación de stents, angioplastías y cirugías abiertas, así como operar fístulas arteriovenosas que serán utilizadas en el manejo de enfermedad renal. Además, pueden llevar a cabo procedimientos no quirúrgicos, como la terapia de compresión y el manejo de heridas.

Además de tratar a pacientes, los especialistas también pueden asistir a reuniones y conferencias médicas para mantenerse actualizados sobre los avances médicos y quirúrgicos en el campo de la angiología y cirugía vascular. También pueden dedicar tiempo a actividades de investigación para mejorar la atención y el tratamiento de los pacientes con trastornos vasculares.

Los especialistas también pueden trabajar en colaboración con otros especialistas médicos, incluyendo cardiólogos, endocrinólogos, nefrólogos y neurólogos, para diagnosticar y tratar afecciones médicas que puedan estar relacionadas con trastornos vasculares. Además, pueden colaborar con otros médicos para desarrollar planes de atención para pacientes con enfermedades vasculares crónicas.

En conclusión, el día de un angiólogo y cirujano vascular puede ser variado y exigente, y puede incluir desde la revisión de pacientes nuevos y existentes, la realización de procedimientos quirúrgicos y no quirúrgicos, así como el uso de técnicas no invasivas para diagnóstico, como el uso de ultrasonidos, hasta la participación en actividades de investigación y colaboración con otros especialistas médicos; como puedes ver, una especialidad muy completa. Ser especialista en angiología y cirugía vascular requiere de una gran dedicación y capacitación para brindar una atención médica de alta calidad y satisfacer las necesidades de los pacientes con trastornos vasculares.

¿Cómo es la personalidad de un especialista en Angiología y Cirugía Vascular?
Los especialistas en angiología y cirugía vascular deben tener habilidades interpersonales sólidas, una actitud empática y una actitud colaborativa para trabajar en equipo con otros especialistas médicos y brindar la mejor atención posible a los pacientes. Además, se espera que los angiólogos y cirujanos vasculares tengan una gran habilidad técnica y capacidad para trabajar bajo presión en situaciones médicas complejas.

¿Cuáles son los retos a futuro de la especialidad en Angiología y Cirugía Vascular?
La especialidad de angiología y cirugía vascular enfrenta varios desafíos en el futuro, como la evolución de la tecnología y las técnicas quirúrgicas,

el envejecimiento de la población y el aumento de las enfermedades crónicas relacionadas con la circulación, como la diabetes y la obesidad. Además, la especialidad también puede enfrentar retos relacionados con el acceso a la atención médica y la necesidad de atención médica asequible para los pacientes. Por lo tanto, los angiólogos y cirujanos vasculares deben estar preparados para adaptarse a los cambios en la atención médica, colaborar con otros especialistas médicos y estar actualizados en los avances tecnológicos y médicos para brindar el mejor cuidado posible a sus pacientes.

Cirugía Cardiotorácica

Años mínimos de Cirugía General necesarios para cursar la especialidad: Dos años
Duración del posgrado: Cuatro años
Duración total: Seis años

La Cirugía Cardiotorácica es una especialidad médica que se enfoca en el diagnóstico y tratamiento de enfermedades que afectan el corazón, los pulmones, los grandes vasos sanguíneos y otros órganos del tórax. Los cirujanos cardiotorácicos son expertos en técnicas quirúrgicas que involucran el corazón y los grandes vasos sanguíneos, así como en cirugía torácica, que aborda afecciones pulmonares y otras afecciones en el tórax.

Los cirujanos cardiotorácicos trabajan en estrecha colaboración con otros profesionales de la salud, como cardiólogos, neumólogos y oncólogos médicos, así como anestesiólogos, para garantizar que los pacientes reciban una atención integral y personalizada. Además, los cirujanos cardiotorácicos utilizan tecnología de vanguardia y técnicas quirúrgicas innovadoras para garantizar los mejores resultados posibles para los pacientes.

La Cirugía Cardiotorácica puede tratar una amplia variedad de afecciones, como enfermedades coronarias, aneurismas aórticos, enfermedades valvulares cardíacas, enfermedades pulmonares y cáncer de pulmón, entre otras. Los cirujanos cardiotorácicos pueden realizar una amplia variedad de procedimientos, desde procedimientos simples hasta cirugías complejas, como la cirugía de bypass coronario, la reparación o reemplazo de válvulas cardíacas y la resección de tumores de pulmón.

La Cirugía Cardiotorácica es una especialidad médica emocionante y desafiante que aborda una amplia variedad de afecciones del corazón, los pulmones y otros órganos del tórax. Los cirujanos cardiotorácicos trabajan en estrecha colaboración con otros profesionales de la salud y utilizan tecnología de vanguardia y técnicas quirúrgicas innovadoras para brindar atención integral y personalizada a los pacientes. Aunque se requiere una educación y un entrenamiento extensos, la especialidad de Cirugía Cardiotorácica puede ser muy gratificante para aquellos que desean trabajar en el diagnóstico y tratamiento de afecciones médicas complejas y mejorar la vida de los pacientes.

¿Por qué escoger la especialidad de Cirugía cardiotorácica?

La especialidad de Cirugía Cardiotorácica puede ser una excelente opción para aquellos médicos generales que deseen trabajar en el tratamiento quirúrgico de afecciones médicas complejas del corazón, los pulmones y otros órganos del tórax. Es una especialidad que ofrece un amplio campo de estudio y una gran variedad de procedimientos quirúrgicos, lo que significa que nunca te aburrirás y siempre tendrás la oportunidad de aprender algo nuevo. Además, los cirujanos cardiotorácicos tienen la oportunidad de salvar vidas y mejorar la calidad de vida de los pacientes que sufren de enfermedades graves. También pueden desarrollar relaciones a largo plazo con los pacientes, lo que puede ser muy gratificante. Si te apasiona la cirugía y te interesa trabajar con pacientes para ayudar a resolver problemas médicos complejos, la especialidad de cirugía cardio torácica podría ser la elección correcta para tu carrera.

Aspectos positivos de ser un especialista en Cirugía Cardiotorácica:

En primer lugar, la especialidad ofrece un amplio campo de estudio y una gran variedad de procedimientos quirúrgicos complejos, lo que significa que siempre tendrás la oportunidad de aprender algo nuevo. Además, los cirujanos cardiotorácicos tienen la oportunidad de salvar vidas y mejorar la calidad de vida de los pacientes que sufren de enfermedades graves. También pueden desarrollar relaciones a largo plazo con los pacientes, lo que puede ser muy gratificante. Otras ventajas incluyen una buena calidad de vida, un salario competitivo y la oportunidad de trabajar en diferentes entornos, como hospitales, clínicas y consultorios privados. En general, la especialidad de cirugía cardio torácica ofrece una carrera emocionante y satisfactoria para aquellos que buscan un trabajo médico desafiante y gratificante.

Desafíos de ser un especialista en Cirugía Cardiotorácica:

Como en cualquier especialidad médica, también hay algunos desafíos a considerar al elegir convertirse en un médico especialista en Cirugía Cardiotorácica. La especialidad puede ser muy demandante, especialmente en términos de tiempo y energía. Los cirujanos cardiotorácicos pueden trabajar largas horas, incluyendo turnos nocturnos y fines de semana, y pueden estar de guardia en todo momento. Además, la especialidad puede implicar trabajar con pacientes que sufren de enfermedades graves y debilitantes, lo que puede ser emocionalmente desafiante. La Cirugía Cardiotorácica también puede ser riesgosa y requerir una gran atención al detalle y precisión para realizar con éxito, pues errores en el trabajo pueden costar incluso la vida del paciente. Por último, el costo de la educación y el entrenamiento para convertirse en cirujano cardiotorácico puede ser muy alto. Aunque estos aspectos pueden parecer desalentadores, muchos cirujanos cardiotorácicos encuentran que las recompensas de trabajar en esta especialidad superan con creces los desafíos.

¿Cómo es un día típico de trabajo de un especialista en Cirugía Cardiotorácica?
Un día en la vida de un médico especialista en Cirugía Cardiotorácica puede ser muy variado y depende en gran medida de su entorno de trabajo. En general, un día típico puede comenzar temprano, con el especialista revisando la agenda de cirugías del día y preparándose para las intervenciones quirúrgicas programadas.

Una vez que llega al hospital o centro médico, el cirujano cardiotorácico se prepara para la cirugía. Esto puede implicar una reunión con el equipo de Anestesiología, una revisión de la historia clínica y los resultados de los exámenes de diagnóstico del paciente, y una revisión de los planes de tratamiento con el equipo de atención médica.

La cirugía en sí puede ser muy compleja y puede implicar una amplia variedad de procedimientos, desde reparaciones de válvulas cardíacas hasta la corrección de malformaciones congénitas. Los cirujanos cardiotorácicos trabajan con un equipo de enfermeros y técnicos para asegurarse de que la cirugía se realice de manera segura y eficiente.

Una vez que se completa el procedimiento, el cirujano cardio torácico se reúne con el paciente y su familia para discutir los resultados de la cirugía y desarrollar un plan de cuidados postoperatorios. También puede trabajar con otros profesionales de la salud, como fisioterapeutas y cardiólogos, para garantizar la recuperación adecuada del paciente.

Entre las cirugías, el cirujano cardio torácico puede dedicar tiempo a la documentación médica, la revisión de los resultados de las pruebas y la lectura de artículos de investigación médica para mantenerse actualizado en la especialidad. Además, muchos cirujanos cardiotorácicos participan en la investigación médica, lo que puede implicar la realización de estudios clínicos y la presentación de resultados en conferencias médicas.

En conclusión, un día en la vida de un médico especialista en Cirugía Cardiotorácica puede ser muy ocupado y variado, pero se centra en el diagnóstico y tratamiento de enfermedades del corazón, los pulmones y otros órganos del tórax. Los especialistas en esta área trabajan para mejorar la calidad de vida de los pacientes y pueden dedicar tiempo a la investigación médica para mejorar la comprensión de estas afecciones. Aunque el trabajo puede ser demandante, muchos cirujanos cardiotorácicos encuentran su trabajo gratificante y emocionante.

¿Cómo es la personalidad de un especialista en Cirugía cardiotorácica?
En general, no hay una personalidad específica que se adapte a todos los médicos especialistas en Cirugía Cardiotorácica. Como en cualquier otra especialidad médica, los médicos especialistas en Cirugía Cardiotorácica provienen de una amplia

variedad de antecedentes y tienen una amplia gama de personalidades y habilidades.

Sin embargo, los cirujanos cardiotorácicos tienden a ser personas muy analíticas y metódicas, ya que deben evaluar cuidadosamente los resultados de los exámenes de diagnóstico y realizar procedimientos quirúrgicos complejos. Además, los especialistas en esta área deben ser detallistas y precisos en su trabajo, porque incluso pequeños errores pueden tener consecuencias graves para el paciente.

En resumen, los médicos especialistas en Cirugía Cardiotorácica pueden tener una amplia variedad de personalidades y habilidades, pero en general deben ser analíticos, metódicos, detallistas y precisos para ser efectivos en su trabajo.

¿Cuáles son los retos a futuro de la especialidad en Cirugía Cardiotorácica?
La especialidad de Cirugía Cardiotorácica enfrenta varios retos a futuro, incluyendo el envejecimiento de la población, la necesidad de abordar afecciones cardiovasculares en poblaciones cada vez más diversas, la incorporación de tecnologías avanzadas en la práctica quirúrgica, como la cirugía robótica, y la escasez de especialistas en algunas áreas geográficas.

Para enfrentar estos retos, los médicos especializados en Cirugía Cardiotorácica deben seguir desarrollando sus habilidades y conocimientos, así como colaborar con otros profesionales de la salud para mejorar la atención médica en esta área. También es importante continuar investigando y desarrollando nuevas tecnologías y técnicas quirúrgicas para mejorar la eficacia y la seguridad de los procedimientos quirúrgicos cardiotorácicos, los cuales llegan a ser sumamente complejos.

Cirugía Plástica y Reconstructiva
Años mínimos de Cirugía General necesarios para cursar la especialidad: Dos años
Duración del posgrado: Cuatro años
Duración total: Seis años

La Cirugía Plástica es una especialidad médica que se enfoca en la reconstrucción y mejoramiento del aspecto físico de un paciente, mediante la aplicación de técnicas quirúrgicas y no quirúrgicas. Los cirujanos plásticos trabajan con pacientes de todas las edades, desde bebés hasta adultos mayores, y tratan una variedad de afecciones que pueden afectar la apariencia, como cicatrices, deformidades congénitas, malformaciones del cuerpo, quemaduras y trastornos del envejecimiento.

Los cirujanos plásticos realizan procedimientos reconstructivos y estéticos. Los procedimientos reconstructivos se enfocan en la reconstrucción de los tejidos dañados o faltantes, como los tejidos faciales o los tejidos que se han perdido debido a una lesión, cirugía previa o incluso de quemaduras graves. Algunos ejemplos de procedimientos reconstructivos incluyen la reconstrucción mamaria después de una mastectomía, la reconstrucción de la cabeza y el cuello después de una lesión, la reconstrucción de manos y pies después de una amputación, y la reconstrucción de la piel después de una lesión grave.

Los procedimientos estéticos se enfocan en mejorar la apariencia de un paciente para lograr una mejoría en su autoestima y calidad de vida. Algunos ejemplos de procedimientos estéticos incluyen la rinoplastia, abdominoplastia, liposucción, cirugía de párpados, cirugía de aumento o reducción mamaria, y elevación de los senos.

Además de estos de procedimientos quirúrgicos, los cirujanos plásticos también trabajan en colaboración con otros especialistas médicos, como oncólogos, dermatólogos y cirujanos generales, para brindar una atención integral a los pacientes. Los cirujanos plásticos también pueden trabajar en conjunto con psicólogos y consejeros para ayudar a los pacientes a prepararse emocionalmente para los procedimientos y para enfrentar los desafíos emocionales que pueden surgir después de la cirugía.

En conclusión, la Cirugía Plástica es una especialidad médica que se enfoca en la reconstrucción y mejoramiento del aspecto físico de un paciente, mediante la aplicación de técnicas quirúrgicas y no quirúrgicas. Los cirujanos plásticos trabajan con pacientes de todas las edades y tratan una variedad de afecciones que pueden afectar la apariencia. Si estás interesado en esta especialidad, asegúrate de investigar más y considerarla como una posible opción de carrera.

¿Por qué escoger la especialidad de Cirugía Plástica y Reconstructiva?

La especialidad de Cirugía Plástica puede ser una excelente opción de posgrado para aquellos estudiantes de medicina interesados en un campo en constante evolución que ofrece una amplia variedad de oportunidades quirúrgicas y no quirúrgicas. Además, los cirujanos plásticos tienen la oportunidad de trabajar con pacientes de todas las edades y tratar una variedad de afecciones que pueden afectar la apariencia física, lo que puede mejorar la calidad de vida de los pacientes y tener un impacto positivo en su autoestima. Además, los cirujanos plásticos pueden trabajar en equipo con otros especialistas médicos y utilizar técnicas quirúrgicas avanzadas para brindar el mejor tratamiento posible a sus pacientes.

Aspectos positivos de ser un especialista en Cirugía Plástica y Reconstructiva:
Ser médico especialista en Cirugía Plástica puede ofrecer una variedad de aspectos positivos, como la posibilidad de mejorar la autoestima y la calidad de vida de los pacientes, la realización de procedimientos quirúrgicos complejos y gratificantes, trabajar en colaboración con otros especialistas médicos y brindar una atención integral a los pacientes con trastornos estéticos y reconstructivos. Además, esta especialidad ofrece la oportunidad de trabajar en diferentes entornos médicos, como clínicas, hospitales y consultorios médicos, y trabajar con una amplia gama de pacientes de diferentes edades y géneros.

Desafíos de ser un especialista en Cirugía Plástica y Reconstructiva:
Ser médico especialista en Cirugía Plástica también puede presentar algunos desafíos, como la necesidad de trabajar largas horas, incluyendo turnos de guardia, y la posibilidad de enfrentar situaciones médicas complejas y emocionalmente desafiantes. Además, algunos procedimientos quirúrgicos pueden ser invasivos y pueden implicar riesgos, lo que requiere que los especialistas estén altamente capacitados y atentos durante el procedimiento y en la recuperación del paciente. La competencia en el campo también puede ser alta, lo

que significa que los especialistas en Cirugía Plástica deben mantenerse actualizados en las técnicas y tecnologías emergentes y tener habilidades empresariales para administrar su propia práctica.

¿Cómo es un día típico de trabajo de un Cirujano Plástico?

Un día típico en la vida de un médico especialista en Cirugía Plástica puede ser variado y exigente, y puede incluir una combinación de cirugías, consultas, procedimientos no quirúrgicos y reuniones.

Por lo general, los especialistas comienzan temprano en la mañana y pueden revisar las citas programadas para el día y prepararse para las cirugías programadas. Las cirugías pueden incluir procedimientos estéticos, así como procedimientos reconstructivos.

Además de las cirugías programadas, los especialistas pueden atender consultas, que pueden incluir la revisión de pacientes nuevos y seguimientos de pacientes previamente tratados. Durante las consultas, los pacientes pueden discutir sus necesidades y expectativas con el especialista y recibir recomendaciones para los procedimientos adecuados para su caso.

Además de las cirugías y consultas, los especialistas también pueden realizar procedimientos no quirúrgicos, como la inyección de toxina botulínica, eliminación de tatuajes y cicatrices.

Los especialistas también pueden asistir a reuniones y conferencias médicas para mantenerse actualizados sobre los avances médicos y quirúrgicos en el campo de la Cirugía Plástica. También pueden dedicar tiempo a actividades de investigación para mejorar la atención y el tratamiento de los pacientes con trastornos estéticos y reconstructivos.

En conclusión, el día de un especialista en Cirugía Plástica puede ser variado y exigente, y puede incluir desde la revisión de pacientes nuevos y existentes, la realización de cirugías estéticas y reconstructivas, hasta la participación en actividades de investigación y colaboración con otros especialistas médicos. Ser especialista en Cirugía Plástica requiere de una gran dedicación y capacitación para brindar una atención médica de alta calidad y satisfacer las necesidades de los pacientes con trastornos estéticos y reconstructivos.

¿Cómo es la personalidad de un especialista en Cirugía Plástica y Reconstructiva?

Se espera que los cirujanos plásticos tengan habilidades interpersonales sólidas, una actitud empática y una actitud colaborativa para trabajar en equipo con otros especialistas médicos y brindar la mejor atención posible a los pacientes. Además, se espera que los especialistas tengan una gran habilidad técnica y capacidad para trabajar bajo presión en situaciones médicas complejas. Los cirujanos plásticos también deben ser pacientes, detallistas y comprometidos con la excelencia en su trabajo para brindar una atención médica de alta calidad a sus pacientes.

¿Cuáles son los retos a futuro de la especialidad en Cirugía Plástica y Reconstructiva?

La especialidad de Cirugía Plástica enfrenta varios desafíos en el futuro, como la evolución de la tecnología y las técnicas quirúrgicas, el aumento de la competencia en el campo, y la necesidad de brindar atención médica asequible y de alta calidad a los pacientes. También, con el aumento en la incidencia de cáncer de mama y de la cantidad de pacientes que son sometidas a mastectomías, supone un reto la mejoría de las técnicas estéticas y de reconstrucción, para ayudar a estas pacientes a sobreponerse de este proceso. Además, la especialidad puede enfrentar críticas y controversias sobre algunos procedimientos estéticos y la necesidad de una regulación más estricta de la industria de la Cirugía Plástica. Por lo tanto, los especialistas en Cirugía Plástica deben estar preparados para adaptarse a los cambios en la atención médica, colaborar con otros especialistas médicos y estar actualizados en los avances tecnológicos y médicos para brindar el mejor cuidado posible a sus pacientes. Además, deben ser conscientes de las demandas éticas y sociales de la práctica y trabajar para garantizar la seguridad y satisfacción del paciente en todo momento.

Coloproctología

Años mínimos de Cirugía General necesarios para cursar la especialidad: Cuatro años
Duración del posgrado: Dos años
Duración total: Seis años

La Coloproctología es una especialidad médica que se enfoca en el diagnóstico y tratamiento de enfermedades del colon, recto y ano. Esta área de la medicina es crucial, ya que muchos de los trastornos que afectan el tracto gastrointestinal inferior pueden ser altamente debilitantes y afectar la calidad de vida de los pacientes.

Entre las afecciones más comunes que un coloproctólogo puede tratar se encuentran el cáncer de colon y recto, la enfermedad inflamatoria intestinal, la diverticulitis, los trastornos anorrectales, como las hemorroides y las fisuras anales, y el prolapso rectal. Los coloproctólogos también realizan procedimientos quirúrgicos para el tratamiento de estas enfermedades, como la cirugía laparoscópica del colon y recto, la reparación del prolapso rectal, la cirugía de la enfermedad inflamatoria intestinal y la cirugía de la enfermedad anorrectal. Además, los coloproctólogos pueden realizar procedimientos de diagnóstico y seguimiento, como la colonoscopia, rectosigmoidoscopía o tacto rectal, entre otros.

El diagnóstico y tratamiento temprano de las enfermedades del colon, recto y ano es fundamental para evitar complicaciones graves, como la perforación del colon o las metástasis del cáncer. Por esta razón, los coloproctólogos trabajan en estrecha colaboración con otros especialistas médicos, como gastroenterólogos, oncólogos y radiólogos, para brindar una atención integral y personalizada a cada paciente.

Además, los coloproctólogos también se enfocan en mejorar la calidad de vida de los pacientes que padecen enfermedades crónicas o incurables del tracto gastrointestinal inferior. Por ejemplo, los pacientes con enfermedad inflamatoria intestinal pueden requerir una atención y tratamiento continuos para mantener los síntomas bajo control y prevenir las complicaciones. Los coloproctólogos trabajan con estos pacientes para desarrollar planes de tratamiento personalizados que permitan al paciente llevar una vida normal y satisfactoria.

La Coloproctología es una especialidad médica crucial que se enfoca en el diagnóstico y tratamiento de enfermedades del colon, recto y ano. Los coloproctólogos desempeñan un papel fundamental en la prevención, diagnóstico y tratamiento temprano de las enfermedades gastrointestinales inferiores, así como en mejorar la calidad de vida de los pacientes que padecen enfermedades crónicas o incurables del tracto gastrointestinal inferior. Si estás interesado en la Coloproctología como especialidad médica, te animamos a explorar esta área de la medicina y considerarla como una opción de carrera.

¿Por qué escoger la especialidad de Coloproctología?

La Coloproctología es una especialidad médica muy gratificante que se enfoca en el diagnóstico y tratamiento de enfermedades del colon, recto y ano. Los coloproctólogos desempeñan un papel fundamental en la prevención, diagnóstico y tratamiento temprano de las enfermedades gastrointestinales inferiores, lo que puede tener un impacto positivo significativo en la calidad de vida de los pacientes. Si te interesa el tratamiento quirúrgico de enfermedades, disfrutas de trabajar en equipo y estás interesado en la anatomía y fisiología del tracto gastrointestinal inferior, la Coloproctología podría ser una excelente opción de carrera para tu posgrado en medicina.

Aspectos positivos de ser un especialista en Coloproctología:
Ser médico especialista en Coloproctología es gratificante por varias razones. En primer lugar, los coloproctólogos pueden tratar una amplia variedad de afecciones del colon, recto y ano, tanto patologías benignas como malignas, lo que les brinda una gran diversidad de casos y una oportunidad constante para aprender y mejorar sus habilidades. En segundo lugar, los coloproctólogos pueden marcar una gran diferencia en la vida de sus pacientes, ya que muchas de las enfermedades que tratan pueden deteriorar de forma importante su calidad de vida. Finalmente, los coloproctólogos pueden trabajar en equipo con otros especialistas médicos, lo que les brinda la oportunidad de aprender de otros profesionales y trabajar juntos para brindar una atención integral y personalizada a cada paciente.

Desafíos de ser un especialista en Coloproctología:
Como cualquier especialidad médica, ser médico especialista en Coloproctología puede tener sus desafíos. Por ejemplo, algunos procedimientos y tratamientos pueden ser invasivos y causar incomodidad o dolor en el paciente. Además, el manejo de enfermedades gastrointestinales

inferiores puede ser un tema delicado y, en algunos casos, puede requerir una estrecha comunicación con el paciente y su familia. Además, algunos casos pueden ser muy graves y requerir una gran cantidad de atención y esfuerzo por parte del médico. Sin embargo, para muchos médicos especialistas en Coloproctología, estos desafíos se ven compensados por la gratificación de poder ayudar a sus pacientes a superar estas afecciones y mejorar su calidad de vida.

¿Cómo es un día típico de trabajo de un médico especialista en Coloproctología?
Ser médico especialista en Coloproctología puede ser un trabajo desafiante y gratificante al mismo tiempo. Los coloproctólogos pueden trabajar en diversos entornos, incluyendo hospitales, clínicas y consultorios privados, y sus días de trabajo pueden variar dependiendo del lugar donde trabajen y el tipo de pacientes que atiendan.

Un día típico de trabajo para un coloproctólogo puede comenzar temprano con la revisión de los pacientes programados para el día y prepararse para las cirugías o procedimientos que se realizarán. Durante el día, el coloproctólogo puede llevar a cabo cirugías programadas, como la cirugía laparoscópica del colon y recto, la cirugía de la enfermedad inflamatoria intestinal, la cirugía de la enfermedad anorrectal, y la reparación del prolapso rectal, entre otras.

Además de la cirugía, los coloproctólogos pueden atender a pacientes en consultas y revisiones postoperatorias. Durante estas consultas, los coloproctólogos pueden revisar los resultados de los procedimientos, discutir los planes de tratamiento con los pacientes y hacer ajustes según sea necesario. Los coloproctólogos también pueden brindar asesoramiento a los pacientes sobre cambios en el estilo de vida, como la dieta y el ejercicio, para ayudar a prevenir futuras enfermedades.

En general, los días de trabajo de los coloproctólogos pueden ser muy variados. Pueden pasar desde varias horas en el quirófano hasta atender a pacientes en consultas y revisiones postoperatorias. Además, los coloproctólogos pueden necesitar trabajar de noche o de fin de semana si tienen pacientes hospitalizados o emergencias médicas. La flexibilidad y la capacidad de adaptación son esenciales para tener éxito como coloproctólogo.

Al igual que en otras especialidades, si así lo desean, también pueden formar parte de equipos educativos de Cirugía General, así como residentes de subespecialidad de cirugía de colon y recto, entrenando a los cirujanos en el quirófano o en clases en un salón.

Un día de trabajo en la vida de un médico especialista en Coloproctología puede ser muy diverso, y puede incluir la realización de cirugías programadas, consultas y revisiones postoperatorias, y la atención a pacientes hospitalizados y emergencias médicas. Sin embargo, la recompensa de ayudar a los pacientes a superar las enfermedades del colon, recto y ano y mejorar su calidad de vida hace que el trabajo de un coloproctólogo sea muy gratificante.

¿Cómo es la personalidad de un médico especialista en Coloproctología?

No hay una personalidad específica que se requiera para ser un médico especialista en Coloproctología. Sin embargo, algunas características que pueden ser útiles para los coloproctólogos incluyen la habilidad para trabajar en equipo, la capacidad para manejar situaciones delicadas y un gran interés en la anatomía y fisiología del tracto gastrointestinal inferior. Además, la empatía y la capacidad de comunicarse efectivamente con los pacientes y sus familias son habilidades importantes para el éxito en esta especialidad médica. En última instancia, el éxito en la Coloproctología depende de la dedicación y la pasión por brindar una atención médica de calidad a los pacientes que padecen enfermedades del colon, recto y ano.

¿Cuáles son los retos a futuro?

La especialidad de Coloproctología se enfrenta a varios desafíos en el futuro, especialmente en el campo de la investigación y el desarrollo de tratamientos innovadores para las enfermedades del tracto gastrointestinal inferior. Además, el envejecimiento de la población y el aumento de los factores de riesgo para enfermedades del colon y recto, como el sedentarismo y la mala alimentación, podrían aumentar la demanda de atención especializada en Coloproctología, esto especialmente relacionado con el aumento de la incidencia de cáncer colon, incluso en población más joven. Por lo tanto, los coloproctólogos deberán mantenerse actualizados con los últimos avances en la investigación y la tecnología médica para ofrecer a sus pacientes los mejores tratamientos disponibles. También deberán trabajar en estrecha colaboración con otros especialistas médicos para proporcionar una atención integral y personalizada a cada paciente.

Neurocirugía

Años mínimos de Cirugía General necesarios para cursar la especialidad: Un año
Duración del posgrado: Cinco años
Duración total: Seis años

La Neurocirugía es una especialidad médica que se enfoca en el diagnóstico y tratamiento quirúrgico de enfermedades del sistema nervioso central y periférico, incluyendo el cerebro, médula espinal y nervios periféricos. La Neurocirugía es una disciplina altamente especializada y desafiante que requiere años de estudio, capacitación y experiencia para dominarla.

La Neurocirugía moderna se desarrolló en el siglo XX con la introducción de técnicas quirúrgicas avanzadas y el uso de tecnología de vanguardia como la resonancia magnética y la tomografía computarizada para la evaluación de enfermedades del sistema nervioso. Los neurocirujanos trabajan en estrecha colaboración con otros especialistas en Neurología, neurorradiología y Anestesiología para brindar la mejor atención posible a los pacientes.

Los neurocirujanos realizan una amplia variedad de procedimientos quirúrgicos, desde la cirugía de columna vertebral hasta la cirugía cerebral compleja. Algunos ejemplos de procedimientos quirúrgicos comunes incluyen la extirpación de tumores cerebrales, la cirugía de epilepsia, y la cirugía para tratar la hidrocefalia.

Además de realizar procedimientos quirúrgicos, los neurocirujanos también trabajan en la evaluación preoperatoria y en el seguimiento postoperatorio de los pacientes. Los neurocirujanos también trabajan en la prevención y tratamiento de complicaciones, como infección y sangrado, que pueden surgir después de una cirugía.

La Neurocirugía es una especialidad altamente competitiva y exigente, que requiere una gran cantidad de dedicación y esfuerzo por parte del médico. La mayoría de los neurocirujanos completan al menos seis años de entrenamiento después de la escuela de medicina.

A pesar de los desafíos y la complejidad de la Neurocirugía, esta especialidad también puede ser altamente gratificante. Los neurocirujanos tienen la capacidad de ayudar a los pacientes con enfermedades graves y debilitantes a recuperar su calidad de vida y su capacidad para funcionar normalmente.

La Neurocirugía es una especialidad médica exigente, pero gratificante, que se enfoca en el diagnóstico y tratamiento quirúrgico de enfermedades del sistema nervioso central y periférico. Los neurocirujanos utilizan tecnología de vanguardia y técnicas quirúrgicas avanzadas para brindar la mejor atención posible a sus pacientes. Si estás interesado en la Neurocirugía, debes estar dispuesto a dedicar una gran cantidad de tiempo y esfuerzo para completar tu entrenamiento y desarrollar la experiencia necesaria para dominar esta especialidad.

¿Por qué escoger la especialidad de Neurocirugía?
Seleccionar la especialidad de Neurocirugía para posgrado es una opción adecuada para aquellos médicos que están interesados en el diagnóstico y

tratamiento quirúrgico de enfermedades del sistema nervioso central y periférico, y que disfruten de la resolución de problemas y el uso de técnicas quirúrgicas avanzadas. Sin embargo, es importante tener en cuenta que la Neurocirugía es una especialidad altamente exigente que requiere una gran cantidad de dedicación, esfuerzo y tiempo para completar su entrenamiento y desarrollar la experiencia necesaria para dominar esta especialidad.

Aspectos positivos de ser un especialista en Neurocirugía:
Ser médico especialista en Neurocirugía tiene muchos aspectos positivos, como la oportunidad de trabajar en estrecha colaboración con otros especialistas en neurociencias y utilizar tecnología de vanguardia para el diagnóstico y tratamiento de enfermedades del sistema nervioso central y periférico. Además, la Neurocirugía puede ser una especialidad altamente gratificante, ya que los neurocirujanos tienen la capacidad de ayudar a los pacientes con enfermedades graves y debilitantes a recuperar su calidad de vida y permitir que se acerquen a mayor normalidad posible.

Desafíos de ser un especialista en Neurocirugía:
Ser médico especialista en Neurocirugía tiene algunos desafíos, como el alto nivel de estrés y la gran responsabilidad que conlleva el manejo de enfermedades del sistema nervioso central y periférico, esto con un estrecho margen de error, pues estas equivocaciones pueden impactar de forma negativa y permanente en la calidad de vida de los pacientes. Además, la Neurocirugía es una especialidad altamente exigente que requiere una gran cantidad de tiempo y esfuerzo para completar

su entrenamiento y desarrollar la experiencia necesaria para dominar esta especialidad. Los neurocirujanos también pueden enfrentar desafíos en términos de equilibrio entre vida personal y profesional, así como problemas de salud relacionados con la exposición prolongada a radiación y otros riesgos laborales. Es importante que los médicos consideren cuidadosamente estos factores antes de decidir si la Neurocirugía es la especialidad adecuada para ellos.

¿Cómo es un día típico de trabajo de un neurocirujano?
El día de un neurocirujano típicamente comienza temprano en la mañana, con una reunión con otros miembros del equipo médico para discutir los casos que se abordarán ese día. Después de revisar la información del paciente y los estudios de imagen, el neurocirujano realizará una evaluación preoperatoria y discutirá el plan quirúrgico con el paciente y su familia.

El neurocirujano puede realizar varias cirugías a lo largo del día, que pueden variar en complejidad y duración; sin embargo, existen procedimientos muy complejos y que pudieran tomar todo el día para realizarlos. Las cirugías pueden incluir la extirpación de tumores cerebrales, la cirugía de columna vertebral y la cirugía para tratar la hidrocefalia, entre otros procedimientos. Durante la cirugía, el neurocirujano trabajará en estrecha colaboración con el equipo de Anestesiología y el equipo de enfermería para garantizar que el paciente esté seguro y cómodo.

Después de cada cirugía, el neurocirujano realizará una evaluación postoperatoria y discutirá lo que sigue después del procedimiento con el paciente y su familia. El neurocirujano también se encargará de la prevención y tratamiento de complicaciones, como la infección y el sangrado, que pueden surgir después de una cirugía.

Además de las cirugías, el neurocirujano también puede realizar consultas con pacientes que requieren una evaluación neurológica o una revisión de su plan de tratamiento. También puede participar en reuniones de equipo médico, presentaciones y discusiones de casos para compartir conocimientos y mejorar la atención al paciente.

También es importante tomar en cuenta, que son especialistas que se encuentran en contacto estrecho con el servicio de urgencias, pues algunos de los procedimientos quirúrgicos que estos especialistas realizan, requieren realizarse a la brevedad, pues la integridad del paciente dependen de eso.

Un día de trabajo en la vida de un médico especialista en Neurocirugía puede ser muy intenso y exigente, pero también gratificante. Los neurocirujanos trabajan en estrecha colaboración con otros especialistas en neurociencias y Anestesiología para brindar la mejor atención posible a sus pacientes y están comprometidos con el manejo efectivo y seguro de enfermedades del sistema nervioso central y periférico.

¿Cómo es la personalidad de un neurocirujano?
La personalidad de un médico con especialidad en Neurocirugía suele incluir características como la atención al detalle, la habilidad para pensar de manera crítica y analítica, la capacidad para tomar

decisiones rápidas y precisas, así como la habilidad para trabajar bajo presión y manejar situaciones estresantes. Además, los neurocirujanos suelen ser muy apasionados y dedicados a su trabajo, y tienen una gran ética de trabajo y compromiso con la atención al paciente. También suelen tener habilidades de comunicación efectivas para trabajar en equipo y colaborar con otros especialistas en neurociencias y Anestesiología para brindar la mejor atención posible a sus pacientes.

¿Cuáles son los retos a futuro de la especialidad de Neurocirugía?
La especialidad de Neurocirugía enfrenta varios retos a futuro, incluyendo el desarrollo continuo de técnicas quirúrgicas avanzadas y la aplicación de tecnología de vanguardia para el diagnóstico y tratamiento de enfermedades del sistema nervioso central y periférico. También hay una necesidad creciente de neurocirujanos debido al envejecimiento de la población y el aumento de enfermedades neurológicas y trastornos del sistema nervioso. Además, los neurocirujanos deben adaptarse a las nuevas regulaciones y políticas de salud, y deben abordar los desafíos relacionados con la accesibilidad y la asequibilidad de la atención médica. Es importante que los estudiantes de medicina estén conscientes de estos retos y estén preparados para enfrentarlos en su carrera como médicos especialistas en Neurocirugía.

Urología

Años mínimos de Cirugía General necesarios para cursar la especialidad: Un año
Duración del posgrado: Cuatro años
Duración total: Cinco años

La especialidad médica de Urología se enfoca en el estudio, diagnóstico y tratamiento de los trastornos del tracto urinario y los órganos reproductivos masculinos. Esta especialidad se considera una rama quirúrgica, ya que muchos de los tratamientos implican procedimientos quirúrgicos.

Los urólogos son médicos altamente capacitados y especializados en la atención de problemas relacionados con los riñones, la vejiga, la próstata, el pene y los testículos. Ejemplo de algunos de los trastornos que tratan incluyen infecciones del tracto urinario, cálculos renales, incontinencia urinaria, cáncer de próstata y otras formas de cáncer urológico, disfunción eréctil y problemas de fertilidad, entre otros.

El campo de la Urología está en constante evolución, gracias a los avances tecnológicos y médicos en el manejo de distintas patologías urológicas. La mayoría de los procedimientos urológicos son ahora menos invasivos y más efectivos, lo que reduce el tiempo de recuperación y mejora los resultados a largo plazo.

Los urólogos trabajan estrechamente con otros especialistas médicos, incluyendo oncólogos, radiólogos, nefrólogos, y especialistas en fertilidad y disfunción sexual. Además, los urólogos también colaboran con otros médicos para diagnosticar y tratar afecciones médicas que puedan estar relacionadas con trastornos urológicos, como la diabetes, la hipertensión arterial y la enfermedad renal. Durante su residencia, los urólogos adquieren experiencia en cirugía, diagnóstico y tratamiento de trastornos urológicos.

La especialidad médica de Urología es un campo emocionante y en constante evolución que se enfoca en el diagnóstico y tratamiento de los trastornos del tracto urinario y los órganos reproductivos masculinos. Los urólogos trabajan estrechamente con otros especialistas médicos y utilizan técnicas quirúrgicas avanzadas para brindar a los pacientes el mejor tratamiento posible. Si estás interesado en la Urología, asegúrate de investigar más sobre esta especialidad y considerarla como una posible opción de carrera.

¿Por qué escoger la especialidad de Urología?
La especialidad médica de Urología puede ser una excelente opción de posgrado para aquellos estudiantes de medicina interesados en un campo en constante evolución que ofrece una amplia variedad de oportunidades quirúrgicas y no quirúrgicas. La Urología también brinda la oportunidad de trabajar con pacientes de diferentes edades y géneros, lo que la convierte en una especialidad diversa y gratificante. Además, los urólogos tienen la oportunidad de trabajar en equipo con otros especialistas médicos y utilizar técnicas quirúrgicas avanzadas para brindar el mejor tratamiento posible a sus pacientes.

Aspectos positivos de ser un especialista en Urología:

Ser médico especialista en Urología puede ofrecer una variedad de aspectos positivos, como la posibilidad de realizar procedimientos quirúrgicos desafiantes y gratificantes, trabajar en colaboración con otros especialistas médicos y tener la oportunidad de mejorar la calidad de vida de los pacientes que padecen trastornos del tracto urinario y los órganos reproductivos masculinos. Además, la especialidad de Urología es una rama médica en constante evolución que ofrece oportunidades de investigación y desarrollo de nuevas técnicas quirúrgicas y no quirúrgicas.

Desafíos de ser un especialista en Urología:
Ser médico especialista en Urología también puede presentar algunos desafíos, como la necesidad de trabajar largas horas, incluyendo turnos de guardia, y la posibilidad de enfrentar situaciones médicas complejas y emocionalmente desafiantes. Además, algunos procedimientos quirúrgicos urológicos pueden ser invasivos y pueden implicar riesgos, lo que requiere que los urólogos estén altamente capacitados y atentos durante el procedimiento y en la recuperación del paciente.

¿Cómo es un día típico de trabajo de un Urólogo?
Un día típico en la vida de un médico especialista en Urología puede variar dependiendo de la práctica individual y la especialidad de la clínica o el hospital en el que trabaje.

Por lo general, los urólogos comienzan temprano, y pueden revisar las citas programadas para el día y prepararse para las intervenciones quirúrgicas que puedan tener programadas. Las citas pueden incluir la revisión de pacientes nuevos y seguimientos de pacientes previamente diagnosticados. Los pacientes pueden ser remitidos a un urólogo por su médico de cabecera o especialistas para el diagnóstico y tratamiento de trastornos urológicos.

Durante el día, los urólogos pueden realizar procedimientos diagnósticos, como exámenes de ultrasonido, tomografías o radiografías, para evaluar y diagnosticar afecciones urológicas. También pueden realizar procedimientos quirúrgicos, como cirugía de próstata, cirugía de vejiga, cirugía renal y otros procedimientos urológicos. Además, también pueden llevar a cabo procedimientos no quirúrgicos como colocación de catéteres y otros dispositivos.

Además de tratar a pacientes, los urólogos también pueden asistir a reuniones y conferencias médicas para mantenerse actualizados sobre los avances médicos y quirúrgicos en el campo de la Urología. También pueden dedicar tiempo a actividades de investigación para mejorar la atención y el tratamiento de los pacientes con trastornos urológicos; así como invertir tiempo en la educación de estudiantes de pregrado y residentes de Urología.

El día de un urólogo puede ser variado y exigente, y puede incluir desde la revisión de pacientes nuevos y existentes, la realización de procedimientos quirúrgicos y no quirúrgicos, hasta la participación en actividades de investigación y colaboración con otros especialistas médicos. Ser urólogo requiere de una gran dedicación y capacitación para brindar una atención médica de alta calidad y satisfacer las necesidades de los pacientes con trastornos urológicos.

¿Cómo es la personalidad de un Urólogo?

No existe una personalidad específica para un médico con especialidad en Urología. Los urólogos pueden ser de diferentes personalidades y orígenes. Sin embargo, como en cualquier especialidad médica, los urólogos deben tener habilidades interpersonales sólidas, una actitud empática y una actitud colaborativa para trabajar en equipo con otros especialistas médicos y brindar la mejor atención posible a los pacientes. Además, se espera que los urólogos tengan una gran habilidad técnica y capacidad para trabajar bajo presión en situaciones médicas complejas

Acerca de Mujeres Médicas que se especializan en Urología:
A menudo se piensa que **la Urología es una especialidad exclusiva de los hombres, pero esto no es cierto.** A pesar de que la Urología ha sido tradicionalmente un campo dominado por hombres, las mujeres están cada vez más presentes en la especialidad. Según la Sociedad Americana de Urología, aproximadamente el 10% de los urólogos en Estados Unidos son mujeres. Además, el número de mujeres que ingresan a la especialidad está en constante aumento.

Las mujeres que eligen especializarse en Urología pueden enfrentar algunos desafíos únicos, incluyendo la falta de representación femenina en la especialidad y los estereotipos de género. Sin embargo, muchas mujeres han demostrado que son altamente competentes y exitosas como urólogas.

Las mujeres especialistas en Urología pueden brindar una perspectiva única y valiosa a la especialidad, y tienen la capacidad de abordar las necesidades de pacientes que pueden sentirse más cómodos con una Médica. También pueden ayudar a fomentar una cultura más inclusiva y diversa en la especialidad.

Además, las mujeres especialistas en Urología pueden ayudar a abordar problemas de salud específicos de género, como la incontinencia urinaria y los problemas relacionados con la salud reproductiva femenina. Algunas mujeres urólogas también se especializan en cirugía reconstructiva, lo que puede ayudar a mejorar la calidad de vida de pacientes que han sufrido lesiones o cirugías que afectan su salud urinaria y sexual.

Las mujeres están cada vez más presentes en la especialidad de Urología y hacen importantes contribuciones en el campo. Aunque todavía hay desafíos que enfrentan, las mujeres especialistas en Urología están haciendo una diferencia significativa en la atención médica de pacientes con afecciones del tracto urinario y los órganos reproductivos masculinos, y su presencia en la especialidad es importante para garantizar una atención inclusiva y diversa.

¿Cuáles son los retos a futuro de la Urología?
La especialidad de Urología enfrenta varios desafíos en el futuro, como la evolución de la tecnología y las técnicas quirúrgicas, el envejecimiento de la población y el aumento de las enfermedades crónicas relacionadas con la Urología, como la disfunción eréctil y la incontinencia urinaria. Además, la Urología también puede enfrentar retos relacionados con el acceso a la atención médica y la necesidad de atención médica asequible para los pacientes. Por lo tanto, los urólogos deben estar preparados para adaptarse a los cambios en la

atención médica, colaborar con otros especialistas médicos y estar actualizados en los avances tecnológicos y médicos para brindar el mejor cuidado posible a sus pacientes.

Cirugía de Trasplantes

Años mínimos de Cirugía General necesarios para cursar la especialidad: Se requiere Cirugía General concluida.
Duración del posgrado: Uno o dos años

La especialidad médica de Cirugía de Trasplantes se enfoca en el manejo de pacientes que requieren un trasplante de órganos para mejorar su calidad de vida o salvar sus vidas. Los cirujanos de trasplantes trabajan en equipos multidisciplinarios para evaluar a los pacientes candidatos a trasplante, coordinar la donación de órganos y realizar la cirugía de trasplante. En México, generalmente los cursos se enfocan en trasplante renal y hepático, existiendo cursos que se enfocan solamente en un órgano.

El trabajo de los cirujanos de trasplantes comienza con la evaluación del paciente candidato a trasplante, que incluye una evaluación médica y psicológica exhaustiva para determinar si el paciente es un buen candidato para la cirugía. Una vez que se determina la idoneidad del paciente, el cirujano de trasplantes trabaja con el equipo de trasplante para coordinar la donación de órganos y preparar al paciente para la cirugía.

Durante la cirugía de trasplante, el cirujano trabaja para extirpar el órgano donante y trasplantarlo al receptor. El proceso quirúrgico es altamente especializado y requiere una gran habilidad y experiencia por parte del cirujano para garantizar resultados seguros y efectivos.

Después de la cirugía, el cirujano de trasplantes continúa trabajando con el equipo de trasplante para monitorear al paciente y asegurar que se recupere adecuadamente. El seguimiento a largo plazo es importante para garantizar el éxito del trasplante y la salud del paciente.

La especialidad médica de Cirugía de Trasplantes es altamente gratificante y desafiante. Los cirujanos de trasplantes trabajan en estrecha colaboración con otros profesionales de la salud para proporcionar atención de calidad a los pacientes, estos especialistas pueden ser internistas, hepatólogos, nefrólogos, infectólogos, y otros profesionales de la salud como nutriólogos y psicólogos, entre otros. También, a menudo experimentan la satisfacción de salvar vidas y mejorar la calidad de vida de los pacientes.

La especialidad médica de Cirugía de Trasplantes se enfoca en la evaluación, coordinación y realización de trasplantes de órganos en pacientes que necesitan mejorar su calidad de vida o salvar sus vidas. El trabajo de los cirujanos de trasplantes es altamente especializado y requiere una gran habilidad y experiencia, pero puede ser altamente gratificante en términos de impacto positivo en la vida de los pacientes.

Aspectos positivos de ser un especialista en Cirugía de Trasplantes:
Seleccionar la especialidad de Cirugía de Trasplantes como posgrado puede ser una excelente opción para aquellos estudiantes de medicina que buscan una carrera desafiante y altamente gratificante. Los cirujanos de trasplantes trabajan en equipos multidisciplinarios para proporcionar

atención de calidad a los pacientes y experimentan la satisfacción de salvar vidas y mejorar la calidad de vida de los pacientes. Además, esta especialidad requiere una gran habilidad y experiencia por parte del cirujano, lo que puede dar como resultado una carrera profesional altamente valorada y bien remunerada. Sin embargo, la especialidad de Cirugía de Trasplantes también puede ser altamente exigente, por lo que es importante considerar cuidadosamente los aspectos personales y profesionales antes de tomar una decisión.

Desafíos de ser un especialista en Cirugía de Trasplantes:
Ser médico especialista en Cirugía de Trasplantes puede ser altamente gratificante, pero también puede tener algunos desafíos. Esta especialidad puede ser altamente exigente, con largas horas de trabajo y de cirugía, así como un alto nivel de estrés debido a la complejidad de las cirugías y la responsabilidad de salvar vidas. Además, los cirujanos de trasplantes a menudo trabajan en situaciones de alta presión y en entornos emocionalmente cargados, lo que puede ser desafiante para algunos. También hay una tasa de fracaso de los trasplantes que puede afectar emocionalmente al médico y al paciente. Es importante considerar estos aspectos negativos antes de tomar una decisión de especialización en cirugía de trasplante

¿Cómo es un día típico de trabajo de un cirujano de trasplantes?
Un día típico en la vida de un médico especialista en Cirugía de Trasplantes puede variar dependiendo del hospital o clínica en la que trabajen, pero generalmente comienza temprano con reuniones

multidisciplinarias con el equipo de trasplantes para discutir casos de pacientes y coordinar la donación de órganos. Luego, el cirujano de trasplantes puede pasar tiempo examinando a los pacientes que están en la lista de espera para un trasplante, y realizar evaluaciones médicas para determinar si son buenos candidatos para la cirugía.

Si hay un órgano disponible para trasplantar, el cirujano de trasplantes trabajará con el equipo de trasplantes para coordinar la cirugía y preparar al paciente para la operación. Esto puede incluir una serie de pruebas preoperatorias, reuniones con el equipo médico y la preparación del equipo de quirófano.

Una vez que el paciente está listo para la cirugía, el cirujano de trasplantes procederá a realizar la operación. El proceso quirúrgico puede ser altamente especializado y requiere una gran habilidad y experiencia por parte del cirujano para garantizar resultados seguros y efectivos. Después de la cirugía, el cirujano de trasplantes continúa trabajando con el equipo de trasplante para monitorear a los pacientes que fueron trasplantados y asegurar su recuperación. El seguimiento a largo plazo es importante para garantizar el éxito del trasplante y la salud del paciente.

Además de su trabajo en el quirófano, los cirujanos de trasplantes también pueden pasar tiempo en reuniones con pacientes y sus familias para discutir el proceso de trasplante y responder preguntas. También pueden dedicar tiempo a la investigación y educación continua para mantenerse actualizados sobre los avances en la tecnología y las técnicas de trasplante.

Un día de trabajo en la vida de un médico especialista en Cirugía de Trasplantes puede ser altamente exigente, pero también altamente gratificante. Los cirujanos de trasplantes trabajan en estrecha colaboración con otros profesionales de la salud para proporcionar atención de calidad a los pacientes, y a menudo experimentan la satisfacción de salvar vidas y mejorar la calidad de vida de los pacientes.

¿Cómo es la personalidad de un cirujano de trasplantes?

Los cirujanos de trasplantes deben de estar motivados y apasionados por su trabajo, ya que la especialidad es altamente exigente y puede ser emocionalmente cargada. También deben ser muy organizados y capaces de trabajar en entornos de alta presión. La capacidad de trabajar bien en equipo y tener excelentes habilidades de comunicación son esenciales, porque los cirujanos de trasplantes trabajan en estrecha colaboración con otros profesionales de la salud y con pacientes y sus familias. Además, la habilidad para tomar decisiones rápidas y precisas es crucial en situaciones de emergencia. Por lo tanto, los cirujanos de trasplantes deben tener una personalidad orientada a la acción y estar comprometidos con proporcionar atención de calidad a los pacientes.

¿Cuáles son los retos a futuro de la Cirugía de Trasplantes?

La especialidad de Cirugía de Trasplantes enfrenta varios desafíos a futuro, incluyendo la escasez de órganos disponibles para trasplante y el aumento de la demanda de trasplantes debido al aumento de enfermedades en la población, tales como cirrosis hepática o enfermedad renal crónica. Además, la cirugía de trasplante es una especialidad en constante evolución, por lo que los cirujanos de trasplantes deben estar dispuestos a mantenerse actualizados sobre los avances en la tecnología y las técnicas de trasplante. Otro desafío es garantizar la seguridad y la calidad del proceso de trasplante, incluyendo la prevención de infecciones y la minimización del rechazo del órgano trasplantado. La especialidad de Cirugía de Trasplantes también puede ser emocionalmente exigente, lo que puede ser un desafío para algunos médicos. La especialidad de Cirugía de Trasplantes enfrenta varios desafíos a futuro, pero sigue siendo una especialidad altamente gratificante y necesaria en el cuidado de la salud de los pacientes.

Epidemiología

Duración del posgrado: Tres años

La Epidemiología es una especialidad médica que se encarga de estudiar la frecuencia, distribución y los determinantes de la salud y la enfermedad en poblaciones humanas. Su objetivo principal es identificar y comprender los patrones de enfermedades en diferentes poblaciones, para poder prevenirlas y controlarlas.

La Epidemiología tiene una amplia variedad de aplicaciones en la medicina moderna. Por ejemplo, se utiliza para investigar brotes de enfermedades infecciosas, para estudiar la incidencia, prevalencia y los factores de riesgo de enfermedades crónicas como la diabetes, el cáncer y las enfermedades cardiovasculares. También se utiliza para evaluar la efectividad de intervenciones médicas y para identificar los efectos secundarios y las complicaciones de los tratamientos.

El trabajo de los epidemiólogos implica la recopilación y análisis de datos de salud de diferentes fuentes, como registros médicos, encuestas poblacionales y estudios clínicos. A partir de estos datos, los epidemiólogos identifican patrones y tendencias de enfermedades y determinan los factores que contribuyen a su aparición y propagación.

Los epidemiólogos trabajan en una amplia variedad de entornos, desde instituciones gubernamentales hasta organizaciones no gubernamentales y empresas privadas. También colaboran con otros profesionales de la salud, como personal de enfermería, gabinete, laboratorio y especialistas en salud pública, para desarrollar estrategias de prevención, detección y control de enfermedades.

Además, la Epidemiología es una herramienta esencial para la investigación médica. Los epidemiólogos utilizan sus conocimientos y habilidades para diseñar estudios de investigación y analizar los resultados, lo que ayuda a avanzar en la comprensión del proceso salud-enfermedad y en el desarrollo de nuevas intervenciones preventivas y terapéuticas.

La Epidemiología es una especialidad médica que se encarga de estudiar la salud y la enfermedad en poblaciones humanas. Los epidemiólogos trabajan para identificar los patrones de enfermedades y los factores que contribuyen a su aparición y propagación; utilizan esta información para desarrollar estrategias de diagnóstico, prevención y control de enfermedades. La Epidemiología es una herramienta esencial para la investigación médica y es fundamental para el desarrollo de tratamientos y terapias efectivas para una amplia variedad de enfermedades. Si estás interesado en la investigación de la salud a nivel poblacional, desarrollo e implementación de planes y programas con impacto poblacional, la Epidemiología podría ser la especialidad perfecta para ti.

¿Por qué escoger la especialidad de Epidemiología?

La Epidemiología es una especialidad médica esencial para la comprensión de la salud y la enfermedad. Los epidemiólogos tienen la oportunidad de trabajar en una amplia variedad de entornos públicos y privados, colaborar con otros profesionales de la salud y otras disciplinas de áreas químico biológicas y físico matemáticas para desarrollar estrategias de prevención, detección y control de enfermedades. Si estás interesado en la investigación de la salud a nivel individual y poblacional, la Epidemiología podría ser una especialidad interesante y gratificante para ti.

Aspectos positivos de ser un especialista en Epidemiología:
Ser médico especialista en Epidemiología ofrece muchos aspectos positivos. El campo laboral disponible para los epidemiólogos es basto, tienen la oportunidad de desempeñar cargos operativos hasta áreas directivas, tanto en instituciones gubernamentales como no gubernamentales y empresas privadas. También colaboran con otros profesionales de la salud, lo que les permite desarrollar habilidades interdisciplinarias y trabajar en equipo. Así mismo, la Epidemiología es una herramienta esencial para la investigación en salud y los epidemiólogos tienen la oportunidad de contribuir significativamente al avance de la comprensión de las enfermedades y al desarrollo de nuevos tratamientos y terapias. Ser médico especialista en Epidemiología puede ser una carrera gratificante y emocionante para aquellos interesados en comprender de manera amplia el proceso de salud enfermedad, determinantes y factores de riesgo, la investigación de la salud, medicina basada en evidencia e identificación y priorización de problemas, así como las acciones para su abordaje y resolución.

Desafíos de ser un especialista en Epidemiología:

Aunque la especialidad de Epidemiología ofrece muchos aspectos positivos, también hay algunos desafíos que se deben considerar. Por ejemplo, el trabajo de los epidemiólogos puede ser muy exigente, en algunas ocasiones puede requerir trabajar en horarios irregulares, especialmente durante brotes de enfermedades infecciosas o emergencias de salud pública. Además, para lograr la obtención confiable de información y análisis de datos requiere un alto nivel de precisión y atención al detalle. También es importante tener en cuenta que, aunque la Epidemiología es una herramienta esencial para la investigación médica, los resultados pueden no ser inmediatos y pueden requerir años de estudio y análisis para llegar a conclusiones significativas. En general, aunque la especialidad de Epidemiología puede ser muy gratificante, también es importante tener en cuenta los desafíos y considerar si es la elección correcta para ti y tus intereses profesionales.

¿Cómo es un día típico de trabajo de un epidemiólogo?

Un médico especialista en Epidemiología es responsable de investigar y controlar enfermedades a nivel poblacional. En general, su día de trabajo puede variar dependiendo del entorno en el que trabajen. Sin embargo, a continuación se describe un día típico en la vida de un médico especialista en Epidemiología que trabaja en un departamento de salud pública:

El día comienza temprano, con una revisión de las notificaciones de enfermedades enviadas durante la noche y la actualización de cualquier brote de enfermedades infecciosas en curso. A continuación, el epidemiólogo se reúne con su equipo para discutir los casos notificados y decidir las acciones a tomar, que pueden incluir la realización de investigaciones adicionales, la implementación de medidas de control o la comunicación de información a otros departamentos o agencias.

A continuación, el epidemiólogo revisa y analiza los datos de salud y los informes de brotes recientes para identificar cualquier patrón o tendencia en la incidencia de enfermedades en su área de responsabilidad. También puede realizar estudios de investigación para determinar la causa y los factores de riesgo de ciertas enfermedades.

Durante el día, el epidemiólogo puede tener que asistir a reuniones con otros departamentos o agencias para coordinar esfuerzos y estrategias de prevención y control de enfermedades. También puede ser necesario comunicar información a la prensa o al público en general sobre brotes o enfermedades en curso.

El epidemiólogo también puede trabajar en la preparación de informes y presentaciones sobre los hallazgos de sus investigaciones y análisis de datos, y puede ser llamado a declarar como experto en casos legales relacionados con enfermedades.

En resumen, el trabajo de un médico especialista en Epidemiología es muy variado y requiere habilidades de investigación, análisis de datos y comunicación efectiva. Además, es esencial para el control de enfermedades y la prevención de brotes, lo que hace que esta especialidad sea muy importante y gratificante para aquellos interesados en la investigación y análisis de la salud a nivel poblacional.

¿Cómo es la personalidad de un epidemiólogo?

No hay una única personalidad para un médico con especialidad en Epidemiología, ya que estos profesionales provienen de diversos antecedentes y tienen diferentes experiencias y características personales. Sin embargo, los médicos especialistas en Epidemiología suelen ser personas analíticas y orientadas a la investigación, con habilidades matemáticas y estadísticas avanzadas, y una gran capacidad para trabajar en equipo y comunicarse de manera efectiva. Además, la especialidad requiere un alto nivel de atención al detalle y precisión en el análisis de datos y la interpretación de resultados. Un médico especialista en Epidemiología debe ser una persona altamente enfocada en la investigación, con habilidades técnicas avanzadas y una capacidad para trabajar en equipo y comunicarse con otros profesionales de la salud y el público en general.

¿Cuáles son los retos a futuro de la Epidemiología?

La especialidad de Epidemiología enfrenta varios desafíos a futuro. Uno de los principales retos es la creciente complejidad de las enfermedades y su impacto en la salud de la población. Los epidemiólogos tendrán que adaptarse a la evolución de las enfermedades y las nuevas tecnologías de salud para continuar brindando un control efectivo y una prevención de enfermedades.

Además, la globalización y el cambio climático presentan nuevos desafíos para la especialidad, como la aparición de enfermedades emergentes y la propagación de enfermedades infecciosas en todo el mundo. Los epidemiólogos deberán trabajar en colaboración con otros profesionales de la salud y las autoridades sanitarias para diseñar y aplicar estrategias efectivas de control y prevención de enfermedades.

Por último, la demanda creciente de atención sanitaria en todo el mundo presenta un reto para la especialidad de Epidemiología, que debe encontrar maneras de abordar y prevenir enfermedades de manera eficiente y económica. La especialidad de Epidemiología enfrenta desafíos significativos a futuro, pero también presenta oportunidades para innovar y mejorar la salud de la población a nivel global.

Genética médica

Duración del posgrado: Tres años

La Genética Médica es una especialidad médica que se enfoca en el estudio de los trastornos genéticos y su manejo clínico. Los médicos especialistas en Genética Médica trabajan en el diagnóstico y tratamiento de enfermedades que tienen una base genética, así como en la prevención de enfermedades hereditarias.

La especialidad de Genética Médica se divide en dos áreas principales: la genética clínica y la genética molecular. La genética clínica se enfoca en la evaluación, diagnóstico y manejo de pacientes con enfermedades genéticas, mientras que la genética molecular se enfoca en la investigación de la genética a nivel molecular y celular.

El trabajo de un médico especialista en Genética Médica incluye la realización de pruebas genéticas, el diagnóstico de trastornos genéticos, el asesoramiento genético, la planificación de tratamiento y prevención para pacientes y familiares afectados por enfermedades genéticas. Además, estos especialistas trabajan en colaboración con otros profesionales de la salud para proporcionar atención integral y coordinada a pacientes y familias portadoras de enfermedades genéticas.

La Genética Médica es una especialidad relativamente nueva y en constante evolución, debido a los avances acelerados en la tecnología genética y molecular. Los médicos especialistas en Genética Médica deben mantenerse actualizados en las últimas tecnologías y técnicas en el campo para brindar la mejor atención posible a sus pacientes.

La especialidad médica de Genética Médica es esencial en el diagnóstico y tratamiento de enfermedades genéticas, así como en la prevención de enfermedades hereditarias. Los médicos especialistas en Genética Médica desempeñan un papel clave en el manejo clínico de pacientes y familias afectados por enfermedades genéticas, y su trabajo es esencial para mejorar la salud y la calidad de vida de las personas en todo el mundo.

¿Por qué escoger la especialidad de Genética Médica?

La especialidad de Genética Médica es una opción atractiva para aquellos estudiantes de medicina ávidos en conocer el fundamento molecular de diferentes patologías de origen genético o hereditario, ya que debe existir un genuino interés en la investigación para una verdadera integración de todo el conocimiento médico. Además, los médicos especialistas en Genética Médica tienen la oportunidad de trabajar en un entorno multidisciplinario y colaborativo, lo que les permite brindar atención integral y personalizada a sus pacientes y familias. La Genética Médica también es una especialidad en constante evolución y ofrece la posibilidad de trabajar con tecnologías de vanguardia en investigación y diagnóstico.

Aspectos positivos de ser un especialista en Genética Médica:

Ser médico especialista en Genética Médica ofrece muchos aspectos positivos. Los médicos especialistas en Genética Médica tienen la oportunidad de hacer un trabajo desafiante y gratificante, al ayudar a pacientes y familias que enfrentan trastornos genéticos y hereditarios. Además, trabajan en un entorno multidisciplinario y colaborativo, lo que les permite colaborar con otros profesionales de la salud para brindar una atención integral y personalizada a sus pacientes. También tienen la oportunidad de trabajar con tecnologías de vanguardia y estar al día con los últimos avances en investigación y diagnóstico.

Desafíos de ser un especialista en Genética Médica:

Uno de los principales desafíos de la especialidad de Genética Médica es el alto nivel de estrés emocional que puede experimentar el médico especialista al tratar con pacientes y familias que enfrentan trastornos genéticos y hereditarios graves. Además, la especialidad requiere una gran cantidad de tiempo dedicado a la investigación y análisis de datos, lo que puede ocasionar largas horas de trabajo y una carga de trabajo significativa. También hay una gran cantidad de datos y conocimientos en constante evolución para mantenerse al día, lo que puede requerir un esfuerzo adicional de educación continua y actualización constante.

¿Cómo es un día típico de trabajo de un genetista médico?

Un día típico en la vida de un médico especialista en Genética Médica puede variar significativamente dependiendo del lugar donde trabaje y de su función específica. Sin embargo, generalmente estos profesionales pasan la mayor parte de su tiempo interactuando con pacientes, colegas y realizando investigación. En el contexto clínico, los médicos especialistas en Genética Médica se reúnen con pacientes y sus familias para evaluar su historial médico y sus antecedentes familiares. A través de una variedad de pruebas genéticas, los médicos pueden diagnosticar trastornos genéticos y proporcionar asesoramiento genético para ayudar a los pacientes a tomar decisiones informadas sobre su atención médica. Los médicos también pueden trabajar en equipo con otros especialistas médicos, como genetistas clínicos y genetistas moleculares, para identificar y tratar trastornos genéticos.

Además de las tareas clínicas, los médicos especialistas en Genética Médica también pueden dedicar una parte significativa de su tiempo a la investigación. Esto puede incluir estudios clínicos y de laboratorio para identificar nuevas enfermedades genéticas y desarrollar terapias innovadoras para tratarlas. Los médicos también pueden colaborar con otros investigadores y profesionales de la salud en proyectos de investigación interdisciplinarios para avanzar en el campo de la Genética Médica.

Otras tareas diarias pueden incluir revisión de literatura científica, asesoramiento a colegas y pacientes, y presentación de informes y publicaciones científicas. En general, el trabajo de un médico especialista en Genética Médica es emocionante y gratificante, con la posibilidad de marcar una diferencia significativa en la vida de los pacientes y sus familias, así como

¿Cómo es la personalidad de un médico con especialidad en Genética Médica?
La personalidad de un médico especialista en Genética Médica puede variar considerablemente. Sin embargo, hay ciertas características que pueden ser beneficiosas para los profesionales que eligen este campo de la medicina. Estos pueden incluir

habilidades de pensamiento crítico y analítico, curiosidad científica, atención al detalle, empatía y habilidades de comunicación efectiva. Los médicos especialistas en Genética Médica deben estar dispuestos a trabajar en equipo y colaborar con otros profesionales de la salud y científicos para avanzar en la investigación y el tratamiento de enfermedades genéticas. En general, ser un médico especialista en Genética Médica requiere una pasión por la ciencia, la investigación y la atención médica personalizada.

¿Cuáles son los retos a futuro de la especialidad en Genética Médica?
La especialidad de Genética Médica enfrenta varios desafíos a medida que avanza en el futuro. Uno de los mayores desafíos es la rápida evolución de la tecnología y la necesidad de mantenerse actualizado con los avances en el campo de la genética. Además, a medida que se descubren más genes y mutaciones genéticas, los médicos especialistas en Genética Médica enfrentan la tarea de interpretar y comprender la relevancia clínica de estos descubrimientos para el tratamiento y la prevención de enfermedades genéticas. Otra preocupación importante es la ética de la Genética Médica, incluido el acceso equitativo a las pruebas genéticas y la privacidad y confidencialidad de los datos genéticos de los pacientes. Finalmente, los médicos especialistas en Genética Médica deben abordar los desafíos de comunicar información compleja y potencialmente angustiante a los pacientes y sus familias, al tiempo que brindan apoyo emocional y psicológico durante todo el proceso.

Geriatría

Duración del posgrado: Cuatro años

La especialidad médica de Geriatría se enfoca en la atención y el tratamiento de la salud de los adultos mayores, especialmente aquellas que tienen 60 años o más. Esta disciplina médica aborda los aspectos físicos, mentales, sociales y emocionales del envejecimiento y se centra en mejorar la calidad de vida de los adultos mayores.

Uno de los objetivos principales de la Geriatría es ayudar a los adultos mayores a **mantener su independencia y funcionalidad**, para que se vea reflejado en su calidad de vida. Los geriatras realizan una evaluación exhaustiva de la salud de cada paciente para identificar y tratar las enfermedades y afecciones crónicas que pueden afectar la calidad de vida y la capacidad de las personas para realizar actividades diarias. Los geriatras también trabajan con los pacientes y sus familias para desarrollar planes de atención integrales y personalizados que aborden las necesidades individuales de cada persona mayor.

La Geriatría también se enfoca en el manejo de las enfermedades crónicas (hipertensión arterial sistémica, diabetes tipo 2, osteoporosis, osteoartritis), cognitivas y psicológicas (demencias y estados depresivos), y sociales (maltrato, discriminación) más comunes en los adultos mayores. Los geriatras utilizan un enfoque multidisciplinario para el manejo de estas afecciones, trabajando en colaboración con otros profesionales de la salud, como enfermeras geriátricas, terapeutas ocupacionales, fisioterapeutas y trabajadores sociales.

La especialidad de Geriatría también implica una comprensión profunda de los cambios normales: físicos, mentales y emocionales que ocurren durante el envejecimiento. Los geriatras están capacitados para manejar los aspectos psicológicos y emocionales del envejecimiento, incluida la depresión, la ansiedad y el aislamiento social, y proporcionan apoyo emocional a los pacientes y sus familias.

La especialidad médica de Geriatría se centra en la atención integral de los adultos mayores, abarcando todos los aspectos de su salud y bienestar. Los geriatras están capacitados para abordar las necesidades únicas de los pacientes mayores y trabajar con ellos y sus familias para mejorar la calidad de vida y la independencia en la tercera edad.

¿Por qué escoger la especialidad de Geriatría?
La especialidad de Geriatría es una de las áreas de la medicina que se enfoca en el cuidado y el estudio de los cambios fisiológicos debido al envejecimiento. Los médicos geriatras son expertos en el diagnóstico, tratamiento y prevención de las enfermedades que afectan a los adultos mayores. Por lo tanto, si eres un médico que tiene una gran pasión por trabajar con la población geriátrica, entonces esta especialidad puede ser una excelente opción para tu posgrado.

Al especializarte en Geriatría, tendrás la oportunidad de trabajar con pacientes con enfermedades que generen o puedan generar discapacidad, mayores de 60 años y que pueden presentar múltiples problemas de salud. Podrás aprender a evaluar y tratar las enfermedades crónicas que son comunes en esta población, incluyendo la demencia, enfermedades cardiovasculares, diabetes, osteoporosis, entre otras. Además, podrás desarrollar habilidades importantes en la atención de pacientes con necesidades especiales, como aquellos con discapacidad física o cognitiva.

También, la población de adultos mayores está creciendo rápidamente en muchos países, incluyendo México. Por lo tanto, especializarte en Geriatría te proporcionará una carrera que tiene una alta demanda y una gran necesidad en el sistema de salud. Ser un médico geriatra es una oportunidad para tener un impacto significativo en la vida de los adultos mayores, y contribuir al bienestar de la sociedad en general.

Aspectos positivos de ser un especialista en Geriatría:
Ser médico especialista en Geriatría ofrece la oportunidad de mejorar la calidad de vida de adultos mayores y proporcionarles atención médica y emocional de alta calidad. Los geriatras son capaces de diagnosticar y tratar las enfermedades comunes en los adultos mayores, lo que les permite reducir el dolor y la discapacidad en sus pacientes. Además, los geriatras pueden trabajar en estrecha colaboración con otros profesionales de la salud para proporcionar un enfoque interdisciplinario y holístico de la atención al paciente. Como especialista en Geriatría, también se puede formar y educar a otros profesionales de la salud para mejorar la atención geriátrica en su comunidad y en todo el mundo.

Desafíos de ser un especialista en Geriatría:
Uno de los principales desafíos de ser médico especialista en Geriatría es la carga emocional que conlleva la atención de pacientes mayores, ya que a menudo tienen enfermedades crónicas y requieren una atención prolongada. Los geriatras también pueden enfrentar obstáculos al trabajar con pacientes mayores que pueden ser resistentes a la atención médica o a los cambios en su estilo de vida. Además, la Geriatría a menudo se considera una especialidad subestimada en comparación con otras ramas de la medicina, lo que puede limitar las oportunidades de trabajo y el financiamiento de la investigación.

¿Cómo es un día típico de trabajo de un geriatra?
La especialidad de Geriatría se enfoca en el cuidado de los pacientes mayores, que suelen requerir una atención médica más compleja y personalizada. Los médicos geriatras pasan sus días de trabajo cuidando a estos pacientes, yendo más allá de la medicina tradicional para brindar apoyo emocional y social, así como tratamiento médico.

Un día típico de trabajo para un médico geriatra podría comenzar temprano en la mañana con visitas a pacientes en el hospital o en una casa de retiro. Durante estas visitas, el médico revisará la historia clínica del paciente y evaluará su estado de salud actual. Puede discutir con el paciente y sus familiares sobre el plan de tratamiento y cualquier preocupación o necesidad que tenga el paciente.

Después de las visitas matutinas, el médico puede pasar la tarde en su consultorio atendiendo a pacientes en su práctica privada. Estos pacientes pueden ser remitidos por otros médicos, familiares o pueden ser nuevos pacientes que buscan atención geriátrica. El médico se asegurará de revisar las necesidades de cada paciente y diseñar planes de tratamiento individualizados para abordar sus problemas médicos y mejorar su calidad de vida.

Además de la atención médica directa, los médicos geriatras también pueden pasar tiempo coordinando la atención de sus pacientes. Esto puede incluir trabajar con otros profesionales de la salud, como enfermeras y trabajadores sociales, para brindar atención integral y garantizar que los pacientes reciban los servicios adecuados para satisfacer sus necesidades.

El trabajo de un médico geriatra no se limita a la atención médica. También pueden dedicar tiempo a educar a los pacientes y sus familiares sobre la salud y el bienestar en la tercera edad, incluyendo la prevención de enfermedades y la promoción de estilos de vida saludables. Esto puede implicar realizar charlas y talleres en comunidades y casas de retiro, y trabajar con organizaciones comunitarias para mejorar la salud y el bienestar de los adultos mayores.

Un día en la vida de un médico especialista en Geriatría puede ser muy variado, y puede incluir visitas hospitalarias, consultas en su práctica privada, coordinación de atención y educación para pacientes y sus familias. Los médicos geriatras son profesionales altamente capacitados y dedicados a proporcionar atención médica personalizada y de alta calidad a los pacientes mayores.

¿Cómo es la personalidad de un médico geriatra?

Un médico especializado en Geriatría generalmente posee una personalidad empática, compasiva y comprensiva. Estos médicos están especialmente capacitados para tratar a pacientes mayores y tienen una gran capacidad para escuchar y entender las necesidades únicas de los pacientes geriátricos. Además, los médicos geriatras suelen ser muy pacientes en su enfoque de la atención médica, lo que les permite establecer relaciones duraderas con sus pacientes y proporcionarles la mejor atención posible.

¿Cuáles son los retos a futuro de la Geriatría?
La especialidad de Geriatría se enfrenta a varios desafíos en el futuro debido al envejecimiento de la población. Uno de los mayores desafíos es la necesidad de aumentar el número de médicos geriatras para satisfacer la demanda creciente de atención médica especializada para adultos mayores. Además, los médicos geriatras también deben estar capacitados para atender a una población cada vez más diversa y multicultural.

Otro desafío importante es el costo de la atención médica geriátrica, ya que los pacientes mayores suelen tener problemas de salud crónicos y requieren atención médica constante. Es importante que los médicos geriatras trabajen en colaboración con otros profesionales de la salud y utilicen tecnologías innovadoras para brindar atención médica eficiente y de alta calidad.

Por último, la especialidad de Geriatría también debe abordar el estigma social y discriminación que a menudo rodea a la vejez y las enfermedades relacionadas con la edad. Es importante que los médicos geriatras trabajen para educar a la sociedad sobre los desafíos y necesidades únicas de esta población y promuevan una cultura que valore y respete a los adultos mayores.

Ginecología y Obstetricia

Duración del posgrado: Cuatro años

La especialidad de Ginecología y Obstetricia es una de las ramas más importantes de la medicina. Los médicos especializados en esta área se encargan del cuidado de la salud de la mujer, desde la adolescencia hasta la edad adulta, incluyendo el embarazo y el parto. En este ensayo, exploraremos en profundidad lo que implica esta especialidad, las habilidades necesarias para ser un buen ginecólogo y obstetra, y las perspectivas de carrera.

La ginecología es el estudio y tratamiento de los órganos reproductivos femeninos, mientras que la obstetricia se centra en el embarazo, el parto y el cuidado del recién nacido. Los médicos especializados en esta área pueden trabajar en hospitales, clínicas y consultorios privados, y su trabajo puede variar desde la prevención de enfermedades hasta el diagnóstico y tratamiento de condiciones más complejas. Los ginecólogos y obstetras también pueden realizar cirugías para corregir problemas en el área pélvica y reproductiva.

Las habilidades necesarias para ser un buen ginecólogo y obstetra incluyen una comprensión profunda de la anatomía y fisiología femenina, así como la capacidad de realizar exámenes físicos y pruebas diagnósticas, como la colposcopia y la amniocentesis. Además, los médicos especializados en Ginecología y Obstetricia deben tener una excelente capacidad de comunicación y empatía para poder establecer relaciones sólidas y de confianza con sus pacientes. También es importante que sean capaces de tomar decisiones críticas en situaciones de emergencia, como durante el parto.

Los ginecólogos y obstetras también juegan un papel importante en la prevención y detección temprana de enfermedades reproductivas, como el cáncer de mama, el cáncer cervical y las enfermedades de transmisión sexual. Realizan exámenes y pruebas para detectar estas afecciones, y trabajan con sus pacientes para desarrollar planes de tratamiento y prevención personalizados.

En cuanto a las perspectivas de carrera, la especialidad de Ginecología y Obstetricia ofrece un amplio rango de oportunidades laborales. Los médicos especializados en esta área pueden trabajar en hospitales, clínicas, centros de salud y consultorios privados. Además, pueden especializarse en áreas específicas, como la fertilidad, la medicina materno-fetal, la ginecología oncológica y la Endocrinología reproductiva.

La especialidad de Ginecología y Obstetricia es una rama fundamental de la medicina que se centra en el cuidado de la salud de la mujer en todas las etapas de su vida, desde la adolescencia hasta la edad adulta y el embarazo. Los médicos especializados en esta área deben tener una comprensión profunda de la anatomía y fisiología femenina, así como habilidades clínicas y de comunicación excepcionales. Además, la especialidad ofrece una amplia variedad de oportunidades de carrera, desde la práctica privada hasta la investigación y la enseñanza.

¿Por qué escoger la especialidad de Ginecología y Obstetricia?

Es una rama emocionante y gratificante de la medicina que se centra en la salud reproductiva de las mujeres. Como ginecólogo, tendrás la oportunidad de ayudar a las mujeres en todas las etapas de su vida, desde la adolescencia hasta la menopausia, y en situaciones tanto de rutina como de emergencia. Además, la ginecología se encuentra en constante evolución y ofrece una amplia variedad de subespecialidades, lo que significa que siempre tendrás la oportunidad de aprender y crecer en tu carrera. Si te apasiona la salud de las mujeres y estás buscando una especialidad que te permita marcar una diferencia significativa en la vida de tus pacientes, la Ginecología y Obstetricia podría ser la elección perfecta para ti.

Aspectos positivos de ser un médico especialista en Ginecología y Obstetricia:
La especialidad de Ginecología y Obstetricia ofrece muchas recompensas. Como ginecólogo y obstetra, tendrás la oportunidad de ayudar a las mujeres en algunas de las situaciones más importantes de sus vidas, incluyendo el embarazo, el parto y el cuidado de la salud reproductiva. También tendrás la oportunidad de establecer relaciones significativas y de largo plazo con tus pacientes, lo que puede ser muy gratificante. La Ginecología y Obstetricia también ofrece una amplia variedad de subespecialidades, lo que significa que siempre tendrás la oportunidad de aprender y crecer en tu carrera. Además, la Ginecología y Obstetricia se encuentra en constante evolución, lo que significa que siempre estarás al día con los últimos avances en tecnología y técnicas quirúrgicas. En general, la especialidad de Ginecología y Obstetricia es una opción gratificante y desafiante para aquellos

interesados en la salud de las mujeres y el cuidado de la salud reproductiva.

Desafíos de ser un médico especialista en Ginecología y Obstetricia:
Como cualquier especialidad médica, la Ginecología y Obstetricia también tiene sus desafíos. Uno de los mayores desafíos es que como ginecólogo y obstetra, tendrás que trabajar largas horas, a menudo en turnos rotativos. Además, tendrás que tratar con situaciones emocionalmente intensas, como abortos espontáneos, partos difíciles y diagnósticos de cáncer de ovario. También hay una demanda física, ya que a menudo tendrás que estar de pie durante largos períodos de tiempo y llevar a cabo procedimientos quirúrgicos complejos. Además, la responsabilidad de cuidar a las mujeres y a sus bebés puede ser abrumadora en algunas situaciones. Sin embargo, si tienes una pasión por la salud de las mujeres y estás dispuesto a asumir estos desafíos, la Ginecología y Obstetricia puede ser una opción gratificante y satisfactoria como carrera médica.

Problemas médicos legales en la especialidad de Ginecología y Obstetricia:
Debido a la naturaleza de esta especialidad, los médicos especialistas en Ginecología y Obstetricia se enfrentan a numerosos desafíos médicos y legales en México. Uno de los principales problemas médico-legales que enfrentan los ginecólogos y obstetras es la **mala interpretación de los procedimientos médicos y los resultados de las pruebas** por parte de los pacientes y sus familias. Esto puede dar lugar a demandas judiciales, incluso si el médico actuó correctamente y de acuerdo con los estándares de atención médica.

Otro problema médico-legal común es el aumento en las demandas por **negligencia médica en la atención obstétrica. En México, la razón de mortalidad materna calculada es de 31.1 defunciones por cada 100 mil nacimientos estimados, siendo 18 por cada 100 mil nacimientos estimados, el valor promedio de todos los miembros de la Organización para la Cooperación y el Desarrollo Económicos (OCDE).** Los médicos especialistas en Ginecología y Obstetricia pueden enfrentar demandas judiciales si no toman las precauciones adecuadas para prevenir y tratar estas complicaciones.

Además, los médicos especialistas en Ginecología y Obstetricia también se enfrentan a **demandas relacionadas con el uso de métodos anticonceptivos.** En algunos casos, los pacientes pueden sufrir efectos secundarios no deseados o tener complicaciones después de usar ciertos métodos anticonceptivos, y pueden culpar a los médicos por no informarles adecuadamente sobre los riesgos potenciales.

Por último, otro problema médico-legal que enfrentan los ginecólogos y obstetras es la **creciente cantidad de casos de acoso y violencia sexual en el entorno laboral.** Los médicos especialistas en Ginecología y Obstetricia a menudo trabajan en entornos altamente estresantes y emocionales, y esto puede hacer que algunos pacientes se sientan vulnerables y expuestos. Los médicos pueden ser acusados falsamente de acoso sexual o abuso, lo que puede tener graves consecuencias para su reputación y carrera.

Los médicos especialistas en Ginecología y Obstetricia enfrentan una serie de desafíos médico-legales en México. Es importante que los médicos tomen medidas para minimizar los riesgos de demandas legales, como mantener registros detallados y precisos de sus pacientes y sus procedimientos médicos, y comunicar claramente los riesgos y beneficios de cualquier procedimiento o tratamiento a sus pacientes. Además, es fundamental que se promueva un ambiente laboral seguro y respetuoso para evitar casos de acoso o violencia sexual. Solo así se podrá brindar una atención médica de calidad a las mujeres y reducir la cantidad de demandas médicas en la especialidad.

Fuente de información:
- Banco Mundial. https://datos.bancomundial.org/

¿Cómo es un día típico de trabajo de un médico especialista en Ginecología y Obstetricia?
El día de un médico especialista en Ginecología y Obstetricia comienza temprano. Muchos médicos especializados en esta área tienen horarios de trabajo muy ocupados, y a menudo empiezan su día en el hospital o en la clínica a las 7:00 a.m. Durante las primeras horas de la mañana, el médico puede revisar los informes de los pacientes que están programados para consultas durante el día, revisar los resultados de las pruebas de laboratorio y prepararse para las cirugías programadas.

Una vez que comienzan las consultas, el médico se reunirá con pacientes en su consultorio o en una sala de examen. Las consultas pueden variar desde exámenes de rutina y controles de embarazo hasta pruebas de diagnóstico y consultas preoperatorias. Durante estas consultas, el médico llevará a cabo un examen físico completo y discutirá cualquier síntoma o inquietud que tenga el paciente. También puede realizar pruebas diagnósticas, como la colposcopia o ultrasonido, si es necesario.

Además de las consultas, un médico especialista en Ginecología y Obstetricia puede realizar cirugías en el hospital o en clínicas. Estas cirugías pueden variar desde cirugías de rutina, como la extirpación de quistes ováricos, hasta cirugías más complejas, como la cirugía de reconstrucción de la pelvis. Durante las cirugías, el médico trabajará con un equipo de enfermeros y otros profesionales de la salud para garantizar que la cirugía se realice de manera segura y eficaz.

Además de las consultas y las cirugías, un médico especialista en Ginecología y Obstetricia también puede participar en el cuidado de pacientes hospitalizados. Esto puede incluir el seguimiento de pacientes que han sido sometidos a cirugía, así como la atención de pacientes hospitalizados con complicaciones obstétricas o ginecológicas.

Un día típico en la vida de un médico especialista en Ginecología y Obstetricia es muy variado. Desde las consultas hasta las cirugías y el seguimiento de pacientes hospitalizados, los médicos especializados en esta área deben ser capaces de manejar una amplia variedad de situaciones médicas y trabajar con un equipo de enfermeros y otros profesionales de la salud para garantizar que sus pacientes reciban el mejor cuidado posible. Si estás considerando una carrera en Ginecología y Obstetricia, es importante estar preparado para trabajar duro, ser capaz de tomar decisiones críticas en situaciones de emergencia y estar comprometido con el cuidado de la salud de la mujer.

¿Cómo es la personalidad de un médico especialista en Ginecología y Obstetricia?
La personalidad de un médico especialista en Ginecología y Obstetricia puede variar, al igual que en cualquier otra especialidad médica. Sin embargo, los médicos especializados en esta área suelen tener habilidades interpersonales excepcionales, empatía y una actitud de atención y cuidado hacia sus pacientes. También deben tener una actitud profesional y respetuosa hacia temas delicados relacionados con la salud de la mujer. Es importante que los médicos especializados en Ginecología y Obstetricia sean capaces de trabajar con pacientes en situaciones emocionales difíciles, ya sea en la consulta, en el quirófano o en el seguimiento de pacientes hospitalizados. En general, un médico especialista en Ginecología y Obstetricia debe ser compasivo, cuidadoso y estar comprometido con el bienestar de sus pacientes.

¿Cuáles son los retos a futuro de la especialidad en Ginecología y Obstetricia?
La especialidad de Ginecología y Obstetricia enfrenta varios desafíos a futuro, incluyendo cambios demográficos, avances en la tecnología médica y la necesidad de una atención médica personalizada. A medida que la población envejece, la demanda de servicios de atención médica para la menopausia, la incontinencia y otros problemas relacionados con la edad, aumentará. Además, la tecnología médica en constante evolución significa que los médicos especializados en esta área deben estar al día en los últimos avances en el diagnóstico y tratamiento. Por último, la atención médica personalizada es cada vez

más importante en la medicina moderna, y los médicos especializados en Ginecología y Obstetricia deben ser capaces de adaptarse y satisfacer las necesidades de los pacientes de todas las edades, antecedentes y necesidades médicas.

¿Cuáles son las subespecialidades de Ginecología y Obstetricia?

Las subespecialidades de la especialidad de Ginecología y Obstetricia incluyen:

- **Ginecología Oncológica:** se enfoca en el diagnóstico y tratamiento de cáncer en los órganos reproductores femeninos, como el cáncer de mama, cáncer cervical, cáncer de ovario, entre otros.

- **Medicina Materno-Fetal:** se enfoca en el cuidado de las mujeres embarazadas con alto riesgo de complicaciones y sus fetos, y trata complicaciones que puedan presentarse durante el embarazo.

- **Urología Ginecológica**: se enfoca en el diagnóstico y tratamiento de trastornos del suelo pélvico y problemas urinarios y fecales en mujeres, incluyendo la incontinencia urinaria y prolapso uterino.

- **Biología de la Reproducción Humana:** se enfoca en ayudar a las parejas con problemas de fertilidad a concebir mediante técnicas de fertilización in vitro, inseminación artificial y otros tratamientos especializados.

Cada una de estas subespecialidades aborda problemas específicos dentro del campo de la

¿Cómo elegir tu especialidad médica?

Ginecología y Obstetricia, brindando una atención más especializada y completa a las pacientes.

Dr. José Manuel Ruiz Morales

Imagenología Diagnóstica y Terapéutica

Duración del posgrado: Cuatro años

La especialidad médica de Imagenología (también llamada Radiología; en el texto nos referimos a médicos imagenólogos y médicos radiólogos, de forma indistinta) es una rama de la medicina que se enfoca en el uso de técnicas de imagen para diagnosticar y tratar diversas enfermedades. Los médicos imagenólogos utilizan una variedad de tecnologías incluyendo rayos X, resonancia magnética, tomografía computarizada y ultrasonido, para obtener imágenes detalladas del interior del cuerpo.

La Imagenología se utiliza en una amplia gama de áreas médicas, desde la detección temprana del cáncer hasta la evaluación de lesiones deportivas. Los médicos radiólogos trabajan en estrecha colaboración con otros profesionales de la salud para proporcionar un diagnóstico preciso y un tratamiento efectivo a los pacientes.

El proceso de diagnóstico en radiología comienza con la obtención de una imagen del área del cuerpo que se está investigando. El médico radiólogo evalúa la imagen para identificar cualquier anormalidad, y luego proporciona un diagnóstico basado en sus hallazgos. Además del diagnóstico, los médicos radiólogos también pueden realizar procedimientos de imagen guiados, como biopsias y drenaje de líquidos, utilizando técnicas de imagen para guiar el procedimiento y minimizar el riesgo para el paciente.

La especialidad médica de Imagenología es un campo de la medicina esencial para el diagnóstico y tratamiento de diversas enfermedades. Los médicos radiólogos son expertos en el uso de técnicas de imagen para proporcionar un diagnóstico preciso y una atención médica de calidad a los pacientes. Esta especialidad médica está en constante evolución y desarrollo, y los avances tecnológicos y de investigación continúan mejorando la capacidad de los médicos radiólogos para detectar y tratar enfermedades de manera efectiva.

¿Por qué escoger la especialidad de Imagenología Diagnóstica y Terapéutica?
Hay varias razones por las cuales un médico general podría considerar seleccionar la especialidad de radiología para su posgrado. En primer lugar, la radiología es una especialidad médica en constante evolución que utiliza tecnologías de imagen avanzadas para diagnosticar y tratar diversas enfermedades. Esto ofrece la oportunidad de trabajar con tecnología de vanguardia y estar en la vanguardia de la investigación y el desarrollo de la especialidad.

En segundo lugar, la radiología ofrece un amplio espectro de subespecialidades, lo que permite a los médicos radiólogos enfocarse en áreas específicas que les interesen y apasionen, como la radiología pediátrica, intervencionista o de mama, entre otras.

Además, la Imagenología es una especialidad interdisciplinaria que involucra a otros profesionales de la salud y ofrece la oportunidad de colaborar con ellos para proporcionar una atención médica integral y de alta calidad a los pacientes.

Por último, la especialidad de Imagenología también ofrece una buena calidad de vida laboral para los médicos, ya que los turnos suelen ser más regulares y no se requiere la realización de procedimientos quirúrgicos que puedan ser físicamente agotadores.

En general, seleccionar la especialidad de radiología para el posgrado puede ser una excelente opción para aquellos estudiantes de medicina interesados en trabajar con tecnología avanzada, en una especialidad en constante evolución y con la oportunidad de colaborar con otros profesionales de la salud para brindar atención médica de calidad a los pacientes.

Aspectos positivos de ser un especialista en Imagenología Diagnóstica y Terapéutica:
Hay varios aspectos positivos de ser médico especialista en Imagenología. En primer lugar, la radiología es una especialidad médica altamente valorada y reconocida en el campo de la medicina debido a su papel crítico en el diagnóstico y tratamiento de diversas enfermedades. Los médicos imagenólogos tienen una gran responsabilidad en el cuidado de los pacientes, ya que sus diagnósticos a menudo son esenciales para el tratamiento y la recuperación de los pacientes.

En segundo lugar, la radiología es una especialidad médica en constante evolución, con avances tecnológicos continuos que permiten a los médicos radiólogos utilizar tecnologías de imagen avanzadas y de vanguardia para el diagnóstico y tratamiento de enfermedades. Los médicos radiólogos tienen la oportunidad de trabajar con tecnología de última generación y mantenerse al día en los avances y las tendencias de la especialidad.

En tercer lugar, la especialidad en Imagenología ofrece una amplia gama de subespecialidades, lo que permite a los médicos radiólogos enfocarse en áreas específicas que les interesen y apasionen. Esto puede proporcionar una mayor satisfacción laboral y una sensación de logro en el trabajo diario.

Por último, los médicos radiólogos a menudo disfrutan de una buena calidad de vida laboral, ya que sus horarios suelen ser más regulares y predecibles en comparación con otras especialidades médicas. Esto puede permitir una mejor conciliación entre la vida laboral y personal.

En resumen, ser médico especialista en radiología ofrece una amplia variedad de aspectos positivos, incluida la importancia crítica de la especialidad en la atención médica, la oportunidad de trabajar con tecnología de vanguardia, la variedad de subespecialidades disponibles y la buena calidad de vida laboral.

Desafíos de ser un especialista en Imagenología Diagnóstica y Terapéutica:
En primer lugar, la Imagenología puede ser una especialidad estresante y emocionalmente agotadora, ya que a menudo se trabaja con pacientes que tienen enfermedades graves o potencialmente mortales. Los médicos radiólogos pueden experimentar altos niveles de estrés debido a la naturaleza crítica de su trabajo y la responsabilidad que tienen hacia sus pacientes.

En segundo lugar, la Imagenología puede ser una especialidad solitaria, porque gran parte del trabajo se realiza en una sala de lectura en lugar de en una clínica o sala de pacientes. Los médicos radiólogos pueden sentir que no están interactuando con los pacientes y otros profesionales médicos de la misma manera que en otras especialidades.

Además, la Imagenología es una especialidad altamente técnica que requiere una gran cantidad de tiempo y esfuerzo para mantenerse actualizado en los avances y las tendencias de la especialidad. Esto puede ser desafiante y puede requerir una dedicación significativa fuera del trabajo.

Por último, los médicos radiólogos pueden enfrentar preocupaciones sobre la exposición a la radiación y otros riesgos para la salud ocupacional. Los equipos de imagen utilizados en la radiología emiten radiación ionizante, que puede ser peligrosa si no se utiliza correctamente o se expone a niveles altos de radiación a lo largo del tiempo.

En resumen, ser médico especialista en Imagenología puede tener algunos aspectos negativos a considerar, incluyendo el estrés emocional y la naturaleza solitaria del trabajo, la necesidad de mantenerse actualizado en avances y tendencias en la especialidad y las preocupaciones sobre la exposición a la radiación y otros riesgos ocupacionales.

¿Cómo es un día típico de trabajo de un médico especialista en Imagenología Diagnóstica y Terapéutica?
Un día típico de trabajo para un médico especialista en radiología puede variar según el entorno de

trabajo y la subespecialidad en la que se especialice. Sin embargo, aquí hay una descripción general de cómo puede ser un día de trabajo en la vida de un médico radiólogo.

Un médico radiólogo típicamente comienza el día revisando los estudios de imágenes que se realizaron el día anterior. Esto puede incluir radiografías simples, tomografías computarizadas (TC) y resonancias magnéticas (RM). El médico imagenólogo analiza los resultados y proporciona un informe de interpretación al médico tratante, lo que ayuda a guiar el tratamiento y la atención al paciente.

A lo largo del día, el médico radiólogo también puede realizar estudios de imágenes adicionales, especialmente si se trata de una urgencia médica. Esto podría incluir una tomografía computarizada urgente para un paciente que presenta síntomas de un accidente cerebrovascular o una resonancia magnética para un paciente con una lesión de la médula espinal.

El médico imagenólogo también puede pasar tiempo interactuando con otros profesionales médicos, incluidos médicos tratantes, cirujanos y oncólogos. Discuten los resultados de los estudios de imágenes y trabajan juntos para determinar el mejor curso de tratamiento para el paciente.

Además de analizar los resultados de los estudios de imágenes y trabajar con otros profesionales médicos, el médico radiólogo también puede supervisar la tecnología de imagen. Esto puede incluir la configuración y el mantenimiento de equipos como la TC y la RM.

A lo largo del día, el médico imagenólogo debe tener en cuenta la seguridad del paciente. Esto significa garantizar que el equipo de imagen esté funcionando correctamente y que los pacientes estén protegidos de la exposición a la radiación.

En general, un día de trabajo en la vida de un médico especialista en radiología puede ser muy ocupado y variado. Sin embargo, la capacidad de utilizar técnicas de imagen para diagnosticar y tratar enfermedades graves y potencialmente mortales es extremadamente gratificante. La radiología es una especialidad esencial para la atención médica y ofrece oportunidades emocionantes y desafiantes para los médicos radiólogos que buscan hacer una diferencia en la vida de los pacientes.

¿Cómo es la personalidad de un médico especialista en Imagenología Diagnóstica y Terapéutica?
No hay una única personalidad que defina a un médico con especialidad en radiología, ya que los médicos imagenólogos provienen de diferentes orígenes y tienen diferentes características. Sin embargo, los médicos radiólogos tienden a ser personas detallistas, metódicas y precisas, porque su trabajo implica analizar y diagnosticar a partir de imágenes detalladas. Además, suelen tener habilidades técnicas y de resolución de problemas, así como una fuerte ética de trabajo. En resumen, los médicos radiólogos suelen ser personas que tienen un fuerte enfoque en la calidad y la precisión en su trabajo.

¿Cuáles son las subespecialidades de Imagenología Diagnóstica y Terapéutica?

Algunas de las subespecialidades más comunes incluyen:

- **Radiología Intervencionista:** utiliza técnicas de imagen para guiar procedimientos quirúrgicos mínimamente invasivos.

- **Radiología Musculoesquelética:** se enfoca en el diagnóstico y tratamiento de enfermedades y lesiones de los huesos y articulaciones.

- **Radiología Pediátrica:** se enfoca en el diagnóstico y tratamiento de enfermedades y lesiones en niños y adolescentes.

- **Radiología Oncológica:** se enfoca en el diagnóstico y tratamiento del cáncer.

- **Neurorradiología**: se enfoca en el diagnóstico y tratamiento de enfermedades y lesiones del sistema nervioso central y periférico.

Estas son solo algunas de las subespecialidades de la Imagenología Diagnóstica y Terapéutica, pero hay muchas otras áreas en las que un radiólogo puede especializarse.

¿Cuáles son los retos a futuro de la especialidad en Imagenología Diagnóstica y Terapéutica?
La especialidad de radiología enfrenta varios desafíos en el futuro, como el aumento de la demanda de servicios de imágenes y la necesidad de adaptarse a los cambios tecnológicos en constante evolución. Con la creciente necesidad de diagnósticos precisos y tratamiento, los médicos radiólogos también enfrentan una mayor presión para producir resultados rápidos y precisos, lo que puede aumentar la carga de trabajo. Además, la

inteligencia artificial y el aprendizaje automático están transformando el campo de la radiología, lo que requiere que los radiólogos estén actualizados en cuanto a tecnologías y habilidades. En resumen, la especialidad de radiología continuará enfrentando nuevos desafíos en el futuro, pero con la capacitación y actualización constante de habilidades, los radiólogos pueden seguir siendo líderes en el diagnóstico y tratamiento de enfermedades a través de imágenes médicas.

Dr. José Manuel Ruiz Morales

Medicina de la Actividad Física y Deportiva

Duración del posgrado: Tres años

La medicina del deporte es una especialidad médica que se enfoca en la prevención, diagnóstico y tratamiento de lesiones relacionadas con el deporte y el ejercicio físico. Los médicos especialistas en medicina del deporte están capacitados para tratar a atletas y personas de todas las edades y niveles de habilidad. Además, esta especialidad también se encarga de mejorar el rendimiento deportivo y la salud física de los pacientes mediante la prescripción del ejercicio o del esfuerzo basándose en las características individuales de cada persona (edad, sexo, lesiones, enfermedades crónicas-degenerativas, sedentarios, amateurs, alto rendimiento), realizando diferentes evaluaciones morfo funcionales para evaluar y diagnosticar a los pacientes, teniendo un amplio conocimiento en la fisiología del ejercicio para poder reconocer cuando algo es un proceso adaptativo (por ejercicio) o patológico, así como amplios conocimientos en anatomía, bioquímica y biomecánica. También trabajan en la detección y el tratamiento de lesiones deportivas, incluyendo lesiones músculo-esqueléticas como esguinces, fracturas, desgarros musculares y lesiones en la columna vertebral. Además, pueden tratar lesiones relacionadas con el sobreentrenamiento y el desgaste físico.

La medicina del deporte también se enfoca en la mejora del rendimiento deportivo. Los médicos especialistas en medicina del deporte pueden trabajar con atletas para mejorar su fuerza, resistencia y agilidad, y también pueden proporcionar programas de nutrición y entrenamiento personalizados para ayudar a los atletas a alcanzar sus metas deportivas. Los programas de ejercicio son enfocados a lo que el paciente necesite o tenga como meta (aumento de alguna habilidad o capacidad física específica, inicio de ejercicio en personas sedentarias, readaptación deportiva, rehabilitación cardiaca, rehabilitación de lesiones músculo-esqueléticas) y cada cierto tiempo se evalúan nuevamente para mejorar el progreso.

Otro aspecto importante de la medicina del deporte es la rehabilitación de lesiones. Los médicos especialistas en medicina del deporte pueden trabajar con fisioterapeutas y otros profesionales de la salud para diseñar planes de rehabilitación personalizada para ayudar a los pacientes a recuperarse de lesiones deportivas y volver a la actividad física.

En resumen, la medicina del deporte es una especialidad médica enfocada en la prevención, diagnóstico y tratamiento de lesiones deportivas, así como en la mejora del rendimiento deportivo. Los médicos especialistas en medicina del deporte trabajan con atletas y personas activas de todas las edades y niveles de habilidad para ayudarles a alcanzar sus objetivos deportivos y mejorar su salud física.

¿Por qué escoger la especialidad de Medicina de la Actividad Física y Deportiva?
Puede ser una excelente opción para aquellos estudiantes de medicina que disfrutan del deporte y la actividad física, así como para aquellos

interesados en el tratamiento y prevención de lesiones músculo-esqueléticas. Esta especialidad también puede ofrecer oportunidades para trabajar con atletas de alto rendimiento y mejorar el rendimiento deportivo. Además, la medicina del deporte es una especialidad en constante evolución y se encuentra en alta demanda debido a la creciente popularidad del deporte y la actividad física en todo el mundo.

Aspectos positivos de ser un especialista en Medicina de la Actividad Física y Deportiva:
Algunos de los aspectos positivos incluyen la oportunidad de trabajar con atletas de alto rendimiento y mejorar su salud y rendimiento deportivo. Además, esta especialidad puede ofrecer una gran satisfacción personal al poder ayudar a las personas a recuperarse de lesiones y volver a la actividad física. La medicina del deporte también puede proporcionar una experiencia de trabajo variada y desafiante, con la oportunidad de trabajar en una variedad de entornos, desde equipos deportivos hasta clínicas de fisioterapia.

Desafíos de ser un especialista en Medicina de la Actividad Física y Deportiva:
Algunos desafíos pueden incluir largas horas de trabajo, especialmente durante la temporada de competencias y eventos deportivos, así como la necesidad de mantenerse actualizado en los avances médicos y tecnológicos en esta especialidad en constante evolución. También puede haber una presión adicional para tomar decisiones rápidas y precisas en situaciones de urgencia y una mayor responsabilidad en la prevención de lesiones y la seguridad de los atletas. Además, trabajar con atletas de alto rendimiento puede ser

emocionalmente exigente y puede requerir habilidades de comunicación y trabajo en equipo excepcionales. Al ser una especialidad poco conocida, uno de los principales retos es difundir el conocimiento de esta especialidad a otros médicos y trabajadores de la salud, para formar grupos interdisciplinarios (principalmente ginecólogos, cardiólogos, médicos internistas y ortopedistas) y brindar una atención integral al paciente, dependiendo de su condición específica.

¿Cómo es un día típico de trabajo de un médico especialista en Medicina de la Actividad Física y Deportiva?
La medicina del deporte es una especialidad médica emocionante y desafiante que se centra en la prevención, el diagnóstico y el tratamiento de lesiones relacionadas con el deporte y la actividad física. Un día típico en la vida de un médico especialista en medicina del deporte puede variar mucho según el entorno de trabajo y las responsabilidades específicas del médico, pero en general, un día puede incluir lo siguiente:

Por la mañana, el médico puede comenzar revisando los informes de los pacientes programados para el día y los que se atendieron anteriormente. Esto puede incluir la revisión de imágenes médicas, como radiografías y resonancias magnéticas, y la interpretación de los resultados.

A continuación, el médico puede tener una serie de citas programadas con pacientes que necesitan exámenes físicos para determinar su aptitud para el deporte o para evaluar lesiones y enfermedades relacionadas con el deporte. Estos pacientes pueden incluir atletas jóvenes, aficionados y profesionales.

El médico también puede realizar procedimientos médicos como infiltraciones, terapias físicas y rehabilitación para ayudar a los pacientes a recuperarse de lesiones y mejorar su rendimiento deportivo.

Durante el día, el médico también puede trabajar en equipo con otros especialistas, como fisioterapeutas, entrenadores y nutricionistas, para garantizar que los pacientes reciban el tratamiento más completo y efectivo.

En algunos casos, el médico puede tener que asistir a eventos deportivos y competencias para brindar atención médica a los atletas y asegurar su seguridad. Esto puede incluir viajes y trabajar en horarios no convencionales, como fines de semana y festivos.

Por la tarde, el médico puede dedicar tiempo a la documentación y el seguimiento de pacientes, incluida la actualización de historias clínicas y la elaboración de planes de tratamiento.

La vida de un médico especialista en medicina del deporte puede ser variada e impredecible, con una combinación de trabajo clínico y procedimientos, así como la posibilidad de trabajar en equipo y en situaciones de emergencia. Aunque puede ser desafiante, también puede ser extremadamente gratificante para aquellos interesados en el deporte y la actividad física, así como en mejorar la salud y el bienestar de los pacientes.

¿Cómo es la personalidad de un especialista en Medicina de la Actividad Física y Deportiva?

Un médico con especialidad en medicina del deporte debe tener una personalidad orientada hacia el trabajo en equipo y la colaboración con otros profesionales del deporte, como entrenadores, fisioterapeutas y nutricionistas. Debe ser una persona empática y comprensiva, capaz de escuchar y entender las necesidades de sus pacientes y adaptar su enfoque de tratamiento en consecuencia. Además, debe ser una persona muy organizada y capaz de manejar múltiples tareas y responsabilidades al mismo tiempo, ya que puede trabajar en una variedad de entornos, incluyendo clínicas, hospitales, equipos deportivos y eventos deportivos. La paciencia y la capacidad para trabajar bajo presión también son importantes, porqué puede haber situaciones en las que se requiera una toma de decisiones rápida y efectiva.

¿Cuáles son los retos a futuro de la especialidad en Medicina de la Actividad Física y Deportiva?
La especialidad de medicina del deporte enfrenta varios desafíos en el futuro, incluyendo la necesidad de mantenerse actualizada con los avances en la tecnología médica y la investigación científica, la creciente demanda de atención médica para atletas de todas las edades y niveles de habilidad, la prevención y tratamiento de lesiones deportivas y la promoción de la actividad física en la población en general. Además, la medicina del deporte debe adaptarse a las nuevas tendencias en el mundo del deporte, como el auge de los deportes electrónicos y la necesidad de brindar atención médica a los deportistas virtuales. La especialidad también debe abordar cuestiones de equidad y diversidad en el deporte, incluyendo la atención médica adecuada para atletas de diferentes géneros y culturas. Los médicos especialistas en medicina del deporte

deben estar preparados para enfrentar estos desafíos y mantenerse actualizados en su campo en constante evolución.

Medicina de Rehabilitación

Duración del posgrado: Cuatro años

La Medicina de Rehabilitación es una especialidad médica que se enfoca en la prevención, diagnóstico y tratamiento de discapacidades físicas, funcionales y neurológicas. La especialidad de Medicina de Rehabilitación se centra en el manejo de pacientes que han sufrido una enfermedad o lesión que ha afectado su capacidad de moverse o realizar actividades cotidianas.

La Medicina de Rehabilitación se ocupa de la evaluación y tratamiento de las discapacidades, incluyendo las lesiones de la médula espinal, daño cerebral, amputaciones, esclerosis múltiple y otras enfermedades que limitan la movilidad y las funciones del cuerpo. El objetivo principal de la Medicina de Rehabilitación es ayudar al paciente a recuperar la función física, mejorar su capacidad de realizar actividades cotidianas y recuperar su independencia.

La especialidad médica de Medicina de Rehabilitación es compleja y abarca muchos aspectos de la atención al paciente. Los médicos especialistas en Medicina de Rehabilitación trabajan en equipo con otros especialistas, como fisioterapeutas, terapeutas ocupacionales, psicólogos, nutricionistas y otros profesionales de la salud para proporcionar una atención integral al paciente.

Los médicos especialistas en Medicina de Rehabilitación también se encargan de evaluar la función física del paciente y desarrollar planes de tratamiento personalizados. Estos planes pueden incluir fisioterapia, terapia ocupacional, medicamentos, tratamientos de dolor y otros procedimientos médicos para mejorar la movilidad y la calidad de vida del paciente.

Además, los médicos especialistas en Medicina de Rehabilitación también pueden ayudar a los pacientes a adaptarse a una discapacidad permanente. Esto puede incluir la prescripción de dispositivos de asistencia como sillas de ruedas o prótesis, así como la recomendación de terapias de adaptación que ayuden al paciente a realizar las actividades cotidianas con más facilidad.

La especialidad médica de Medicina de Rehabilitación es una rama de la medicina que se enfoca en el manejo de pacientes con discapacidades físicas, funcionales y mentales. Los médicos especialistas en esta área trabajan en equipo con otros profesionales de la salud para proporcionar una atención integral al paciente y desarrollar planes de tratamiento personalizados para ayudar a los pacientes a recuperar la función física y mejorar su calidad de vida.

¿Por qué escoger la especialidad de Medicina de Rehabilitación?

Seleccionar la especialidad de Medicina de Rehabilitación para su posgrado puede ser una excelente opción si estás interesado en trabajar con pacientes que han sufrido una lesión o enfermedad que afecta su capacidad física, funcional y mental. Esta especialidad te permitirá desarrollar habilidades en el manejo integral del paciente, trabajar en equipo con otros profesionales de la salud y mejorar la calidad de vida de tus pacientes.

Aspectos positivos de ser un especialista en Medicina de Rehabilitación:
Ser médico especialista en Medicina de Rehabilitación puede ser muy gratificante, ya que te permitirá ayudar a los pacientes a recuperar la función física, mejorar su calidad de vida y adaptarse a una discapacidad permanente. Además, trabajar en equipo con otros profesionales de la salud puede brindarte una experiencia enriquecedora y la oportunidad de aprender de otras disciplinas médicas. La Medicina de Rehabilitación también es una especialidad en crecimiento y demanda, lo que puede brindarte muchas oportunidades de carrera en el futuro.

Desafíos de ser un especialista en Medicina de Rehabilitación:
Ser médico especialista en Medicina de Rehabilitación puede tener algunos desafíos, como cualquier otra especialidad médica. Por ejemplo, trabajar con pacientes que tienen discapacidades puede ser emocionalmente desafiante y puede requerir una gran cantidad de paciencia y habilidades de comunicación. Además, el trabajo puede ser físicamente agotador, ya que puede involucrar ayudar a los pacientes a realizar ejercicios y actividades físicas. Sin embargo, si tienes una pasión por ayudar a los pacientes a mejorar su calidad de vida y estás dispuesto a enfrentar estos desafíos, la Medicina de Rehabilitación puede ser una opción gratificante y satisfactoria para ti.

¿Cómo es un día típico de trabajo de un médico especialista en Medicina de Rehabilitación?

El día de trabajo de un médico especialista en Medicina de Rehabilitación puede comenzar temprano en la mañana, ya que a menudo tienen una agenda de pacientes programada desde temprano. Antes de comenzar a ver a los pacientes, el médico puede revisar los registros médicos y las evaluaciones de los pacientes para tener una idea de sus necesidades específicas de rehabilitación y preparar un plan de tratamiento personalizado para cada paciente.

Una vez que los pacientes comienzan a llegar, el médico especialista en Medicina de Rehabilitación comienza a evaluar y tratar a los pacientes en función de sus necesidades específicas. Por ejemplo, un paciente puede haber sufrido una lesión en la columna vertebral y necesitar rehabilitación para mejorar su movilidad y aliviar el dolor. El médico puede trabajar con un fisioterapeuta para desarrollar un plan de ejercicios específicos que ayuden al paciente a recuperar su fuerza y flexibilidad, mientras que también puede recetar medicamentos para aliviar el dolor.

Durante el día, el médico especialista en Medicina de Rehabilitación también puede trabajar con pacientes que tienen discapacidades permanentes. En estos casos, el médico puede ayudar al paciente a adaptarse a su nueva situación y brindar asesoramiento sobre cómo mejorar su calidad de vida. Por ejemplo, el médico puede recomendar dispositivos de asistencia o modificaciones en el hogar para hacer que la vida diaria del paciente sea más manejable.

En algunos casos, el médico especialista en Medicina de Rehabilitación también puede trabajar con pacientes que necesitan rehabilitación para tratar trastornos de salud mental, como la depresión o la ansiedad. El médico puede trabajar con un psicólogo o un trabajador social para desarrollar un plan de tratamiento integral que aborde tanto los aspectos físicos como los emocionales del bienestar del paciente.

Un día de trabajo en la vida de un médico especialista en Medicina de Rehabilitación puede ser muy variado, ya que trabajan con pacientes con una amplia variedad de afecciones y necesidades. Desde evaluar y tratar a pacientes que se están recuperando de una lesión o enfermedad, hasta ayudar a aquellos que necesitan adaptarse a una discapacidad permanente, los médicos especialistas en Medicina de Rehabilitación juegan un papel fundamental en ayudar a mejorar la calidad de vida de sus pacientes.

¿Cómo es la personalidad de un especialista en Medicina de Rehabilitación?
La personalidad de un médico especialista en Medicina de Rehabilitación suele ser empática, compasiva y paciente. Estos médicos deben ser capaces de conectar con sus pacientes y comprender las emociones y preocupaciones que pueden surgir durante el proceso de rehabilitación. Además, deben ser pacientes y perseverantes, ya que el proceso de rehabilitación puede ser lento y requiere una atención constante. La habilidad para trabajar en equipo también es importante para los médicos especialistas en Medicina de Rehabilitación, porque a menudo trabajan en colaboración con otros profesionales de la salud para brindar una atención integral a sus pacientes. En resumen, los médicos especialistas en Medicina de

Rehabilitación tienen una personalidad empática, paciente y colaborativa, que les permite ayudar a sus pacientes a lograr una recuperación exitosa.

¿Cuáles son los retos a futuro de la especialidad en Medicina de Rehabilitación?
La especialidad de Medicina de Rehabilitación se enfrenta a varios retos a futuro, como el envejecimiento de la población, el aumento de enfermedades crónicas y la necesidad de una atención médica más integral y centrada en el paciente. Además, la tecnología y la investigación en el campo de la Medicina de Rehabilitación están evolucionando rápidamente, lo que significa que los médicos especialistas en esta área deben mantenerse actualizados y adaptarse a los nuevos avances. También hay una creciente demanda de servicios de rehabilitación, lo que puede llevar a una mayor presión sobre los médicos especialistas y los sistemas de atención médica en general. A pesar de estos desafíos, la especialidad de Medicina de Rehabilitación sigue siendo esencial para mejorar la calidad de vida de las personas que necesitan rehabilitación y continuarán desempeñando un papel clave en la atención médica del futuro.

Medicina de Urgencias

Duración del posgrado: Tres años

La especialidad de Medicina de Urgencias es una rama de la medicina que se enfoca en el manejo de pacientes con enfermedades o lesiones agudas que requieren atención inmediata. Los médicos especialistas en Medicina de Urgencias son responsables de la atención médica en el servicio de urgencias de hospitales y centros de atención médica.

El trabajo de un especialista en Medicina de Urgencias es muy dinámico y varía en función de la gravedad de la enfermedad o lesión del paciente. Los pacientes pueden llegar al servicio de urgencias por una amplia variedad de razones, desde accidentes automovilísticos y ataques cardíacos hasta envenenamientos y lesiones deportivas. Los especialistas en Medicina de Urgencias deben ser capaces de diagnosticar y tratar rápidamente a los pacientes para prevenir complicaciones graves y salvar vidas.

La formación para convertirse en especialista en Medicina de Urgencias requiere de una amplia experiencia en áreas como Medicina Interna, cirugía, traumatología y cuidados intensivos. Los residentes de Medicina de Urgencias reciben formación práctica en la atención a pacientes en situaciones de emergencia, incluyendo la evaluación inicial, la estabilización y la atención continua. Además, deben aprender a trabajar bajo presión, a tomar decisiones rápidas y a coordinar con otros profesionales de la salud para proporcionar un tratamiento efectivo y eficiente.

La Medicina de Urgencias es una especialidad muy exigente, pero también muy gratificante. Los especialistas en Medicina de Urgencias tienen la oportunidad de salvar vidas y mejorar la calidad de vida de los pacientes en situaciones de emergencia. Además, trabajan en un ambiente muy dinámico, donde cada día es diferente y presentan nuevos desafíos.

La especialidad de Medicina de Urgencias es una rama emocionante y desafiante de la medicina. Los especialistas en Medicina de Urgencias desempeñan un papel crucial en la atención médica de emergencia y tienen la oportunidad de marcar una gran diferencia en la vida de los pacientes que atienden.

¿Por qué escoger la especialidad en Medicina de Urgencias?
La especialidad de Medicina de Urgencias ofrece una experiencia clínica única e intensa, en la que se atienden pacientes con una amplia variedad de patologías agudas y graves en situaciones de alta demanda y presión. La formación en esta especialidad permite a los médicos adquirir habilidades específicas para la atención oportuna y efectiva de pacientes en emergencias médicas, lo que puede salvar vidas y mejorar la calidad de vida de los pacientes. Además, la Medicina de Urgencias es una especialidad en constante evolución y actualización, lo que brinda una experiencia enriquecedora y un constante aprendizaje. Asimismo, se puede trabajar en diversos entornos de atención médica, como hospitales, servicios de

ambulancias, clínicas de atención urgente, entre otros.

Aspectos positivos de la especialidad en Medicina de Urgencias:

Ser médico de urgencias puede ser muy gratificante porque los médicos de urgencias son los primeros en responder a situaciones médicas críticas y pueden marcar una gran diferencia en la vida de los pacientes. La especialidad de Medicina de Urgencias también puede proporcionar una gran variedad de casos y desafíos, lo que puede mantener la práctica médica emocionante y estimulante. Además, los médicos de urgencias pueden trabajar en diferentes entornos, incluyendo hospitales, clínicas y servicios de emergencia, lo que puede brindar la oportunidad de interactuar con una amplia variedad de pacientes y médicos.

Desafíos de la especialidad en Medicina de Urgencias:

Ser médico de urgencias puede ser una carrera emocionante y gratificante, pero también puede ser muy exigente y estresante. Los médicos de urgencias a menudo trabajan largas horas, incluyendo turnos nocturnos, fines de semana y días festivos. También pueden estar expuestos a situaciones peligrosas y enfrentar la presión de tomar decisiones rápidas en situaciones de vida o muerte. Además, la carga emocional de tratar a pacientes que están en condiciones críticas o fallecen puede ser difícil de manejar.

¿Cómo es un día típico de trabajo de un especialista en Medicina de Urgencias?

El trabajo de un médico de urgencias puede ser descrito como dinámico, desafiante y altamente demandante. Los médicos de urgencias son responsables de atender a pacientes que llegan a los servicios de emergencia con una variedad de afecciones médicas que pueden ser desde leves hasta graves y potencialmente mortales. Estos pacientes pueden requerir atención inmediata y en algunos casos, pueden necesitar una intervención médica rápida y agresiva para salvar sus vidas.

Un día típico en la vida de un médico de urgencias puede comenzar temprano en la mañana o tarde en la noche, dependiendo del turno asignado. El médico generalmente comienza el día revisando los informes del turno anterior y se reúne con el equipo de enfermería y otros miembros del personal para discutir cualquier problema de los pacientes y planificar la atención médica para el día.

El médico luego se encarga de la evaluación y tratamiento de pacientes que pueden tener desde lesiones menores hasta enfermedades graves, como ataques cardíacos, accidentes cerebrovasculares, lesiones traumáticas y problemas respiratorios, entre otros. Los médicos también pueden atender a pacientes con problemas de salud mental y conductuales que pueden requerir atención especializada.

El trabajo de un médico de urgencias es altamente exigente y estresante, ya que tienen que tomar decisiones rápidas y precisas en situaciones de alta presión y con pocos recursos disponibles. Además, a menudo trabajan en turnos prolongados y pueden estar expuestos a situaciones estresantes que pueden afectar su bienestar emocional y físico.

Un día de trabajo en la vida de un médico de urgencias es altamente impredecible, desafiante y exigente. Pero al mismo tiempo, puede ser muy gratificante, ya que los médicos tienen la oportunidad de marcar una diferencia significativa en la vida de los pacientes y sus familias. Además, los médicos de urgencias también tienen la oportunidad de trabajar en un ambiente de equipo, aprender y adquirir experiencia en una amplia gama de patologías médicas, y adquirir habilidades valiosas para el cuidado del paciente crítico.

¿Cómo es la personalidad de un especialista en Medicina de Urgencias?
La personalidad de un médico de urgencias debe ser multifacética y adaptativa debido a las demandas y desafíos cambiantes que surgen en su práctica diaria. Es importante tener habilidades de comunicación efectiva y empatía para interactuar con pacientes y familiares en situaciones de alta tensión emocional. Además, la capacidad de tomar decisiones rápidas y precisas bajo presión y la habilidad de trabajar en equipo son importantes para brindar atención médica de calidad y eficiente en un ambiente de urgencia. Un médico de urgencias también debe ser compasivo, comprensivo y tener la capacidad de trabajar largas horas y en horarios variables.

¿Cuáles son las subespecialidades de Medicina de Urgencias?
Algunas de las subespecialidades de la especialidad de Medicina de Urgencias son:

- **Medicina Crítica y Cuidados Intensivos:** se enfoca en el diagnóstico y tratamiento de pacientes críticamente enfermos, que requieren cuidados intensivos.

- **Toxicología Médica**: se enfoca en el diagnóstico y tratamiento de las intoxicaciones y envenenamientos, incluyendo la gestión de las sobredosis de drogas y los efectos adversos de los productos químicos.

- **Medicina de Desastres**: se enfoca en la planificación, preparación y respuesta a emergencias y desastres naturales o provocados por el ser humano.

- **Medicina Hiperbárica**: se enfoca en el diagnóstico y tratamiento de las enfermedades que resultan de la exposición a ambientes hiperbáricos, como la descompresión de los buzos.

- **Trauma y Cirugía de Emergencia**: se enfoca en el diagnóstico y tratamiento de pacientes con lesiones traumáticas graves, que requieren tratamiento inmediato.

- **Urgencias Pediátricas**: se enfoca en el diagnóstico y tratamiento de emergencias médicas en niños, desde el recién nacido hasta la adolescencia.

Es importante destacar que estos son solo algunos ejemplos de las subespecialidades de la Medicina de Urgencias, ya que existen otras áreas de enfoque y especialización.

¿Cuáles son los retos a futuro de la especialidad de Medicina de Urgencias?

La especialidad de Medicina de Urgencias enfrenta diversos retos a futuro, como el aumento en la demanda de servicios de urgencias debido al envejecimiento de la población, la complejidad de las enfermedades crónicas y el incremento en la incidencia de enfermedades infecciosas y emergentes. Además, también se debe hacer frente a la falta de recursos materiales y humanos en algunos centros de urgencias, así como a la necesidad de mantener una actualización constante en cuanto a nuevas tecnologías y avances médicos. La formación de equipos multidisciplinarios, la implementación de programas de prevención y la optimización de la coordinación entre los diferentes niveles de atención son algunas de las estrategias para hacer frente a estos desafíos.

Dr. José Manuel Ruiz Morales

Medicina del Trabajo y Ambiental

Duración del posgrado: Tres años

La especialidad médica de medicina del trabajo se enfoca en la promoción y prevención de la salud de los trabajadores, mediante la identificación de las condiciones de trabajo (agentes y factores) que pudieran representar un riesgo a la salud. Así mismo, ubica y mantiene al trabajador en un empleo adecuado a sus aptitudes fisiológicas. Los médicos especialistas en esta área trabajan en estrecha colaboración con los empleadores y los trabajadores para identificar los riesgos del trabajo, promover la salud ocupacional y prevenir accidentes y enfermedades relacionadas con el trabajo.

Los médicos especialistas en medicina del trabajo realizan evaluaciones médicas de los trabajadores, incluyendo la o las exposiciones laborales que puedan afectar su salud. Además, llevan a cabo exámenes médicos de ingreso, exámenes periódicos y monitoreo de la salud de los trabajadores expuestos a agentes y factores específicos. También asesoran sobre la adaptación del entorno laboral y de las tareas específicas a la capacidad de cada trabajador.

Otras tareas que realizan los médicos especialistas en medicina del trabajo incluyen el diseño de programas de prevención y promoción de la salud en el entorno laboral, la evaluación de los riesgos psicosociales y ergonómicos en el trabajo, investigaciones sobre la causa de los riesgos del trabajo, medidas de prevención de los mismos y su impacto en los indicadores de seguridad y salud.

En resumen, la especialidad médica de medicina del trabajo es esencial para garantizar la salud y seguridad de los trabajadores, y para prevenir enfermedades y riesgos de trabajo relacionadas con el oficio y quehacer de cada trabajador. Los médicos especialistas en esta área deben tener una sólida formación médica y una comprensión profunda de los riesgos del trabajo y la seguridad en el entorno de trabajo. Con su dedicación y compromiso, pueden hacer una gran diferencia en la vida de los trabajadores y en la prevención de riesgos laborales en el futuro.

¿Por qué escoger la especialidad de Medicina del Trabajo y Ambiental?
La especialidad de Medicina del Trabajo es una excelente opción para aquellos médicos generales interesados en la prevención de enfermedades y accidentes relacionados con el trabajo. Además, ofrece la oportunidad de trabajar en colaboración con empleadores y trabajadores para mejorar la seguridad y salud ocupacional en el entorno del trabajo. También es una especialidad en constante evolución y desarrollo, lo que brinda una oportunidad para aprender y crecer profesionalmente.

Aspectos positivos de ser un especialista en Medicina del Trabajo y Ambiental:
Algunos incluyen la posibilidad de mejorar la salud y seguridad de los trabajadores, colaborar con empresas e instituciones para implementar políticas de salud ocupacional, tener un enfoque preventivo en el cuidado de la salud y tener una amplia gama de oportunidades laborales en diversos campos, como

la industria, la consultoría, el sector público y privado, entre otros. Aunado a que, la baja oferta de estos médicos especialistas, conlleva una amplia oferta laboral al egresar de la especialidad, pudiéndose desarrollar en cualquier giro de la economía. Además, esta especialidad permite un equilibrio entre la vida laboral y personal, lo que mejora la calidad de vida del médico especialista en Medicina del Trabajo.

Desafíos de ser un especialista en Medicina del Trabajo y Ambiental:
Entre los desafíos se encuentran la posibilidad de enfrentar situaciones estresantes y emocionalmente difíciles debido a accidentes y enfermedades del trabajo que se puedan presentar, así como la necesidad de trabajar con empresas que no estén dispuestas a implementar políticas de salud ocupacional adecuadas. También puede ser una especialidad demandante en términos de tiempo y energía debido a la necesidad de mantenerse actualizado en las regulaciones y leyes laborales en constante cambio.

¿Cómo es un día típico de trabajo de un especialista en Medicina del Trabajo y Ambiental?
La especialidad de Medicina del Trabajo tiene un enfoque preventivo en el cuidado de la salud ocupacional, y el trabajo diario de un médico especialista en esta área puede variar significativamente dependiendo del entorno laboral en el que se encuentre.

En general, el día de trabajo de un médico especialista en Medicina del Trabajo puede comenzar con la revisión y análisis de la información médica de los empleados y trabajadores de una empresa, incluyendo sus registros médicos, antecedentes de enfermedades y accidentes e historial laboral. También puede realizar evaluaciones médicas previas al empleo, examinando a los candidatos para asegurarse de que estén físicamente aptos para realizar las tareas que se les asignarán.

El médico especialista en Medicina del Trabajo también puede colaborar con empresas e instituciones para implementar políticas de salud ocupacional, realizar recorridos sensoriales que ayuden en el reconocimiento de agentes y factores de riesgo presentes en el ambiente laboral, así como recorridos para verificar las medidas implementadas para el control de riesgos.

Otro aspecto importante del trabajo de un médico especialista en Medicina del Trabajo es la atención y seguimiento de los empleados y trabajadores que hayan sufrido alguna lesión o enfermedad relacionada con el trabajo. El médico puede ser responsable de realizar exámenes médicos de seguimiento, recomendar tratamientos y rehabilitación, y colaborar con el empleador para garantizar que se proporcionen las adecuadas condiciones de trabajo para su recuperación.

El trabajo diario de un médico especialista en Medicina del Trabajo puede variar dependiendo del entorno laboral en el que se encuentre, pero siempre tendrá un enfoque preventivo en el cuidado de la salud ocupacional, así como la colaboración con empresas e instituciones para mejorar la seguridad y salud en el entorno laboral.

¿Cómo es la personalidad de un especialista en Medicina del Trabajo y Ambiental?

La personalidad de un médico con especialidad en Medicina del Trabajo puede variar, pero se espera que tenga una serie de características clave para tener éxito en su trabajo. Un médico con esta especialidad debe tener habilidades de comunicación efectiva, ya que interactuará con trabajadores, empleadores, gerentes y otros profesionales de la salud en el entorno laboral. Además, se espera que tenga habilidades analíticas para evaluar y diagnosticar accidentes y enfermedades relacionadas con el trabajo, y habilidades de liderazgo para colaborar con los empleadores y los trabajadores para mejorar la salud y la seguridad en el lugar de trabajo. Finalmente, un médico especialista en Medicina del Trabajo debe tener una gran ética profesional y compromiso con la salud pública y la prevención de accidentes y enfermedades ocupacionales.

¿Cuáles son los retos a futuro de la especialidad en Medicina del Trabajo y Ambiental?

Uno de los principales retos a futuro para la especialidad de Medicina del Trabajo es la adaptación a los cambios en los entornos laborales, ya que estos están en constante evolución debido a los avances tecnológicos y la globalización. Además, la creciente preocupación por la salud mental en el lugar de trabajo, la prevención de enfermedades crónicas relacionadas con el trabajo y la promoción de un entorno del trabajo saludable también representan desafíos para los especialistas en Medicina del Trabajo. La necesidad de mejorar la prevención y el manejo de emergencias de salud ocupacional también es un reto importante. En general, los especialistas en Medicina del Trabajo deben mantenerse actualizados en las tendencias y regulaciones en el lugar de trabajo y adaptarse a las necesidades cambiantes de los empleadores y trabajadores para mejorar la salud y seguridad en su trabajo.

Medicina Familiar

Duración del posgrado: Tres años

La Medicina Familiar es una especialidad médica que se enfoca en la atención médica integral y continua de pacientes de todas las edades y géneros, abarcando la prevención, diagnóstico y tratamiento de enfermedades agudas y crónicas, así como la promoción de la salud y la prevención de enfermedades. Esta especialidad se basa en una relación médico-paciente cercana y duradera, en la que el médico familiar conoce y comprende las necesidades de salud de sus pacientes y les brinda atención personalizada y efectiva.

La formación de un médico familiar se enfoca en la atención médica ambulatoria, lo que significa que su práctica médica se lleva a cabo principalmente en un consultorio o clínica. La especialidad de Medicina Familiar cubre una amplia gama de temas médicos, que incluyen desde la atención de enfermedades crónicas como diabetes, hipertensión arterial y enfermedades cardiovasculares, hasta el manejo de problemas agudos como infecciones respiratorias, gastrointestinales y de piel.

Además, los médicos familiares están capacitados para realizar exámenes preventivos y realizar diagnósticos tempranos de enfermedades. También pueden tratar problemas de salud mental, como depresión y ansiedad, y brindar asesoramiento sobre hábitos de vida saludables, como una alimentación adecuada, el ejercicio y la prevención de enfermedades.

Los médicos familiares trabajan en diferentes entornos, como hospitales, clínicas y consultorios privados, y pueden ejercer en el sector público o privado. También pueden trabajar en equipos de atención médica multidisciplinarios, donde trabajan con otros profesionales de la salud, como enfermeras, psicólogos y trabajadores sociales, para brindar una atención integral a sus pacientes.

La especialidad de Medicina Familiar es esencial para el cuidado de la salud de las personas y las comunidades. Los médicos familiares son expertos en la atención médica integral y personalizada, y están capacitados para brindar una amplia gama de servicios médicos, desde la prevención hasta el tratamiento de enfermedades agudas y crónicas. Si estás interesado en la medicina, considera la especialidad de Medicina Familiar como una opción, ya que es una especialidad gratificante y fundamental para la atención médica en todo el mundo.

¿Por qué escoger la especialidad de Medicina Familiar?

Seleccionar la especialidad de Medicina Familiar para su posgrado es una excelente opción para aquellos médicos generales que buscan una carrera gratificante y en la que puedan tener un impacto positivo en la salud de las personas y las comunidades. La Medicina Familiar ofrece una práctica médica integral y centrada en el paciente, lo que significa que los médicos familiares pueden establecer relaciones cercanas y duraderas con sus pacientes, comprender sus necesidades de salud y brindarles una atención personalizada y efectiva. Además, la especialidad de Medicina Familiar es esencial para la atención médica primaria y la prevención de enfermedades, y ofrece una amplia gama de opciones de trabajo, tanto en el sector público como privado.

Aspectos positivos de la especialidad de Medicina Familiar:

Ser médico familiar ofrece una amplia gama de aspectos positivos para aquellos estudiantes de medicina interesados en esta especialidad. Los médicos familiares brindan atención médica integral y centrada en el paciente a pacientes de todas las edades y géneros, lo que les permite establecer relaciones cercanas y duraderas con sus pacientes y comprender sus necesidades de salud. Además, la Medicina Familiar es esencial para la atención médica primaria y la prevención de enfermedades, lo que significa que los médicos familiares pueden desempeñar un papel fundamental en la promoción de la salud y el bienestar de las personas y las comunidades. La especialidad de Medicina Familiar también ofrece una amplia gama de opciones de trabajo, tanto en el sector público como privado, y la oportunidad de trabajar en investigación médica y en la enseñanza.

Desafíos de la especialidad de Medicina Familiar:

Si bien hay muchos aspectos positivos en ser médico familiar, también hay algunos desafíos a considerar. Por ejemplo, los médicos familiares pueden tener una carga de trabajo abrumadora, especialmente en áreas rurales o urbanas con escasez de atención médica. Además, los médicos familiares pueden tener que lidiar con pacientes con problemas de salud complejos, y pueden sentir la presión de ser responsables de una amplia variedad de diagnósticos y tratamientos. Además, la compensación financiera para los médicos familiares puede ser menor que para otras especialidades médicas, especialmente en comparación con las especialidades más lucrativas. A pesar de estos desafíos, muchos médicos familiares encuentran su trabajo gratificante y desafiante, y disfrutan de la oportunidad de brindar atención médica integral y centrada en el paciente.

¿Cómo es un día típico de trabajo de un médico familiar?

La Medicina Familiar es una especialidad médica única que ofrece una amplia variedad de tareas y responsabilidades. El día de trabajo de un médico familiar puede variar dependiendo de su práctica y entorno, pero a menudo involucra una combinación de tareas clínicas, administrativas y educativas.

Un día típico para un médico familiar puede comenzar temprano en la mañana, donde pueden revisar los registros médicos electrónicos de los pacientes que verán ese día. Luego, pueden comenzar a ver a los pacientes, comenzando con aquellos que tienen citas tempranas. Durante las consultas, los médicos familiares realizan un examen físico y una evaluación de los síntomas del paciente, y pueden solicitar pruebas diagnósticas adicionales, como análisis de sangre o radiografías. También pueden hacer preguntas sobre el estilo de vida y los antecedentes médicos del paciente para determinar la mejor manera de tratar sus síntomas y mejorar su salud en general.

Además de las tareas clínicas, los médicos familiares también pueden dedicar tiempo a tareas administrativas, como la documentación médica y la facturación de los servicios prestados. También pueden participar en reuniones de equipo para discutir el cuidado del paciente y colaborar con otros profesionales de la salud, como enfermeras, trabajadores sociales y especialistas.

Los médicos familiares también pueden dedicar tiempo a la educación y la prevención de enfermedades, como realizar exámenes de detección para enfermedades crónicas, ofrecer consejos de estilo de vida saludable y brindar información sobre vacunas y otros aspectos importantes de la salud preventiva.

En general, el día de trabajo de un médico familiar puede ser variado e impredecible, y puede requerir una combinación de habilidades clínicas, administrativas y de comunicación. Sin embargo, muchos médicos familiares encuentran su trabajo gratificante y desafiante, y disfrutan de la oportunidad de brindar atención médica integral y centrada en el paciente.

¿Cómo es la personalidad de un médico familiar?
La personalidad de un médico familiar es muy importante, ya que esta especialidad médica requiere habilidades interpersonales y de comunicación efectivas, así como una actitud empática y compasiva hacia los pacientes. Los médicos familiares deben ser capaces de establecer relaciones de confianza con sus pacientes y sus familias, y de escuchar y responder a sus necesidades de manera efectiva. Además, los médicos familiares deben ser capaces de trabajar en equipo con otros profesionales de la salud y de coordinar el cuidado de los pacientes en un entorno de atención médica cada vez más complejo. Los médicos familiares deben tener una personalidad amable, compasiva y cooperativa, así como

habilidades interpersonales sólidas para brindar atención médica integral y centrada en el paciente.

¿Cuáles son los retos a futuro de la Medicina Familiar?

La especialidad de Medicina Familiar enfrenta varios desafíos a futuro. Uno de los principales retos es la creciente demanda de atención médica en un contexto de escasez de recursos y de un sistema de salud cada vez más complejo. Además, la Medicina Familiar debe adaptarse a las nuevas tecnologías como los registros médicos electrónicos, la telemedicina y las nuevas tendencias en atención médica, como la atención centrada en el paciente y la prevención de enfermedades crónicas.

Otro desafío importante es la falta de incentivos financieros y profesionales para los médicos familiares, lo que puede llevar a la escasez de profesionales capacitados en esta especialidad y limitar el acceso de los pacientes a atención médica integral y de calidad. Además, los médicos familiares también enfrentan la necesidad de mantenerse actualizados con las últimas tendencias y prácticas médicas, lo que requiere un compromiso constante con la educación médica continua.

En general, la Medicina Familiar enfrenta varios desafíos a futuro, pero también ofrece oportunidades emocionantes y gratificantes para los médicos que desean brindar atención médica integral y centrada en el paciente.

Medicina Interna

Duración del posgrado: Cuatro años

La Medicina Interna es una especialidad médica que se enfoca en el diagnóstico, tratamiento y prevención de enfermedades en adultos. Los médicos internistas, también conocidos como "internistas", son especialistas en el cuidado completo y **global del paciente adulto**, lo que significa que pueden tratar múltiples enfermedades y afecciones médicas que afectan a diferentes sistemas del cuerpo humano.

La Medicina Interna es una especialidad que se centra en el diagnóstico, tratamiento y prevención de enfermedades en adultos. Los médicos internistas tratan una amplia gama de enfermedades, desde enfermedades crónicas hasta enfermedades agudas. Además, están capacitados para tratar varias enfermedades simultáneamente, y trabajan en estrecha colaboración con otros subespecialistas, como cardiólogos, oncólogos y endocrinólogos, entre otros, para brindar un cuidado integral al paciente.

Los médicos internistas tienen un conocimiento profundo de la anatomía, fisiología y patología del cuerpo humano. Utilizan esta experiencia para evaluar los síntomas de un paciente, realizar pruebas de diagnóstico, como análisis de sangre, radiografías y tomografías computarizadas, y elaborar un plan de tratamiento personalizado para cada paciente. El objetivo principal de un internista es proporcionar atención médica de alta calidad y ayudar a los pacientes a mantener una buena salud.

Los médicos internistas tratan una variedad de afecciones médicas, como enfermedades cardíacas, pulmonares, gastrointestinales, enfermedades renales, enfermedades del hígado, enfermedades endocrinas, infecciosas, entre otras. También se especializan en la prevención de enfermedades, y trabajan con los pacientes para establecer planes de prevención personalizados, como cambios en la dieta, ejercicio y otras prácticas saludables.

Para convertirse en médico internista, se requiere completar la carrera de medicina y luego una residencia en Medicina Interna, que generalmente dura cuatro años, aunque antes de concluir la especialidad, se pueden derivar a algún otro posgrado, como Oncología Médica, Infectología, Cardiología, etc. Durante este tiempo, los internistas adquieren experiencia en el tratamiento de una variedad de enfermedades y afecciones médicas. También se espera que trabajen en estrecha colaboración con otros especialistas para proporcionar atención médica integral y de alta calidad a los pacientes.

La Medicina Interna es una especialidad médica que se enfoca en el diagnóstico, tratamiento y prevención de enfermedades en adultos. Los médicos internistas son especialistas en el cuidado completo y global del paciente, y tratan una amplia gama de enfermedades y afecciones médicas. Los médicos internistas juegan un papel importante en el cuidado de la salud y en el bienestar de la sociedad en general.

¿Por qué escoger la especialidad de Medicina Interna?

La especialidad de Medicina Interna es una opción popular para los médicos generales debido a su enfoque integral en el diagnóstico y tratamiento de enfermedades en adultos. Como médico internista, tendrás la oportunidad de desarrollar habilidades clínicas y de liderazgo, trabajar en equipo interdisciplinario y ayudar a los pacientes a manejar sus condiciones crónicas. Además, la Medicina Interna ofrece una amplia gama de subespecialidades, lo que te permite elegir una área de enfoque que se adapte a tus intereses y habilidades. La Medicina Interna es una especialidad emocionante y desafiante que puede proporcionarte una carrera gratificante en la atención médica.

Aspectos positivos de ser un especialista en Medicina Interna:
Ser médico internista tiene varios aspectos positivos, como la posibilidad de establecer una relación más cercana con los pacientes y sus familias debido al enfoque integral en el cuidado de la salud del adulto. También es una especialidad que te permite desarrollar habilidades clínicas avanzadas y adquirir conocimientos en diversas áreas, incluyendo enfermedades crónicas y agudas, trastornos médicos complejos y cuidados intensivos. Además, la Medicina Interna ofrece una amplia variedad de oportunidades de carrera, desde la práctica clínica general hasta la investigación y la docencia en universidades y hospitales. En general, ser médico internista puede proporcionarte una carrera desafiante y gratificante en el cuidado de la salud de los adultos.

Desafíos de ser un especialista en Medicina Interna:

Aunque la Medicina Interna es una especialidad muy gratificante, también tiene algunos desafíos que debes considerar como estudiante de medicina. Uno de los principales desafíos de ser médico internista es el alto volumen de pacientes y la carga de trabajo, especialmente en entornos hospitalarios. También puede haber casos de pacientes con enfermedades crónicas y terminales que pueden ser emocionalmente agotadores. Otra dificultad es la necesidad de mantenerse actualizado en los avances médicos en múltiples áreas de especialización, lo que puede requerir una formación continua y la actualización constante de los conocimientos. Además, el salario en la Medicina Interna puede variar dependiendo del tipo de práctica y el lugar donde trabajas. En general, ser médico internista es una carrera muy desafiante y gratificante, pero también requiere dedicación y perseverancia para superar los desafíos asociados.

¿Cómo es un día típico de trabajo de un médico internista?

Como médico internista, el día de trabajo puede variar dependiendo de la práctica, el entorno y la subespecialidad en la que se especialice. Sin embargo, hay ciertos aspectos que son comunes en la mayoría de los días de trabajo en la Medicina Interna.

Un día típico de trabajo comienza temprano, a menudo antes de las 7 a.m. El médico internista se prepara para el día revisando los registros médicos de los pacientes programados para la jornada. Esto incluye examinar las notas de enfermería, los resultados de pruebas de laboratorio y radiografías, y cualquier información relevante para prepararse para las visitas de los pacientes.

A partir de ahí, el médico internista comienza a ver pacientes en su consultorio o en el hospital, dependiendo de su lugar de trabajo. Las visitas en el consultorio pueden incluir pacientes que vienen por un chequeo de rutina, un seguimiento de una enfermedad crónica, o la evaluación de síntomas nuevos o preocupantes. Las visitas en el hospital pueden incluir la evaluación de pacientes ingresados en la unidad de cuidados intensivos, pacientes con enfermedades agudas o crónicas que requieren hospitalización, o pacientes que han sido transferidos de otro hospital para una atención especializada.

Durante las visitas, el médico internista realiza una evaluación clínica completa, lo que incluye hacer preguntas sobre los síntomas, realizar un examen físico y revisar los resultados de las pruebas de laboratorio y radiografías. Con base en estos datos, el médico internista desarrolla un plan de tratamiento que puede incluir medicamentos, cambios en el estilo de vida y referencias a especialistas o terapeutas.

Entre visitas, el médico internista puede dedicar tiempo a revisar y completar registros médicos, hacer llamadas de seguimiento a pacientes o colaborar con otros miembros del equipo de atención médica, como enfermeras, farmacéuticos y terapeutas. El médico internista también puede asistir a reuniones clínicas o conferencias de formación médica continua.

A medida que el día de trabajo llega a su fin, el médico internista finaliza la documentación necesaria en los registros médicos de los pacientes, revisa cualquier resultado de prueba o imagen que haya llegado a lo largo del día y prepara una lista de tareas pendientes para el día siguiente.

Ser médico internista implica un día de trabajo variado e intenso, con una carga de pacientes y responsabilidades constantes. Sin embargo, también es una especialidad muy gratificante que permite al médico desarrollar habilidades clínicas avanzadas y trabajar en estrecha colaboración con los pacientes para mejorar su salud y bienestar.

¿Cómo es la personalidad de un médico internista?

La personalidad de un médico internista puede variar, ya que cada individuo es único en términos de su temperamento y rasgos de personalidad. Sin embargo, existen ciertos rasgos que pueden ser comunes entre los médicos internistas. Por ejemplo, suelen ser personas comprometidas y apasionadas por la medicina y el cuidado de la salud. Además, tienen una gran capacidad de atención al detalle, paciencia y habilidades de comunicación efectiva. También deben ser capaces de tomar decisiones críticas en situaciones de alta presión y trabajar bien en equipo con otros profesionales de la salud. En general, la personalidad de un médico internista debe incluir una gran empatía y respeto por los pacientes, ya que esta especialidad se enfoca en el cuidado de adultos y en el manejo de enfermedades crónicas y complejas.

¿Cuáles son los retos a futuro de la especialidad en Medicina Interna?

La especialidad de Medicina Interna enfrenta varios retos a futuro. Uno de los mayores desafíos es la creciente demanda de atención médica para una población envejecida y con más comorbilidades. Los médicos internistas deben estar preparados para manejar enfermedades crónicas y complejas, y trabajar en equipo con otros especialistas para garantizar una atención integral.

Otro desafío es la necesidad de mantenerse actualizado con los avances en la tecnología y la investigación médica para brindar el mejor cuidado posible a los pacientes. Los médicos internistas deben dedicar tiempo y recursos a la formación continua y a la educación médica continua para mantenerse actualizados.

Además, existe una creciente presión sobre los médicos internistas para mejorar la eficiencia y reducir los costos de atención médica, mientras mantienen un alto nivel de calidad. Esto puede requerir un enfoque más centrado en la prevención y el cuidado basado en la evidencia.

Los retos a futuro de la especialidad de Medicina Interna incluyen la necesidad de manejar una población con varias comorbilidades y envejecida, mantenerse actualizados con los avances médicos y tecnológicos y mejorar la eficiencia y la calidad del cuidado médico.

¿Por qué existe la necesidad de las subespecialidades en Medicina Interna?
Debido a la complejidad y diversidad de las enfermedades que pueden afectar al cuerpo humano, los médicos internistas a menudo se subespecializan en áreas específicas dentro de la Medicina Interna.

En México, a diferencia de otros países como Estados Unidos o Canadá, los alumnos del posgrado en Medicina Interna pueden derivarse antes de concluir la especialidad, hacia otra subespecialidad. Es decir, un Oncólogo Médico, puede concluir dos años de Medicina Interna (que es lo mínimo solicitado por las Universidades) e iniciar el posgrado de Oncología Médica que tiene una duración de tres años (para un total de cinco años de estudio de posgrado). En los países antes mencionados, si es necesario concluir y tener el diploma de Medicina Interna, aunque cabe señalar que la duración de los posgrados en estos países es menor que en México.

Si un Médico no concluyó Medicina Interna para derivarse a una subespecialidad, por obvias razones no puede obtener el diploma, ni la cédula de Médico Internista. Por otra parte, si concluyó Medicina Interna, bien puede cursar posteriormente una subespecialidad en gran parte de los Hospitales del país; aunque no en todos, como sucede en el Instituto Mexicano del Seguro Social (IMSS), donde inicialmente el médico recién aceptado para cursar Medicina Internar, debe notificar sus planes: si desea concluir Medicina Interna o solo hará los años mínimos para derivarse a una subespecialidad dentro del mismo sistema.

Existen varias razones por las cuales los médicos internistas pueden optar por realizar una subespecialidad. En primer lugar, la Medicina Interna es una especialidad muy amplia, y los médicos internistas que cursan en una subespecialidad pueden adquirir conocimientos más profundos y específicos sobre una enfermedad o sistema de órganos en particular. Esto les permite brindar una atención más enfocada y personalizada a sus pacientes.

Además, el envejecimiento de la población y la aparición de nuevas enfermedades y afecciones han llevado a un aumento en la demanda de especialistas en Medicina Interna. Los médicos internistas que cursan en una subespecialidad pueden atender a un grupo de pacientes en especial, como aquellos con enfermedades renales o enfermedades cardíacas específicas.

Otra razón importante por la que existen subespecialidades en Medicina Interna es que cada subespecialidad tiene sus propios avances y desarrollos en investigación y tecnología. Los médicos internistas que cursan una subespecialidad pueden mantenerse más actualizados sobre los últimos avances y tratamientos en su campo específico, lo que les permite brindar a sus pacientes la mejor atención posible.

Las subespecialidades en Medicina Interna se han desarrollado para abordar la creciente complejidad de las enfermedades en adultos, para ofrecer atención enfocada y personalizada a los pacientes, y para mantenerse al día con los avances en investigación y tecnología médica en áreas específicas.

¿Cuáles son las ventajas y desventajas de concluir o no la especialidad de Medicina Interna para realizar una subespecialidad?

Concluir la especialidad de Medicina Interna antes de realizar una subespecialidad tiene ventajas y desventajas. En primer lugar, la conclusión de la especialidad de Medicina Interna brinda una base sólida en conocimientos médicos generales, lo que puede ser beneficioso previo a cursar una subespecialidad. Esto se debe a que los médicos internistas ya han adquirido habilidades y conocimientos necesarios en el diagnóstico y tratamiento de una amplia gama de enfermedades.

Además, al completar la especialidad de Medicina Interna, los médicos también pueden adquirir experiencia en el cuidado de pacientes hospitalizados, lo que les permite adquirir habilidades de gestión clínica y mejorar sus habilidades de comunicación.

Por otro lado, la conclusión de la especialidad de Medicina Interna también puede retrasar el inicio de la subespecialidad. Esto se debe a que la especialidad de Medicina Interna es un programa de cuatro años y la mayoría de las subespecialidades son de dos o tres años adicionales. Esto significa que los médicos que optan por completar la especialidad de Medicina Interna antes de comenzar una subespecialidad tardarán al menos cinco o seis años en completar su formación.

Por otro lado, los médicos que deciden no completar la especialidad de Medicina Interna antes de especializarse pueden ahorrar tiempo y comenzar su formación en la subespecialidad de forma más temprana.

La decisión de concluir o no la especialidad de Medicina Interna antes de cursar una subespecialidad es una decisión personal que depende de las necesidades y objetivos profesionales de cada médico. Ambas opciones tienen ventajas y desventajas, y es importante que los médicos consideren cuidadosamente sus opciones antes de tomar una decisión.

Algunas de las subespecialidades más relevantes de Medicina Interna en México son:

- Alergia e inmunología clínica
- Cardiología
- Dermatología
- Endocrinología
- Gastroenterología
- Hematología
- Infectología
- Medicina crítica
- Nefrología
- Neurología
- Oncología médica
- Reumatología

En las siguientes páginas, discutiremos las subespecialidades disponibles para Medicina Interna en México. **Con la excepción de la subespecialidad de Infectología**, el resto de las subespecialidades solo requiere cursar parcialmente la especialidad de Medicina Interna para ingresar.

Alergia e Inmunología

Años de mínimos Medicina Interna necesarios para cursar la especialidad: Dos años
Duración del posgrado: Dos años
Duración total: Cuatro años

La especialidad médica de Alergia e Inmunología es una rama de la medicina que se dedica al estudio, diagnóstico y tratamiento de las enfermedades relacionadas con el sistema inmunitario, así como a las reacciones alérgicas que pueden presentarse en el cuerpo humano. Esta especialidad es esencial para comprender y tratar diversas afecciones que pueden afectar la salud de las personas, y es de gran importancia en la práctica clínica y en la investigación médica.

El sistema inmunitario es una red compleja de células, tejidos y órganos que trabajan juntos para defender el cuerpo contra las infecciones y otras enfermedades. Sin embargo, en algunas personas, este sistema puede reaccionar de manera exagerada o inapropiada, lo que puede llevar a la aparición de enfermedades autoinmunitarias, como la artritis reumatoide, lupus y diabetes tipo 1. También pueden presentarse alergias, que son respuestas exageradas del sistema inmunitario a sustancias que normalmente no son dañinas, como el polen, los alimentos y los medicamentos.

El trabajo de un especialista en esta área incluye la evaluación de pacientes que presentan síntomas de enfermedades autoinmunitarias o alergias, así como la realización de pruebas diagnósticas para determinar la causa subyacente de los síntomas.

Una de las técnicas más comunes utilizadas en esta especialidad es la prueba de alergia, que puede involucrar pruebas cutáneas, pruebas de sangre o ambas, para detectar la sensibilidad a diferentes sustancias. Los especialistas en Alergia e Inmunología también pueden prescribir tratamientos, que pueden incluir medicamentos, inmunoterapia o cambios en la dieta o el estilo de vida del paciente.

La especialidad médica de Alergia e Inmunología es una rama importante de la medicina que se ocupa de trastornos relacionados con el sistema inmunitario y las reacciones alérgicas. Los especialistas en esta área desempeñan un papel importante en la evaluación, diagnóstico y tratamiento de pacientes que presentan estos trastornos, y su trabajo es fundamental para la mejora de la salud y calidad de vida de los pacientes.

¿Por qué escoger la especialidad de Alergia e Inmunología?
La especialidad de Alergia e Inmunología puede ser una excelente opción para aquellos médicos que deseen enfocarse en el diagnóstico y tratamiento de trastornos del sistema inmunitario y las reacciones alérgicas. Es una especialidad en constante evolución, con muchos desafíos y oportunidades para el crecimiento profesional y la investigación médica. Además, los especialistas en Alergia e Inmunología tienen la oportunidad de ayudar a mejorar la calidad de vida de los pacientes que sufren de enfermedades autoinmunitarias y alergias, y pueden desarrollar relaciones a largo plazo con ellos. Si te apasiona el estudio de la biología y el funcionamiento del sistema inmunitario y te gusta trabajar con pacientes para ayudar a resolver

problemas médicos complejos, la especialidad de Alergia e Inmunología podría ser la elección correcta para tu carrera.

Aspectos positivos de ser un especialista en Alergia e inmunología:

Hay varios aspectos positivos de ser un médico especialista en Alergia e Inmunología. En primer lugar, la especialidad ofrece un amplio campo de estudio y una gran variedad de patologías para tratar, lo que significa que nunca te aburrirás y siempre tendrás la oportunidad de aprender algo nuevo. Además, los médicos especializados en Alergia e Inmunología tienen la oportunidad de mejorar la calidad de vida de los pacientes, ya que pueden ayudar a tratar y controlar las enfermedades autoinmunitarias y las reacciones alérgicas. También pueden desarrollar relaciones a largo plazo con los pacientes, lo que puede ser muy gratificante. Otras ventajas incluyen una buena calidad de vida, un salario competitivo y la oportunidad de trabajar en diferentes entornos, como hospitales, clínicas y consultorios privados. En general, la especialidad de Alergia e Inmunología ofrece una carrera desafiante y satisfactoria para aquellos que buscan un trabajo médico emocionante y gratificante.

Desafíos de ser un especialista en Alergia e Inmunología:

Como en cualquier especialidad médica, también hay algunos desafíos a considerar al elegir convertirse en un médico especialista en Alergia e Inmunología. Por ejemplo, la especialidad puede ser muy demandante, especialmente en términos de tiempo y energía. Los especialistas en Alergia e Inmunología deben dedicar tiempo para mantenerse actualizados en las últimas técnicas y tratamientos, así como para mantenerse al día con la investigación médica. Además, algunos pacientes pueden ser difíciles de tratar, especialmente aquellos con enfermedades autoinmunitarias y alergias graves. Finalmente, la especialidad puede implicar trabajar con pacientes que sufren de enfermedades crónicas y debilitantes, lo que puede ser emocionalmente desafiante. Aunque estos aspectos pueden parecer desalentadores, muchos médicos encuentran que las recompensas de trabajar en esta especialidad superan con creces los desafíos.

¿Cómo es un día típico de trabajo de un especialista en Alergia e Inmunología?
Un día de trabajo en la vida de un médico especialista en Alergia e Inmunología puede variar significativamente, dependiendo de la especialidad y del lugar de trabajo. Sin embargo, en general, hay ciertas tareas y responsabilidades que son comunes a la mayoría de los médicos especialistas en Alergia e Inmunología.

Un día típico puede comenzar temprano, con el especialista revisando la agenda de citas del día y preparándose para ver a los pacientes. Muchos médicos especializados en Alergia e Inmunología trabajan en clínicas privadas o en hospitales, y pueden ver a pacientes en ambas ubicaciones. Algunos médicos también hacen visitas a domicilio para ver pacientes que no pueden trasladarse hasta la clínica.

Una vez que llegan los pacientes, el especialista en Alergia e Inmunología se reúne con ellos para discutir sus síntomas y antecedentes médicos. El especialista puede realizar una serie de pruebas para diagnosticar la afección del paciente, que pueden incluir pruebas de alergia, análisis de sangre y pruebas de función pulmonar. Si se realiza un diagnóstico, el especialista en Alergia e Inmunología trabaja con el paciente para desarrollar un plan de tratamiento individualizado, que puede incluir cambios en el estilo de vida, medicamentos y terapia de inmunización.

Entre las visitas de pacientes, el especialista en Alergia e Inmunología puede dedicar tiempo a la documentación médica, la revisión de los resultados de las pruebas y la lectura de artículos de investigación médica para mantenerse actualizado en la especialidad. Además, muchos especialistas en Alergia e Inmunología participan en la investigación médica, lo que puede implicar la realización de estudios clínicos y la presentación de resultados en conferencias médicas.

Un día en la vida de un médico especialista en Alergia e Inmunología puede ser muy ocupado y variado, pero se centra en el diagnóstico y tratamiento de enfermedades autoinmunitarias y alergias. Los especialistas en esta área trabajan para mejorar la calidad de vida de los pacientes y pueden dedicar tiempo a la investigación médica para mejorar la comprensión de estas afecciones. Aunque el trabajo puede ser demandante, muchos médicos especializados en Alergia e Inmunología encuentran su trabajo gratificante y emocionante.

¿Cómo es la personalidad de un médico especialista en Alergia e Inmunología?
En general, no hay una personalidad específica que se adapte a todos los médicos especialistas en Alergia e Inmunología. Al igual que con cualquier otra especialidad médica, los médicos especialistas en

Alergia e Inmunología provienen de una amplia variedad de antecedentes y tienen una amplia gama de personalidades y habilidades.

Sin embargo, los médicos especializados en Alergia e Inmunología tienden a ser personas muy analíticas y metódicas, ya que deben evaluar cuidadosamente los síntomas de los pacientes y realizar pruebas precisas para diagnosticar y tratar sus afecciones. Además, los especialistas en Alergia e Inmunología deben ser comunicativos y empáticos, porque deben trabajar estrechamente con los pacientes y sus familias para ayudarlos a comprender su afección y desarrollar planes de tratamiento individualizados.

Los médicos especialistas en Alergia e Inmunología pueden tener una amplia variedad de personalidades y habilidades, pero en general deben ser analíticos, metódicos, comunicativos y empáticos para ser efectivos en su trabajo.

¿Cuáles son los retos a futuro de la especialidad en Alergia e Inmunología?
La especialidad de Alergia e Inmunología enfrenta varios retos a futuro, algunos de los cuales incluyen el aumento de las enfermedades autoinmunitarias y alérgicas, la falta de especialistas en algunas áreas geográficas, y la necesidad de mantenerse al día en los avances científicos y tecnológicos. Además, la pandemia de COVID-19 ha creado nuevos desafíos para estos especialistas, ya que ha aumentado la preocupación por la respuesta inmunitaria del cuerpo humano y ha llevado a cambios en la forma en que se proporciona atención médica. Para enfrentar estos retos, los médicos especializados en Alergia e Inmunología deben seguir desarrollando sus habilidades y conocimientos, así como colaborar con

otros profesionales de la salud para mejorar la atención médica en esta área. Además, es importante continuar con la investigación médica para mejorar la comprensión y el tratamiento de las enfermedades autoinmunitarias y alergias.

Cardiología

Años mínimos de Medicina Interna necesarios para cursar la especialidad: Dos años
Duración del posgrado: Tres años
Duración total: Cinco años

La Cardiología es una especialidad médica que se enfoca en el diagnóstico, tratamiento y prevención de enfermedades relacionadas con el corazón y el sistema circulatorio. La Cardiología es una rama de la Medicina Interna y es una de las especialidades médicas más importantes en términos de enfermedades crónicas y mortales. Los cardiólogos se encargan de atender pacientes con enfermedades cardíacas, como la hipertensión, la enfermedad coronaria, arritmias y enfermedades valvulares.

Uno de los principales objetivos de los cardiólogos es prevenir enfermedades cardiovasculares. Para lograrlo, trabajan en estrecha colaboración con otros profesionales de la salud, como nutriólogos y terapistas físicos, para ayudar a los pacientes a mantener un estilo de vida saludable. Además, los cardiólogos realizan pruebas diagnósticas, como electrocardiogramas y ecocardiogramas, para evaluar la función cardíaca y detectar enfermedades cardíacas temprano.

Los cardiólogos pueden recetar medicamentos, como antihipertensivos y antiarrítmicos, para controlar los síntomas de las enfermedades cardíacas y prevenir complicaciones graves. Además, los cardiólogos pueden, posterior a especializarse dentro de Cardiología, realizar procedimientos invasivos como la angioplastia y colocación de stents, para tratar las enfermedades coronarias.

La especialidad de Cardiología también aborda enfermedades cardíacas que pueden poner en peligro la vida. Los cardiólogos están capacitados para atender urgencias médicas, como infartos de miocardio, y para tomar decisiones rápidas y precisas para salvar vidas. Además, estos especialistas trabajan en estrecha colaboración con otros especialistas en el cuidado de la salud, como cirujanos cardiovasculares, para brindar atención a pacientes con enfermedades cardíacas graves.

La Cardiología es una especialidad médica esencial para la prevención, el diagnóstico y el tratamiento de enfermedades cardíacas. Los cardiólogos trabajan en estrecha colaboración con otros profesionales de la salud para ayudar a los pacientes a mantener un estilo de vida saludable y prevenir enfermedades cardíacas. Además, los cardiólogos son expertos en el diagnóstico y tratamiento de enfermedades cardíacas, lo que los convierte en una parte fundamental del equipo de atención médica de cualquier paciente con problemas cardíacos. Una vez finalizado el entrenamiento, los cardiólogos pueden trabajar en una variedad de entornos, como hospitales, clínicas y consultorios privados, y desempeñar un papel vital en la atención médica de los pacientes con enfermedades cardíacas.

¿Por qué escoger la especialidad de Cardiología?
La especialidad de Cardiología es una excelente opción para médicos que buscan una carrera desafiante y gratificante. Como cardiólogo, tendrás la oportunidad de trabajar en un campo de la medicina en constante evolución y aplicar habilidades

avanzadas para el diagnóstico y tratamiento de enfermedades cardíacas. Además, como especialista en una de las ramas más importantes de la Medicina Interna, podrás marcar una gran diferencia en la vida de los pacientes al prevenir y tratar enfermedades que pueden poner en peligro su vida. Si tienes un interés en la fisiología y anatomía del corazón, y te apasiona el desafío de trabajar en un campo de la medicina en constante evolución, la especialidad de Cardiología puede ser una excelente opción para ti.

Aspectos positivos de ser una especialista en Cardiología:
Los aspectos positivos de ser un médico especialista en Cardiología son numerosos. Como cardiólogo, tendrás la oportunidad de trabajar en un campo de la medicina en constante evolución y aplicar habilidades avanzadas para el diagnóstico y tratamiento de enfermedades cardíacas. Además, como especialista en una de las ramas más importantes de la Medicina Interna, podrás marcar una gran diferencia en la vida de los pacientes al prevenir y tratar enfermedades que pueden poner en peligro su vida. La especialidad de Cardiología también ofrece una amplia gama de oportunidades de empleo, desde trabajar en hospitales y clínicas hasta la práctica privada. Además, los cardiólogos suelen recibir una remuneración generosa y tienen una gran demanda laboral en gran parte del país. En resumen, la especialidad de Cardiología es una excelente opción para aquellos interesados en una carrera desafiante y gratificante en el campo de la medicina.

Desafíos de ser un especialista en Cardiología:

Si bien hay muchos aspectos positivos de ser un médico especialista en Cardiología, también existen algunos desafíos que se deben tener en cuenta. Por ejemplo, trabajar como cardiólogo puede ser extremadamente exigente y estresante, ya que a menudo se trabaja con pacientes en situaciones críticas. Además, la especialidad de Cardiología puede requerir largas horas de trabajo y turnos de guardia, lo que puede afectar la calidad de vida y la salud mental del médico. También puede haber desafíos emocionales asociados con la atención a pacientes con enfermedades graves o crónicas. Otro punto a considerar, es que el acceso a los mejores tratamientos puede estar muy limitado a cierta parte de la población por los altos costos, especialmente de procedimientos como la angioplastia. Esta especialidad puede requerir una formación extensa y rigurosa, lo que puede llevar años de estudio y práctica antes de que se sienta cómodo con su trabajo. En general, la especialidad de Cardiología puede ser una carrera extremadamente gratificante, pero también es importante considerar los aspectos negativos antes de tomar una decisión final.

¿Cómo es un día típico de trabajo de un cardiólogo?
Un día en la vida de un médico especialista en Cardiología es emocionante, exigente y gratificante. Como médico cardiólogo, se trabaja en el diagnóstico y tratamiento de enfermedades cardíacas, lo que puede involucrar la realización de pruebas diagnósticas, la prescripción de medicamentos y la recomendación de cambios en el estilo de vida de los pacientes.

En un día típico de trabajo, el cardiólogo puede comenzar temprano revisando los informes y resultados de las pruebas que se realizaron en los pacientes del día anterior. Luego, puede reunirse con su equipo para discutir los casos y desarrollar un plan de tratamiento individualizado para cada paciente. Es importante tener en cuenta que la atención cardíaca puede requerir un enfoque de equipo multidisciplinario que incluye a enfermeras, técnicos y otros especialistas.

A medida que avanza el día, el cardiólogo puede prescribir o realizar procedimientos invasivos o no invasivos como cateterismo cardíaco, ecocardiogramas, resonancias magnéticas, electrocardiogramas, entre otros, para ayudar en el diagnóstico y tratamiento de enfermedades cardíacas. También puede realizar consultas a pacientes hospitalizados o en la sala de urgencias, para evaluar su estado y desarrollar planes de tratamiento apropiados.

Además de la atención médica directa, el cardiólogo también puede dedicar tiempo a revisar y actualizar su conocimiento en su área de especialización, mediante la asistencia a conferencias, seminarios y participación en programas de educación médica continua. También puede dedicar tiempo a la investigación y colaboración con otros profesionales de la salud para mejorar la comprensión de las enfermedades cardíacas y desarrollar nuevos tratamientos.

Es importante destacar que el trabajo de un médico especialista en Cardiología puede ser extremadamente estresante y emocionalmente agotador. Sin embargo, al mismo tiempo, la capacidad de mejorar la vida de los pacientes y hacer una verdadera diferencia en la salud de las personas es extremadamente gratificante y puede ser un gran motivador para los médicos que deciden seguir esta carrera.

Un día en la vida de un médico especialista en Cardiología es una mezcla de atención médica directa, procedimientos, educación y colaboración con otros profesionales de la salud. Si bien puede ser exigente y emocionalmente agotador, también es una carrera gratificante que puede hacer una verdadera diferencia en la vida de los pacientes.

¿Cómo es la personalidad de un cardiólogo?

No se puede generalizar la personalidad de un médico con especialidad en Cardiología, ya que cada persona es única y tiene diferentes rasgos de personalidad. Sin embargo, es cierto que la especialidad de Cardiología a menudo atrae a médicos que son analíticos, detallistas, y que tienen una gran capacidad de concentración y atención al detalle. También se espera que los médicos cardiólogos sean empáticos y compasivos, porque a menudo tratan con pacientes que tienen enfermedades graves y potencialmente mortales. Además, la especialidad de Cardiología puede requerir una gran cantidad de trabajo en equipo, lo que significa que los médicos cardiólogos también deben ser buenos comunicadores y estar dispuestos a colaborar con otros profesionales de la salud. En resumen, aunque no hay una personalidad específica que defina a un médico con especialidad en Cardiología, es probable que los profesionales que eligen esta especialidad sean altamente analíticos, empáticos y colaborativos.

¿Cuáles son las subespecialidades de Cardiología?

Al concluir la especialidad de Cardiología, algunos médicos optan por profundizar en sus estudios. Algunas de las subespecialidades más comunes de la Cardiología son las siguientes:

- **Electrofisiología cardíaca:** se enfoca en el diagnóstico y tratamiento de los trastornos del ritmo cardíaco, como la fibrilación auricular y las arritmias.

- **Cardiología intervencionista:** utiliza técnicas de imagen avanzadas para guiar procedimientos quirúrgicos mínimamente invasivos para tratar las enfermedades cardiovasculares, como la colocación de stents.

- **Ecocardiografía**: utiliza técnicas de ultrasonido para evaluar la función del corazón y detectar enfermedades cardiovasculares.

- **Imagen cardiovascular no invasiva:** se enfoca en la utilización de técnicas de imagen, como Medicina Nuclear y resonancia magnética, para evaluar la función del corazón y diagnosticar enfermedades cardiovasculares.

Estas son solo algunas de las subespecialidades de la Cardiología. Hay muchas otras áreas en las que un cardiólogo puede especializarse, y cada subespecialidad tiene su propio conjunto de habilidades, conocimientos y enfoques terapéuticos.

¿Cuáles son los retos a futuro de la Cardiología?
Uno de los mayores retos a futuro de la especialidad de Cardiología es el envejecimiento de la población, lo que se traduce en un aumento en la prevalencia de enfermedades cardiovasculares crónicas.

Además, la epidemia mundial de obesidad y diabetes también ha llevado a un aumento en la incidencia de enfermedades cardiovasculares. Por lo tanto, los cardiólogos tendrán que estar preparados para manejar una carga de pacientes cada vez mayor y adoptar nuevas tecnologías y tratamientos innovadores para hacer frente a estos desafíos.

Otro reto importante es la creciente complejidad de las enfermedades cardiovasculares, lo que requiere una formación especializada y una actualización constante de los conocimientos y habilidades clínicas. Los avances en la tecnología médica y los nuevos descubrimientos en la investigación cardiovascular también presentan desafíos a los cardiólogos para mantenerse actualizados y proporcionar la mejor atención posible a sus pacientes.

Además, los cardiólogos también enfrentan desafíos en la financiación y la sostenibilidad de la atención médica en el futuro. Con el aumento de los costos de la atención médica, los cardiólogos tendrán que encontrar formas innovadoras de proporcionar atención de alta calidad y eficiente, al mismo tiempo que minimizan los costos para los pacientes y los sistemas de salud.

Los retos a futuro de la especialidad de Cardiología incluyen el envejecimiento de la población, la complejidad creciente de las enfermedades cardiovasculares, los avances en la tecnología médica y la sostenibilidad de la atención médica. Los cardiólogos deberán estar preparados para enfrentar estos desafíos y adoptar nuevos enfoques y tecnologías para proporcionar la mejor atención posible a sus pacientes.

Dermatología

Años mínimos de Medicina Interna necesarios para cursar la especialidad: Un año
Duración del posgrado: Tres años
Duración total: Cuatro años

La Dermatología es una especialidad médica que se centra en el diagnóstico, tratamiento y prevención de enfermedades y trastornos de la piel, cabello, uñas y membranas mucosas. Los dermatólogos son médicos especialistas que se han formado para tratar una amplia variedad de afecciones cutáneas, que pueden ser desde simples irritaciones hasta enfermedades graves y potencialmente mortales.

Los dermatólogos son responsables de diagnosticar y tratar una amplia variedad de enfermedades de la piel, ejemplos de estas enfermedades son el acné, rosácea, psoriasis, cáncer de piel, enfermedades autoinmunitarias o también infecciones de la piel. También pueden tratar trastornos del cabello y las uñas, así como realizar procedimientos cosméticos y estéticos, como la eliminación de cicatrices, verrugas y manchas de la piel.

Además del diagnóstico y tratamiento de enfermedades de la piel, los dermatólogos también pueden educar a los pacientes sobre la prevención del cáncer de piel y otros trastornos cutáneos. Estos especialistas a menudo trabajan en estrecha colaboración con otros especialistas, como infectólogos, oncólogos y cirujanos plásticos, para brindar una atención integral a los pacientes.

La Dermatología es una especialidad médica desafiante y gratificante que se centra en el diagnóstico, tratamiento y prevención de enfermedades y trastornos de la piel, cabello, uñas y membranas mucosas. Los dermatólogos son expertos en el cuidado de la piel y trabajan para garantizar que sus pacientes tengan una piel sana y radiante, y para diagnosticar y tratar cualquier problema que puedan presentar.

¿Por qué escoger la especialidad de Dermatología?

La especialidad de Dermatología es una excelente opción para los estudiantes de medicina que tienen un gran interés en el diagnóstico y tratamiento de enfermedades de la piel, cabello, uñas y membranas mucosas. La Dermatología ofrece una variedad de opciones en cuanto a la práctica, ya que los dermatólogos pueden trabajar en consultorios privados, hospitales, clínicas de atención ambulatoria y centros de investigación; también es importante que la práctica no es solamente en la parte estética, sino también enfermedades de la piel complejas o en manifestaciones que forman parte de otras enfermedades. En general, la Dermatología es una especialidad emocionante y gratificante que ofrece una amplia gama de oportunidades de carrera para los estudiantes de medicina.

Aspectos positivos de ser un especialista en Dermatología:

Algunos de los aspectos positivos de ser médico especialista en Dermatología incluyen la capacidad de hacer una diferencia significativa en la vida de los pacientes, la variedad de condiciones que se tratan en la Dermatología y el potencial para trabajar en una variedad de entornos de atención médica. La

Dermatología también es una especialidad médica en constante evolución, lo que significa que los dermatólogos tienen la oportunidad de aprender y utilizar tecnologías y técnicas avanzadas para mejorar la atención al paciente. Además, muchos dermatólogos tienen la oportunidad de realizar procedimientos estéticos y cosméticos, lo que puede ser gratificante tanto para ellos como para sus pacientes.

Desafíos de ser un especialista en Dermatología: Algunos de los desafíos de ser médico especialista en Dermatología pueden incluir el hecho de que las afecciones de la piel pueden ser difíciles de diagnosticar y tratar, lo que puede dar como resultado frustración tanto para el médico como para el paciente. Además, como los dermatólogos a menudo tratan afecciones crónicas de la piel, es posible que tengan que tratar a pacientes durante períodos de tiempo prolongados, lo que puede ser emocionalmente agotador. Otros posibles desafíos incluyen la carga de trabajo y la cantidad de pacientes que deben ser atendidos en un solo día, lo que puede afectar la calidad de la atención al paciente y el tiempo disponible para dedicar a cada caso individual. En general, ser médico especialista en Dermatología puede ser una especialidad gratificante, pero también puede presentar desafíos únicos que deben ser considerados cuidadosamente antes de elegir esta carrera.

¿Cuáles son algunos conceptos erróneos acerca del campo de acción de la Dermatología?
Uno de los conceptos erróneos más comunes es que la Dermatología solo se ocupa de problemas estéticos de la piel, como el acné o las arrugas. Si bien es cierto que la Dermatología también se enfoca

en el cuidado de la piel desde una perspectiva estética, esta especialidad es mucho más amplia y se enfoca en el diagnóstico y tratamiento de enfermedades como el cáncer de piel, la psoriasis, la dermatitis, la alopecia, entre otras.

Otro concepto erróneo es que la Dermatología es una especialidad exclusiva para médicas mujeres, lo cual es falso. Esta especialidad está abierta a ambos géneros y no hay restricciones de género para su práctica.

Asimismo, se cree que los dermatólogos solo atienden problemas de la piel en adultos, cuando en realidad los dermatólogos también tienen campo de acción en el cuidado de la piel en los niños y adolescentes. La Dermatología también es importante para pacientes de todas las edades, desde recién nacidos hasta adultos mayores.

Por último, se piensa que los dermatólogos solo tratan enfermedades de la piel que son visibles a simple vista. En realidad, los dermatólogos utilizan técnicas como la dermatoscopía para diagnosticar lesiones de la piel que no son visibles a simple vista. La Dermatología también es importante para el diagnóstico y tratamiento de enfermedades de las uñas y el cabello, lo cual no siempre es visible a simple vista.

Es importante desmitificar los conceptos erróneos sobre esta especialidad y reconocer su importancia en el cuidado de la salud de las personas de todas las edades y géneros.

¿Cómo es un día típico de trabajo de un dermatólogo?

Un día en la vida de un médico especialista en Dermatología puede ser bastante variado, dependiendo del tipo de práctica que tenga y de las necesidades de sus pacientes. En general, los dermatólogos pueden pasar gran parte de su tiempo en consultas de pacientes, examinando y tratando una amplia variedad de problemas de la piel.

Un día típico en la práctica de Dermatología comienza temprano, con la revisión de los registros médicos y la preparación para las consultas del día. Las citas pueden incluir el diagnóstico y tratamiento de afecciones comunes de la piel, como el acné, erupciones cutáneas y eccema, así como enfermedades más graves como el cáncer de piel. Los dermatólogos también pueden realizar procedimientos quirúrgicos, como la eliminación de tumores de la piel y otras lesiones. También parte del día a día puede incluir valorar pacientes hospitalizados, cuando otras especialidades, como Medicina Interna, soliciten de la ayuda del departamento de Dermatología para el diagnóstico y tratamientos de la piel en el paciente hospitalizado.

Además de las consultas y procedimientos, los dermatólogos también pueden pasar tiempo revisando y analizando los resultados de las pruebas de diagnóstico, como biopsias y cultivos de piel. También pueden pasar tiempo en comunicación con otros profesionales médicos, como oncólogos, para discutir el tratamiento de pacientes con cáncer de piel.

Los dermatólogos también pueden pasar tiempo en la gestión de su práctica, lo que incluye tareas administrativas como programar citas, llevar registros médicos y gestionar la facturación y el seguro médico. En algunos casos, también pueden ser responsables de la gestión de un equipo de médicos, enfermeras y asistentes médicos.

A medida que la Dermatología evoluciona, los dermatólogos pueden también involucrarse en la investigación y desarrollo de nuevos tratamientos y tecnologías para mejorar el cuidado de los pacientes.

En general, un día en la vida de un médico especialista en Dermatología puede ser emocionante y gratificante, pero también puede ser desafiante y agotador. Los dermatólogos deben estar preparados para trabajar en un entorno de ritmo rápido, mantenerse actualizados sobre las últimas investigaciones y técnicas, y estar disponibles para sus pacientes tanto dentro como fuera de la clínica. Con dedicación y pasión por la especialidad, los dermatólogos pueden hacer una gran diferencia en la vida de sus pacientes y contribuir significativamente al campo de la medicina.

¿Cómo es la personalidad de un dermatólogo?

Un médico con especialidad en Dermatología debe tener una personalidad que incluya habilidades de comunicación excelentes, ya que los dermatólogos a menudo trabajan en estrecha colaboración con los pacientes para entender sus síntomas y condiciones y para desarrollar planes de tratamiento efectivos. Además, los dermatólogos deben ser observadores meticulosos, capaces de identificar rápidamente signos y síntomas que puedan indicar una afección de la piel. También es importante que los dermatólogos sean pacientes, ya que algunas afecciones de la piel pueden ser crónicas y requieren un tratamiento a largo plazo. La paciencia también es importante cuando se trata de pacientes que pueden estar preocupados o ansiosos acerca de su afección de la piel. Los dermatólogos también deben ser capaces de trabajar bien bajo presión y tener una mentalidad de resolución de problemas, ya que las afecciones de la piel pueden ser difíciles de diagnosticar y tratar. En general, los dermatólogos deben ser profesionales empáticos y comprensivos, dispuestos a dedicar tiempo y esfuerzo para proporcionar el mejor cuidado posible a sus pacientes.

¿Cuáles son los retos a futuro de la Dermatología?
Uno de los mayores desafíos futuros para la especialidad de Dermatología es el aumento en la incidencia de enfermedades de la piel, como el cáncer de piel y la dermatitis atópica. A medida que la población envejece y los niveles de contaminación ambiental siguen aumentando, se espera que estos problemas se vuelvan más comunes, lo que podría significar una mayor carga de trabajo para los dermatólogos.

Otro desafío es el rápido desarrollo de nuevas tecnologías y tratamientos, lo que significa que los dermatólogos deben estar constantemente actualizados para brindar a sus pacientes el mejor cuidado posible. La investigación en Dermatología también sigue avanzando, lo que significa que los dermatólogos deben estar dispuestos a mantenerse al tanto de las últimas investigaciones y adaptar sus prácticas en consecuencia.

Además, la especialidad de Dermatología también enfrenta desafíos en términos de equidad de acceso al cuidado de la piel, especialmente en áreas con recursos limitados. Los dermatólogos deben ser capaces de adaptar sus prácticas y servicios para asegurar que los pacientes de todas las edades y antecedentes tengan acceso a la atención de la piel que necesitan.

En general, el futuro de la Dermatología es emocionante pero desafiante, y los dermatólogos deberán estar preparados para enfrentar una variedad de desafíos en los años venideros.

Endocrinología

Años de Medicina Interna mínimos necesarios para cursar la especialidad: Dos años
Años de duración del posgrado: Dos años
Duración total: Cuatro años

La Endocrinología es la especialidad médica que se ocupa del diagnóstico y tratamiento de enfermedades relacionadas con el sistema endocrino, el cual es responsable de producir y regular las hormonas en el cuerpo. El sistema endocrino es esencial para mantener la homeostasis y la salud del organismo, y cualquier disfunción puede tener consecuencias graves para la salud.

Los endocrinólogos se dedican a tratar una amplia variedad de trastornos hormonales, ejemplos de este tipo de enfermedades son diabetes, la osteoporosis, obesidad, infertilidad, síndrome de ovario poliquístico, hipertensión, enfermedad de Cushing, hipotiroidismo, hipertiroidismo, entre otros. Estos trastornos pueden afectar a personas de todas las edades, desde recién nacidos hasta ancianos.

Estos especialistas trabajan en conjunto con otros profesionales de la salud, incluyendo internistas, pediatras, ginecólogos, nefrólogos, cirujanos y otros especialistas para garantizar una atención médica completa y coordinada para sus pacientes.

En su práctica diaria, los endocrinólogos llevan a cabo una variedad de procedimientos diagnósticos y terapéuticos. Estos pueden incluir pruebas de laboratorio para evaluar los niveles hormonales en sangre, ultrasonidos y otras imágenes para examinar la estructura y función de las glándulas endocrinas, y biopsias para diagnosticar y tratar tumores endocrinos. Además, los endocrinólogos prescriben y administran medicamentos para tratar trastornos hormonales, y pueden recomendar cambios en la dieta y el estilo de vida para mejorar la salud de sus pacientes.

En resumen, la especialidad médica de Endocrinología se enfoca en el diagnóstico y tratamiento de trastornos hormonales, una disciplina fundamental para mantener la homeostasis del cuerpo. Los endocrinólogos trabajan en conjunto con otros profesionales de la salud y utilizan una variedad de técnicas diagnósticas y terapéuticas para mejorar la salud de sus pacientes.

¿Por qué escoger la especialidad de Endocrinología?

Seleccionar la especialidad de Endocrinología para su posgrado puede ser una opción atractiva para aquellos médicos que disfrutan de la fisiología, la bioquímica y la investigación científica. La Endocrinología es una disciplina muy importante en la atención médica, ya que los trastornos hormonales pueden tener efectos graves en la salud del paciente y es de suma importancia, debido a la gran cantidad de personas con diabetes en la población mexicana. Además, los endocrinólogos tienen la oportunidad de desarrollar habilidades de investigación y diagnóstico avanzadas, y de trabajar en conjunto con otros especialistas para brindar una atención integral y coordinada a sus pacientes.

Aspectos positivos de ser un especialista en Endocrinología:

Ser médico especialista en Endocrinología tiene varios aspectos positivos, como la oportunidad de tratar enfermedades importantes y de impacto en la salud pública, como la diabetes y la obesidad, así como enfermedades de los lípidos, que generan tantos problemas en la población. Los endocrinólogos tienen la capacidad de mejorar significativamente la calidad de vida de sus pacientes al ayudarles a controlar sus trastornos hormonales y prevenir complicaciones. Además, esta especialidad ofrece la oportunidad de desarrollar habilidades de investigación y diagnóstico avanzadas, trabajar en conjunto con otros especialistas y tener una buena calidad de vida laboral.

Desafíos de ser un especialista en Endocrinología:
Ser médico especialista en Endocrinología también tiene algunos desafíos, como cualquier otra especialidad médica. La Endocrinología requiere un conocimiento profundo y actualizado de la fisiología y la bioquímica, lo que puede ser desafiante y requiere un alto nivel de compromiso con la educación médica continua. Además, algunos trastornos hormonales pueden ser difíciles de tratar y requerir un manejo a largo plazo. Por último, como cualquier especialidad médica, la Endocrinología puede ser exigente en términos de carga de trabajo, y puede requerir trabajar largas horas y turnos de guardia.

¿Cómo es un día típico de trabajo de un endocrinólogo?
Un día típico en la vida de un médico especialista en Endocrinología puede variar según la especialidad, el lugar de trabajo y el tipo de pacientes que

atiendan. Sin embargo, en general, su día puede estar lleno de diversas actividades.

En primer lugar, es posible que un endocrinólogo tenga una o varias citas programadas con pacientes que buscan tratamiento para trastornos hormonales. Estos pacientes pueden presentar una amplia variedad de síntomas, desde fatiga y debilidad hasta cambios en el peso y problemas de fertilidad, o incluso, estar completamente asintomáticos, lo cual puede ser aún más desafiante. El endocrinólogo deberá tomar un historial médico detallado y realizar un examen físico completo para evaluar al paciente y determinar el mejor curso de tratamiento.

Además, es posible que un endocrinólogo tenga que interpretar y analizar una variedad de pruebas de laboratorio y diagnóstico, incluyendo análisis de sangre, pruebas de función tiroidea y estudios de imagen como ultrasonidos y tomografías computarizadas.

También es posible que un endocrinólogo tenga que trabajar en estrecha colaboración con otros especialistas, como nutriólogos, enfermeros y médicos de atención primaria, para garantizar una atención integral y coordinada para sus pacientes.

Por último, como médico especialista en Endocrinología, también se espera que se mantengan actualizados sobre las últimas investigaciones y avances en el campo de la Endocrinología, lo que puede implicar la asistencia a conferencias, la participación en proyectos de investigación y la lectura de revistas médicas.

Un día de trabajo en la vida de un médico especialista en Endocrinología puede ser muy variado y desafiante, pero también puede ser muy gratificante al ayudar a mejorar la calidad de vida de los pacientes y al mantenerse actualizado en una disciplina en constante evolución.

¿Cómo es la personalidad de un médico endocrinólogo?

La personalidad de un médico especialista en Endocrinología puede variar, pero generalmente se espera que sean personas curiosas, minuciosas y altamente organizadas. Como la Endocrinología es un campo que requiere una comprensión profunda de la fisiología y la bioquímica, los médicos especialistas en Endocrinología a menudo tienen una mentalidad analítica y crítica y son capaces de aplicar su conocimiento a situaciones complejas y desafiantes. Además, se espera que sean compasivos y empáticos hacia sus pacientes, ya que muchos trastornos hormonales pueden ser crónicos y afectar la calidad de vida de los pacientes.

¿Cuáles son los retos a futuro de la Endocrinología?

Uno de los principales desafíos a futuro para la especialidad de Endocrinología es el aumento de las enfermedades relacionadas con el estilo de vida, como la obesidad, la diabetes tipo 2 y las enfermedades cardiovasculares. Los endocrinólogos deberán estar preparados para manejar estos trastornos complejos y en constante evolución, así como para ayudar a educar a los pacientes sobre la prevención y el manejo de estas condiciones.

Además, el avance en la tecnología de la información y la comunicación puede mejorar la atención de los pacientes en la Endocrinología, permitiendo una mejor gestión de datos, seguimiento y monitoreo. Pero a su vez, también puede plantear nuevos desafíos éticos y de privacidad en la atención médica. Por lo tanto, los endocrinólogos deberán estar preparados para navegar en un entorno de tecnología en constante evolución y abordar estos temas en beneficio de sus pacientes.

Los desafíos futuros de la especialidad de Endocrinología implican la necesidad de adaptarse a las condiciones relacionadas con el estilo de vida, el desarrollo de tecnologías de la información y la comunicación y las cuestiones éticas y de privacidad en la atención médica. Los médicos especialistas en Endocrinología deberán estar preparados para enfrentar estos desafíos y trabajar en equipo para brindar atención de calidad a sus pacientes.

Gastroenterología

Años mínimos de Medicina Interna necesarios para cursar la especialidad: Dos años
Duración del posgrado: Tres años
Duración total: Cinco años

La Gastroenterología es una especialidad médica que se enfoca en el diagnóstico, tratamiento y prevención de las enfermedades del tracto gastrointestinal y los órganos anexos, como el hígado, vesícula biliar y el páncreas. Los gastroenterólogos son especialistas que se dedican a estudiar el sistema digestivo y su relación con otras enfermedades del cuerpo humano.

Los gastroenterólogos utilizan una amplia variedad de técnicas y herramientas para examinar y tratar el tracto gastrointestinal, incluyendo la endoscopia, la colonoscopia, la biopsia y otros procedimientos. Además de tratar trastornos gastrointestinales comunes como: la enfermedad ácido péptica, reflujo gastroesofágico, úlceras gástricas y duodenales, colitis ulcerosa y enfermedad de Crohn, los gastroenterólogos también se encargan de tratar enfermedades del hígado, como la hepatitis viral o la cirrosis, así como cáncer de hígado; o del páncreas, como pancreatitis crónica.

Para ser un gastroenterólogo exitoso, se requieren habilidades y conocimientos especializados en anatomía y fisiología del sistema digestivo, así como en técnicas de diagnóstico y tratamiento de trastornos gastrointestinales. Los gastroenterólogos también deben ser expertos en el uso de tecnología avanzada, como la endoscopia y colonoscopia, y tener habilidades de comunicación y trabajo en equipo para coordinar el cuidado del paciente con otros especialistas y proveedores de atención médica.

Además de diagnosticar y tratar trastornos gastrointestinales, los gastroenterólogos también juegan un papel importante en la prevención de enfermedades del sistema digestivo. Los gastroenterólogos pueden ayudar a los pacientes a adoptar hábitos de vida saludables, como una dieta equilibrada y actividad física regular, que pueden ayudar a prevenir enfermedades del sistema digestivo y otros trastornos relacionados con el estilo de vida. Además, los gastroenterólogos pueden ayudar a identificar a los pacientes con factores de riesgo de enfermedades del sistema digestivo, como el cáncer de colon, y recomendar pruebas de detección y seguimiento para prevenir y detectar la enfermedad en etapas tempranas.

La Gastroenterología es una especialidad médica crucial en la atención de la salud moderna. Los gastroenterólogos son especialistas en el diagnóstico, tratamiento y prevención de enfermedades del sistema digestivo, y su experiencia y habilidades son esenciales para mejorar la salud de los pacientes y prevenir enfermedades del tracto gastrointestinal y los órganos anexos.

¿Por qué escoger la especialidad de Gastroenterología?

Seleccionar la especialidad de Gastroenterología para tu posgrado puede ser una excelente opción si estás interesado en el diagnóstico, tratamiento y prevención de enfermedades del tracto gastrointestinal y órganos anexos, como el hígado, vesícula biliar y páncreas. Como gastroenterólogo, tendrás la oportunidad de utilizar técnicas avanzadas y herramientas especializadas, como la endoscopía y colonoscopía, para tratar trastornos gastrointestinales comunes y complejos, y trabajar con un equipo multidisciplinario de profesionales de la salud para brindar atención integral y personalizada a tus pacientes. Además, la Gastroenterología es una especialidad en constante evolución, lo que significa que siempre tendrás la oportunidad de aprender y adquirir nuevas habilidades para mejorar la atención médica que brindas.

¿Cuál es la diferencia entre la especialidad médica de Gastroenterología y la Cirugía General (gastrointestinal)?
La medicina es una disciplina compleja y altamente especializada, con múltiples ramas y subespecialidades que se enfocan en distintas áreas del cuerpo humano y sus patologías. Dos de estas subespecialidades son la Gastroenterología y la cirugía gastrointestinal, que, aunque están estrechamente relacionadas, presentan diferencias importantes en cuanto a su enfoque y alcance.

Los gastroenterólogos médicos no realizan cirugías, sino que utilizan otras técnicas como la endoscopía, colonoscopía, y otros procedimientos. Por otro lado, la cirugía gastrointestinal se enfoca en el diagnóstico y tratamiento quirúrgico de las enfermedades del tracto gastrointestinal y órganos anexos. Los cirujanos gastrointestinales realizan una amplia variedad de procedimientos quirúrgicos para tratar enfermedades como el cáncer de colon, cáncer de estómago, enfermedades inflamatorias del intestino, hernias del hiato, obstrucción intestinal, pancreatitis crónica, entre otras. Estos cirujanos pueden utilizar técnicas laparoscópicas o robóticas para realizar procedimientos quirúrgicos menos invasivos y reducir el tiempo de recuperación del paciente.

Mientras que la Gastroenterología se enfoca en el diagnóstico y tratamiento no quirúrgico de las enfermedades gastrointestinales, la cirugía gastrointestinal se enfoca en el diagnóstico y tratamiento quirúrgico de estas mismas enfermedades. Ambas subespecialidades son importantes para el cuidado de la salud digestiva y trabajan en conjunto para brindar un enfoque completo y multidisciplinario para el diagnóstico y tratamiento de las enfermedades gastrointestinales.

Para los médicos interesados en especializarse en Gastroenterología o cirugía gastrointestinal, es importante tener en cuenta que ambas subespecialidades requieren una formación y capacitación extensas y rigurosas, así como habilidades de comunicación y trabajo en equipo para coordinar el cuidado del paciente con otros especialistas y proveedores de atención médica. En última instancia, la elección entre la Gastroenterología y la cirugía gastrointestinal dependerá del interés y las habilidades de cada médico general aspirante, así como de su compromiso con la educación y la práctica continua para mejorar la salud digestiva de sus pacientes.

Aspectos positivos de ser un especialista en Gastroenterología:
Ser médico especialista en Gastroenterología ofrece numerosos aspectos positivos. En primer lugar, te permitirá ayudar a los pacientes con trastornos

digestivos a mejorar su calidad de vida. Además, este campo médico está en constante evolución, lo que te brinda la oportunidad de estar al tanto de los últimos avances en tecnología y técnicas de tratamiento. Ser especialista en Gastroenterología también te permite trabajar en una variedad de entornos, desde hospitales hasta clínicas privadas. Además, la demanda de gastroenterólogos sigue siendo alta, lo que significa que hay buenas oportunidades de empleo. El ser médico especialista en Gastroenterología puede ser una opción gratificante y emocionante para aquellos interesados en este campo de la medicina, es una especialidad muy completa, pues no solo existe trabajo clínico, sino también, hay gran oportunidad de realizar procedimientos complejos como endoscopías o colonoscopías.

Desafíos de ser un especialista en Gastroenterología:
Aunque ser médico especialista en Gastroenterología ofrece muchas oportunidades y beneficios, también hay algunos desafíos a considerar. Por ejemplo, el trabajo puede ser exigente física y emocionalmente, ya que puede implicar trabajar largas horas y enfrentar situaciones estresantes. Además, algunos pacientes pueden tener trastornos gastrointestinales complicados y difíciles de tratar, lo que puede ser frustrante para el médico y el paciente. Además, los gastroenterólogos a menudo tienen que realizar procedimientos invasivos en los pacientes, lo que puede ser desafiante y emocionalmente agotador. Por último, la formación para convertirse en especialista en Gastroenterología es extensa y requiere un compromiso significativo de tiempo y recursos. En general, es importante que los estudiantes de

medicina consideren tanto los aspectos positivos como negativos al decidir si la Gastroenterología es el campo adecuado para ellos.

¿Cómo es un día típico de trabajo de un gastroenterólogo?

Un día en la vida de un médico especialista en Gastroenterología puede ser muy variado y desafiante. Los gastroenterólogos suelen trabajar en hospitales, clínicas y consultorios privados, y pueden enfrentar una variedad de situaciones y pacientes.

El día de trabajo típico de un gastroenterólogo puede comenzar temprano, con la revisión de las citas del día y la preparación de la documentación necesaria para los pacientes programados para ese día. Luego, pueden comenzar a ver a los pacientes, lo que puede implicar tanto consultas como procedimientos.

Las consultas pueden variar desde exámenes físicos y discusiones de los síntomas del paciente hasta discusiones sobre las opciones de tratamiento y las pruebas diagnósticas. Los gastroenterólogos también pueden tener que llevar a cabo procedimientos como endoscopías o colonoscopías, que les permitan evaluar el tracto gastrointestinal y realizar biopsias y otro tipo de procedimientos más avanzados si es necesario.

Los gastroenterólogos pueden trabajar en colaboración con otros especialistas médicos, como cirujanos u oncólogos, para desarrollar planes de tratamiento para pacientes con trastornos gastrointestinales complejos. También pueden trabajar con dietistas y nutricionistas para desarrollar planes de dieta y nutrición para pacientes con enfermedades inflamatorias del intestino o intolerancias alimentarias que requieran dietas especiales.

El día de trabajo de un gastroenterólogo también puede implicar la realización de procedimientos de urgencia, como la eliminación de cuerpos extraños del tracto gastrointestinal, realizar procedimientos de descompresión para aliviar la obstrucción intestinal o resolver sangrados en agudo que comprometan la vida del paciente.

Además de su trabajo clínico diario, los gastroenterólogos también pueden dedicar tiempo a la investigación y la enseñanza, lo que puede implicar la realización de estudios clínicos o la formación de médicos residentes y estudiantes de medicina en el campo de la Gastroenterología.

Un día en la vida de un médico especialista en Gastroenterología puede ser desafiante y gratificante al mismo tiempo. Los gastroenterólogos pueden tener la oportunidad de mejorar significativamente la calidad de vida de sus pacientes y trabajar en un campo médico en constante evolución. Sin embargo, también pueden enfrentar desafíos emocionales y físicos significativos en el proceso.

¿Cómo es la personalidad de un gastroenterólogo?
La personalidad de un médico especialista en Gastroenterología puede variar, ya que cada persona es única. Sin embargo, existen ciertas características que pueden ser beneficiosas para un gastroenterólogo. Por ejemplo, es importante que los gastroenterólogos sean detallistas y minuciosos, porque el diagnóstico y el tratamiento de los

trastornos gastrointestinales pueden requerir un alto nivel de precisión y atención a los detalles.

También es importante que los gastroenterólogos tengan buenas habilidades de comunicación y empatía, ya que trabajar con pacientes con trastornos gastrointestinales puede ser estresante y emocionalmente agotador. Los gastroenterólogos deben ser capaces de comunicarse claramente con sus pacientes y brindar apoyo emocional durante los procedimientos invasivos y otros tratamientos.

Además, los gastroenterólogos deben ser capaces de trabajar bien en equipo, puesto que a menudo colaboran con otros especialistas médicos en el tratamiento de pacientes con trastornos gastrointestinales complejos. También pueden ser responsables de enseñar y capacitar a médicos residentes y estudiantes de medicina, por lo que es importante que tengan habilidades de liderazgo y enseñanza efectivas.

La personalidad de un médico especialista en Gastroenterología puede ser variada, pero es importante que tengan habilidades detallistas, de comunicación, empatía y trabajo en equipo para tener éxito en su campo.

¿Cuáles son las subespecialidades de Gastroenterología?

Dentro de la Gastroenterología, existen varias subespecialidades. Algunas de las más comunes en la Gastroenterología son las siguientes:

- **Endoscopia Gastrointestinal:** se enfoca en el uso de endoscopios para visualizar el tracto gastrointestinal y diagnosticar y tratar enfermedades complejas.

- **Hepatología**: se enfoca en el diagnóstico y tratamiento de enfermedades hepáticas, incluyendo la hepatitis, la cirrosis y el cáncer de hígado.

- **Motilidad gastrointestinal (NeuroGastroenterología):** se enfoca en el diagnóstico y tratamiento de trastornos motores gastrointestinales, como el síndrome del intestino irritable y la enfermedad por reflujo gastroesofágico.

- **Enfermedades Inflamatorias Intestinales:** se enfoca en el diagnóstico y tratamiento de enfermedades inflamatorias crónicas del tracto gastrointestinal, como la enfermedad de Crohn y la colitis ulcerosa.

Estas son solo algunas de las subespecialidades de la Gastroenterología, y hay muchas otras áreas en las que un gastroenterólogo puede especializarse. Cada subespecialidad tiene su propio conjunto de habilidades, conocimientos y enfoques terapéuticos para tratar enfermedades gastrointestinales.

¿Cuáles son los retos a futuro de la Gastroenterología?
Uno de los principales desafíos a futuro para la especialidad de Gastroenterología es el aumento en la incidencia de trastornos gastrointestinales relacionados con el estilo de vida, como la enfermedad inflamatoria intestinal y el síndrome del intestino irritable. Esto ha llevado a una mayor demanda de atención gastroenterológica y ha creado

la necesidad de nuevas terapias y enfoques de tratamiento.

Otro desafío importante es la necesidad de adoptar tecnologías avanzadas, como la inteligencia artificial y la telemedicina, para mejorar el diagnóstico y el tratamiento de los trastornos gastrointestinales. Esto requerirá que los gastroenterólogos tengan una comprensión sólida de las nuevas tecnologías y estén dispuestos a adoptarlas en su práctica.

Además, la pandemia de COVID-19 ha tenido un impacto significativo en la atención médica, incluida la atención gastroenterológica. Los gastroenterólogos han tenido que adaptarse a la realización de procedimientos invasivos en condiciones de alta seguridad para reducir el riesgo de transmisión del virus.

Los principales desafíos a futuro para la especialidad de Gastroenterología incluyen el aumento de la incidencia de trastornos gastrointestinales relacionados con el estilo de vida, la necesidad de adoptar tecnologías avanzadas y la adaptación a los cambios en la atención médica en el contexto de la pandemia de COVID-19.

Hematología

Años mínimos de Medicina Interna necesarios para cursar la especialidad: Dos años
Duración del posgrado: Tres años
Duración total: Cinco años

La Hematología es una especialidad médica que se enfoca en el diagnóstico y tratamiento de enfermedades relacionadas con la sangre y los tejidos relacionados, como la médula ósea y el sistema linfático.

Los hematólogos se manejan una amplia variedad de afecciones, incluyendo trastornos de la coagulación sanguínea, como la hemofilia y la trombosis, además de otras enfermedades hereditarias y adquiridas que pueden causar hemorragias o coágulos sanguíneos. También estudian otros trastornos benignos como la anemia, y además manejan enfermedades malignas, como leucemias, linfomas y mieloma múltiple.

Para diagnosticar afecciones hematológicas, estos especialistas pueden utilizar una amplia variedad de técnicas de diagnóstico, como análisis de sangre, biopsias de médula ósea, pruebas de coagulación y estudios de imagen. Una vez que se ha hecho un diagnóstico, el hematólogo trabajará con el paciente para desarrollar un plan de tratamiento. Esto puede incluir medicamentos, transfusiones de sangre o plaquetas, quimioterapia, inmunoterapia, terapia de células sanguíneas y, en algunos casos, trasplante de médula ósea.

Además de tratar trastornos hematológicos, los hematólogos también están involucrados en la investigación de nuevos tratamientos y técnicas para enfermedades hematológicas. Esta investigación puede ser llevada a cabo en colaboración con otros especialistas, como oncólogos y cirujanos.

La Hematología es una especialidad médica fascinante y desafiante que se enfoca en el diagnóstico y tratamiento de enfermedades relacionadas con la sangre, el sistema linfático y la médula ósea. Los hematólogos utilizan una amplia variedad de técnicas de diagnóstico y tratamiento para ayudar a los pacientes a recuperar su calidad de vida y mejorar su bienestar general. Si estás interesado en la Hematología, considera aprender más acerca de esta especialidad y las oportunidades que ofrece en el campo de la medicina.

¿Por qué escoger la especialidad de Hematología?

Seleccionar la especialidad de Hematología como posgrado es una excelente opción para los médicos que estén interesados en la complejidad y la diversidad de los trastornos de la sangre. Como hematólogo, tendrás la oportunidad de trabajar con pacientes con una amplia variedad de afecciones, y utilizar técnicas avanzadas de diagnóstico y tratamiento para mejorar su calidad de vida. Además, la Hematología es una especialidad en constante evolución, lo que significa que siempre habrá oportunidades para aprender y crecer en tu carrera, lo anterior derivado de la constante actualización de los medicamentos con los que trabajan los hematólogos. La Hematología es una especialidad muy necesaria en la atención médica, y es esencial para el diagnóstico y tratamiento de muchas enfermedades graves. En general, si tienes una pasión por la Hematología y deseas marcar una diferencia significativa en la vida de tus pacientes, la especialidad de Hematología puede ser la opción perfecta para ti.

Aspectos positivos de ser un especialista en Hematología:

Ser un médico especialista en Hematología puede ser una experiencia muy gratificante. Entre los aspectos positivos de ser un hematólogo se encuentran el tener la oportunidad de trabajar en una especialidad que está en constante evolución. Además, el trabajo con pacientes con trastornos hematológicos puede ser muy desafiante, pero también muy gratificante, ya que los tratamientos y terapias que se implementan pueden marcar una gran diferencia en la calidad de vida de los pacientes. También es posible desarrollar habilidades, pues el trabajo de estos especialistas no solo es clínico, también participan en procedimientos como son la toma de aspirados de médula ósea, trasplante de médula ósea, y también trabajó en el laboratorio observando frotis sanguíneos bajo el microscopio. También es importante el trabajo multidisciplinario, pues los hematólogos trabajan estrechamente con otros especialistas, como oncólogos, radiólogos y cirujanos, lo que permite trabajar en equipo para ofrecer los mejores tratamientos y soluciones posibles para los pacientes. En general, la especialidad de Hematología es una excelente opción para aquellos médicos interesados en la complejidad y la diversidad de los trastornos hematológicos, y desean marcar una gran diferencia en la vida de sus pacientes.

Desafíos de ser un especialista en Hematología:

Si bien hay muchos aspectos positivos en ser un médico especialista en Hematología, también hay algunos desafíos a considerar. Por ejemplo, trabajar con pacientes con trastornos hematológicos puede ser emocionalmente exigente, ya que algunos pacientes pueden tener afecciones crónicas o degenerativas. También puede haber momentos de frustración cuando los tratamientos no funcionan o cuando los pacientes no responden al cuidado de la manera esperada. Además, los procedimientos de diagnóstico y las terapias que se utilizan en la Hematología pueden ser costosos y complejos, lo que puede generar una mayor carga administrativa, o incluso frustración en el médico y el paciente al saber que existen opciones terapéuticas adecuadas, pero que no pueden ser utilizadas por no tener acceso a ellas. En general, la Hematología es una especialidad exigente y desafiante que requiere una gran dedicación, tanto física como emocional. Los estudiantes de medicina deben considerar cuidadosamente sus intereses y habilidades antes de decidir si la Hematología es la especialidad adecuada para ellos.

¿Cómo es un día típico de trabajo de un hematólogo?

Un día típico en la vida laboral de un hematólogo puede iniciar viendo a pacientes en la consulta, seguimiento de enfermedades benignas, así como de otros pacientes que estén recibiendo algún tipo de tratamiento sistémico por enfermedades malignas y las complicaciones derivadas de los tratamientos, así como trazar un plan terapéutico dependiendo del seguimiento en consulta con los estudios solicitados.

Otra parte importante del día laboral es la valoración de pacientes hospitalizados, en especial aquellos que estén en proceso de trasplante de médula ósea, parte importante de este procedimiento es valorar la larga serie de estudios que estos pacientes necesitan, así como las complicaciones que pudieran derivar de este trasplante. También son importante las sesiones multidisciplinarias para valorar algún caso en especial, importante recordar que los pacientes pueden estar inmunodeprimidos, por lo que, el trabajo estrecho con el servicio de Medicina Interna o Infectología es esencial.

Después de estas labores, también pudieran tener actividad en el laboratorio, observando frotis sanguíneos y los aspirados de médula ósea, los cuales son esenciales para el diagnóstico y tratamiento de las enfermedades hematológicas.

Al igual que otras especialidades, también gran parte del día a día de los hematólogos, es la parte de investigación y docencia, tanto con médicos de pregrado, como con médicos de posgrado.

Como podemos ver, un día a día de un médico hematólogo puede ser agotador, sin embargo, es una especialidad muy completa, la cual incluye no solo trabajo clínico, sino también realizar procedimientos, la oportunidad de trabajar en el laboratorio y también labores docentes con estudiantes de pregrado y posgrado.

¿Cómo es la personalidad de un hematólogo?
La personalidad de un médico con especialidad en Hematología puede variar como en cualquier otra especialidad médica. Sin embargo, es probable que los hematólogos compartan algunas características importantes, como ser metódicos y detallistas en su trabajo, tener una mente analítica para resolver problemas complejos, y ser pacientes y empáticos al trabajar con pacientes que pueden estar enfrentando

afecciones crónicas o graves que, en caso de no tratarse, pueden terminar en la muerte del paciente. Además, los hematólogos también deben tener una mentalidad abierta y estar dispuestos a colaborar con otros especialistas para ofrecer a sus pacientes los mejores tratamientos posibles. La personalidad de un hematólogo puede ser muy variada, pero es probable que se destaque por su enfoque riguroso y metódico y su compromiso con el bienestar de sus pacientes.

¿Cuáles son los retos a futuro de la Hematología?
La especialidad de Hematología enfrenta varios retos a futuro, incluyendo el aumento de la incidencia de enfermedades hematológicas debido al envejecimiento de la población y otros factores de riesgo, así como la necesidad de desarrollar nuevos tratamientos y terapias para enfermedades hematológicas graves y complejas, como leucemias y linfomas. Además, la Hematología también se enfrenta a la necesidad de incorporar tecnologías avanzadas en el diagnóstico y tratamiento de enfermedades hematológicas, como la terapia génica y la inmunoterapia, y garantizar la accesibilidad de estas tecnologías a pacientes de todos los estratos sociales. También existe una necesidad cada vez mayor de colaboración multidisciplinaria entre hematólogos y otros especialistas en áreas relacionadas, como oncólogos, radiólogos y cirujanos. En general, la especialidad de Hematología sigue siendo una especialidad en constante evolución, y los hematólogos deben estar dispuestos a enfrentar estos desafíos y trabajar en colaboración para ofrecer los mejores tratamientos y soluciones posibles para los pacientes.

Infectología

Años mínimos de Medicina Interna necesarios para cursar la especialidad: Se requiere Medicina Interna completa.
Años de duración del posgrado: Dos años

La Infectología es una especialidad médica que se enfoca en el diagnóstico y tratamiento de enfermedades infecciosas, causadas por virus, bacterias, hongos y otros organismos patógenos. Los médicos especializados en Infectología son llamados infectólogos, y su trabajo es esencial para prevenir y tratar enfermedades infecciosas en pacientes de todas las edades.

El trabajo de un infectólogo puede variar ampliamente, dependiendo del lugar donde trabajen y el tipo de pacientes que atiendan. Por lo general, los infectólogos dedican mucho tiempo a la evaluación de pacientes, que incluye tomar la historia clínica del paciente completa (incluyendo antecedentes de exposiciones o viajes), examinar los síntomas y realizar pruebas de diagnóstico, como análisis de sangre, cultivos y pruebas de imagen. Los infectólogos pueden trabajar en equipo con otros especialistas en áreas relacionadas, como microbiólogos, epidemiólogos y especialistas en enfermedades tropicales.

Además de trabajar con pacientes, los infectólogos también pueden dedicar tiempo a la investigación y la educación. Esto puede incluir trabajar en proyectos de investigación clínica, participar en conferencias y reuniones científicas y actividades de docencia con estudiantes de medicina y residentes en Infectología. Los infectólogos también pueden trabajar en estrecha colaboración con los departamentos de salud pública, asesorando en políticas de salud y medidas de prevención de enfermedades infecciosas a nivel local y nacional; particularmente vimos lo importante que son en la reciente pandemia por SARS-CoV2.

En general, la Infectología es una especialidad esencial en la atención médica moderna, ya que las enfermedades infecciosas son una amenaza continua para la salud pública. Los infectólogos tienen una comprensión profunda de cómo se propagan las enfermedades infecciosas y cómo prevenirlas y tratarlas, lo que los hace vitales en la lucha contra las epidemias y pandemias. Si estás interesado en la prevención y el tratamiento de enfermedades infecciosas, y te gustaría trabajar en una especialidad médica en constante evolución, la Infectología puede ser la opción adecuada para ti.

¿Por qué escoger la especialidad de Infectología?

La Infectología ofrece la oportunidad de trabajar en una variedad de entornos, incluyendo hospitales, clínicas y departamentos de salud pública, lo que permite una amplia variedad de opciones de carrera. Esta especialidad permite a los médicos estar en una carrera emocionante y desafiante que es esencial para la salud pública y que ofrece la oportunidad de trabajar en una variedad de entornos y colaborar con otros especialistas.

Aspectos positivos de ser un especialista en Infectología:

Ser un médico especialista en Infectología ofrece varios aspectos positivos, incluyendo la oportunidad de trabajar en una especialidad esencial en la atención médica moderna, y la oportunidad de trabajar en equipo con otros especialistas en áreas relacionadas. Además, los infectólogos tienen la oportunidad de colaborar con los departamentos de salud pública en políticas de salud y medidas de prevención de enfermedades infecciosas a nivel local y nacional, y de trabajar en una variedad de entornos, incluyendo hospitales, clínicas y departamentos de salud pública. Además, es una especialidad muy completa, en el sentido que gran parte del trabajo clínico obliga a también a tener una parte laboral en el laboratorio de microbiología, valorando los cultivos que se han solicitado durante el día. En general, ser un médico especialista en Infectología es una carrera emocionante y desafiante que es esencial para la salud pública y que ofrece una amplia variedad de oportunidades de carrera.

Desafíos de ser un especialista en Infectología:
Ser un médico especialista en Infectología también tiene algunos aspectos negativos a considerar. Los infectólogos pueden estar expuestos a enfermedades infecciosas y deben tomar precauciones de seguridad adecuadas al trabajar con pacientes con enfermedades infecciosas. Además, la investigación y el desarrollo de nuevos tratamientos y terapias para enfermedades infecciosas puede ser un proceso largo y costoso. Los infectólogos también pueden enfrentar situaciones desafiantes al tratar a pacientes con enfermedades infecciosas graves o mortales, lo que puede tener un impacto emocional en el médico, especialmente en la época actual con la presencia de infecciones resistentes y oportunistas. En general, ser un médico especialista en Infectología requiere un enfoque riguroso y metódico, así como la capacidad de manejar situaciones estresantes y potencialmente peligrosas.

¿Cómo es un día típico de trabajo de un infectólogo?

Por lo general, el día de un infectólogo comienza temprano con la revisión de las citas programadas para el día. Los infectólogos pueden pasar una gran cantidad de tiempo viendo pacientes, y cada cita puede durar entre 30 minutos y una hora. Cada paciente es evaluado minuciosamente, lo que incluye tomar la historia clínica del paciente, examinar los síntomas y realizar pruebas de diagnóstico, como análisis de sangre, cultivos y pruebas de imagen.

Una vez que se ha hecho un diagnóstico, el infectólogo trabajará con el paciente para desarrollar un plan de tratamiento. Los infectólogos también pueden trabajar en equipo con otros especialistas en áreas relacionadas, como microbiólogos y epidemiólogos, para desarrollar tratamientos y medidas preventivas efectivas.

Además de atender pacientes, los infectólogos también pueden dedicar tiempo a la investigación y la educación. Esto puede incluir trabajar en proyectos de investigación clínica, participar en conferencias y reuniones científicas y enseñar a estudiantes de medicina y residentes en Infectología.

La vida de un médico especialista en Infectología puede ser muy variada e interesante. Cada día de trabajo es diferente y presenta nuevos desafíos y oportunidades para aprender y crecer como profesional. Si estás interesado en la prevención y el tratamiento de enfermedades infecciosas, y te gustaría trabajar en una especialidad médica en constante evolución, la Infectología puede ser una excelente opción para ti.

¿Cómo es la personalidad de un infectólogo?
La personalidad de un médico especialista en Infectología puede variar como en cualquier otra especialidad médica. Sin embargo, es probable que los infectólogos compartan algunas características importantes, como ser metódicos y detallistas en su trabajo, tener una mente analítica para resolver problemas complejos y ser pacientes y compasivos al trabajar con pacientes que pueden estar enfrentando afecciones crónicas o graves. Además, los infectólogos también deben tener una mentalidad abierta y estar dispuestos a colaborar con otros especialistas para ofrecer a sus pacientes los mejores tratamientos posibles. La personalidad de un infectólogo puede ser muy variada, pero es probable que se destaque por su enfoque riguroso y metódico y su compromiso con el bienestar de sus pacientes.

En cuanto a su relación con la comunidad LGBT, es importante destacar que es un grupo vulnerable para varios padecimientos infecciosos; lo anterior debido a diversos factores, como la discriminación en la atención médica y poco acceso a educación sexual. Por lo tanto, los médicos infectólogos desempeñan un papel fundamental en la promoción de la salud sexual y la prevención de enfermedades infecciosas en la comunidad LGBT, brindando atención especializada y personalizada que tenga en cuenta las necesidades y particularidades de cada persona.

¿Cuáles son los retos a futuro de la Infectología?
La especialidad de Infectología enfrenta varios retos a futuro, incluyendo el aumento de la resistencia a los antibióticos, la aparición de nuevas enfermedades infecciosas, la presencia de

infecciones oportunistas y el aumento de la movilidad y la interconexión global que aumenta el riesgo de la propagación de enfermedades infecciosas. Además, la pandemia de COVID-19 ha destacado la necesidad de fortalecer la infraestructura de salud pública y la capacidad de respuesta a las epidemias y pandemias en todo el mundo. En general, la Infectología sigue siendo una especialidad en constante evolución, y los infectólogos deben estar dispuestos a enfrentar estos desafíos y trabajar en colaboración para ofrecer los mejores tratamientos y soluciones posibles para los pacientes.

Medicina Crítica

Años mínimos de Medicina Interna necesarios para cursar la especialidad: Tres años

También se puede cursar con la especialidad **completa** de Anestesiología o de Medicina de Urgencias

Duración del posgrado: Dos años
Duración total: Cinco años

La Medicina Crítica es una especialidad médica que se enfoca en el diagnóstico y tratamiento de pacientes en estado crítico. Esta rama de la medicina se concentra en el cuidado intensivo de pacientes que presentan una enfermedad o lesión que amenaza su vida o su capacidad para sobrevivir sin asistencia médica.

La Medicina Crítica se ocupa de pacientes en Unidades de Cuidados Intensivos (UCI), donde los pacientes reciben atención médica altamente especializada. Estas unidades están diseñadas para proporcionar un ambiente controlado y altamente monitoreado donde se pueden administrar medicamentos y tratamientos intravenosos, monitorear constantemente los signos vitales del paciente y brindar apoyo vital en caso de emergencia.

Los pacientes en la UCI suelen requerir atención constante y vigilancia, ya que sus condiciones pueden cambiar rápidamente y pueden empeorar de manera drástica. Los médicos especializados en Medicina Crítica están capacitados para responder a estas situaciones y tomar decisiones rápidas y efectivas para mantener la estabilidad del paciente.

La Medicina Crítica es una especialidad que se ocupa de una amplia variedad de enfermedades y condiciones, que pueden incluir traumas graves, enfermedades infecciosas, enfermedades cardiovasculares, insuficiencia respiratoria, enfermedades neurológicas y otros problemas médicos complejos.

Los médicos especializados en Medicina Crítica, también conocidos como "intensivistas" trabajan en estrecha colaboración con otros especialistas médicos, como cirujanos, cardiólogos, neumólogos, nefrólogos y otros profesionales de la salud, para proporcionar la atención médica más efectiva y coordinada posible.

Además, la Medicina Crítica también se ocupa en ocasiones de pacientes terminales y proporciona cuidados paliativos y de apoyo para ayudar a los pacientes y sus familias a enfrentar el final de la vida.

La Medicina Crítica es una especialidad médica emocionante y desafiante que se ocupa de pacientes en estado crítico en unidades de cuidados intensivos. Los médicos especializados en Medicina Crítica están capacitados para proporcionar atención médica altamente especializada y coordinada, y trabajar en estrecha colaboración con otros profesionales de la salud para brindar el mejor cuidado posible a los pacientes en su momento de mayor necesidad.

¿Por qué escoger la especialidad de Medicina Crítica?
Seleccionar la especialidad de Medicina Crítica para su posgrado puede ser una opción gratificante y desafiante, ya que ofrece la oportunidad de brindar atención médica altamente especializada a pacientes en estado crítico y trabajar en estrecha colaboración con otros profesionales de la salud.

Aspectos positivos de ser especialista en Medicina Crítica:
La especialidad médica de Medicina Crítica puede ofrecer múltiples aspectos positivos para aquellos que deciden convertirse en médicos especialistas. En primer lugar, la Medicina Crítica es una rama de la medicina en la que los médicos pueden experimentar una gran satisfacción al salvar la vida de pacientes en estado crítico y mejorar su bienestar. Además, al trabajar estrechamente con otros

profesionales de la salud, como enfermeros y otros médicos, los especialistas en Medicina Crítica pueden disfrutar del trabajo en equipo y el aprendizaje continuo. La Medicina Crítica también es un campo en constante evolución, lo que significa que hay muchas oportunidades para la investigación y la innovación, lo que puede ser muy emocionante para aquellos interesados en la investigación médica. Por último, la demanda de médicos especializados en Medicina Crítica sigue siendo alta, lo que se traduce en un gran número de oportunidades profesionales y la posibilidad de un crecimiento y desarrollo a largo plazo.

Desafíos de ser un especialista en Medicina Crítica:
Los médicos especialistas en Medicina Crítica a menudo trabajan largas horas y tienen un alto nivel de responsabilidad, lo que puede ser agotador y estresante. Además, la naturaleza de la especialidad significa que los médicos pueden enfrentarse a situaciones emocionalmente intensas y desafiantes a diario, lo que puede ser difícil de manejar para algunos. También puede haber situaciones en las que, a pesar de los mejores esfuerzos del equipo médico, los pacientes en estado crítico no puedan recuperarse, lo que puede ser emocionalmente difícil para los médicos y el personal de la UCI. En general, los desafíos de ser médico especialista en Medicina Crítica deben ser considerados antes de tomar una decisión profesional en esta rama de la medicina.

¿Cómo es un día típico de trabajo de un especialista en Medicina Crítica?
Un día típico en la vida de un médico especialista en Medicina Crítica puede variar dependiendo del hospital y la unidad de cuidados intensivos (UCI) donde trabaje. Sin embargo, por lo general, el día comienza temprano en la mañana, con el cambio de turno y la discusión de los pacientes con el equipo médico de la UCI.

¿Cómo elegir tu especialidad médica?

Una vez que se tiene una idea de los pacientes y su condición, el médico especialista en Medicina Crítica se dedica a realizar el pase de visita en la UCI, revisando a los pacientes y sus registros médicos, y haciendo cualquier ajuste en su tratamiento o plan de cuidado necesario.

Después de la visita matutina, el médico especialista en Medicina Crítica puede pasar gran parte del día coordinando el cuidado de los pacientes en la UCI con otros especialistas médicos y el personal de enfermería. Esto puede incluir la realización de procedimientos, como la colocación de líneas de acceso venoso central, el ajuste de la ventilación mecánica y la administración de medicamentos, así como la toma de decisiones críticas sobre la gestión de la atención del paciente.

Además de su trabajo en la UCI, los médicos especialistas en Medicina Crítica también pueden pasar tiempo en consultas con pacientes hospitalizados en otros servicios médicos, revisando historias clínicas, consultando con otros especialistas médicos y participando en reuniones de equipos de atención médica.

Durante todo el día, el médico especialista en Medicina Crítica debe estar preparado para responder rápidamente a cualquier emergencia que pueda surgir. Esto podría incluir situaciones en las que un paciente requiera atención inmediata debido a una caída en sus signos vitales o la aparición de una nueva complicación médica.

Al final del día, el médico especialista en Medicina Crítica suele hacer una última visita en la UCI para asegurarse de que todos los pacientes estén estables y en buen estado, y para hacer cualquier ajuste final en su tratamiento o plan de cuidado. Luego, el médico puede realizar una sesión de documentación para registrar todo lo que se ha hecho durante el día y asegurarse de que se cumplan los requisitos de documentación del hospital.

Dr. José Manuel Ruiz Morales

Un día en la vida de un médico especialista en Medicina Crítica puede ser intenso, con múltiples responsabilidades y la necesidad de estar alerta y preparado para cualquier emergencia que pueda surgir. A pesar de los desafíos, muchos médicos especialistas en Medicina Crítica encuentran gran satisfacción en su trabajo al brindar atención médica altamente especializada y coordinada a pacientes en estado crítico.

¿Cómo es la personalidad de un médico especialista en Medicina Crítica?
Los médicos especialistas en Medicina Crítica suelen tener una personalidad orientada al detalle y muy meticulosa, ya que su trabajo requiere una gran cantidad de atención a los detalles y una gestión cuidadosa de la información médica y los registros del paciente. Además, también se espera que los médicos especialistas en Medicina Crítica sean excelentes comunicadores y colaboradores, porque trabajan en estrecha colaboración con otros profesionales de la salud para brindar la mejor atención médica posible. Los médicos especialistas en Medicina Crítica también deben tener una gran capacidad para trabajar bajo presión y tomar decisiones rápidas y efectivas en situaciones de emergencia, ya que sus pacientes a menudo están en un estado crítico y requieren atención médica inmediata.

¿Cuáles son los retos a futuro de la especialidad de Medicina Crítica?
La especialidad de Medicina Crítica enfrenta varios desafíos a futuro, incluyendo la creciente demanda de atención médica de alta calidad en las unidades de cuidados intensivos, el envejecimiento de la población y la necesidad de adoptar tecnologías avanzadas para monitorear y tratar a los pacientes. Además, la pandemia de COVID-19 ha puesto de relieve la necesidad de mejorar la preparación de los hospitales y las UCI para enfrentar crisis sanitarias y emergencias globales. Por lo tanto, los médicos especialistas en Medicina Crítica

deberán estar preparados para adaptarse a estos desafíos y continuar evolucionando para brindar atención médica de alta calidad a los pacientes en estado crítico.

Nefrología

Años mínimos de Medicina Interna necesarios para cursar la especialidad: Dos años
Duración del posgrado: Tres años
Duración total: Cinco años

La Nefrología es una especialidad que se centra en el diagnóstico y tratamiento de enfermedades del riñón. Los nefrólogos son especialistas en el estudio de la estructura, la función y los trastornos de los riñones y del sistema urinario en su conjunto. Los nefrólogos tratan una amplia variedad de enfermedades que afectan a los riñones, como la enfermedad renal crónica, nefritis, así como complicaciones renales derivadas de otras enfermedades crónicas como Hipertensión Arterial o Diabetes.

Los nefrólogos utilizan una variedad de técnicas de diagnóstico para evaluar la función renal, como el análisis de sangre y orina, ultrasonido renal y biopsia renal. Además, utilizan tratamientos médicos y quirúrgicos para tratar las enfermedades renales, así como el manejo de diálisis para pacientes con enfermedad renal crónica y el manejo de los trasplantes de riñón para pacientes que lo necesitan.

La Nefrología es una especialidad que se encuentra en constante evolución, ya que se están descubriendo continuamente nuevos tratamientos y técnicas para tratar las enfermedades renales. Además, los nefrólogos trabajan en estrecha colaboración con otros especialistas en la atención de pacientes con enfermedades renales, como los cirujanos, endocrinólogos, cardiólogos y otros especialistas en Medicina Interna.

La Nefrología es una especialidad emocionante y desafiante que se centra en el diagnóstico y tratamiento de enfermedades renales. Los nefrólogos utilizan una amplia variedad de técnicas de diagnóstico y tratamientos para brindar atención integral a los pacientes con enfermedades renales. Si estás interesado en una especialidad que ofrezca la oportunidad de hacer una gran diferencia en la vida de los pacientes con enfermedades renales, la Nefrología puede ser una excelente opción para ti.

¿Por qué escoger la especialidad de Nefrología?
Seleccionar la especialidad de Nefrología puede ser una excelente opción para estudiantes de medicina que estén interesados en un campo emocionante y desafiante que se centra en el diagnóstico y tratamiento de enfermedades renales. La Nefrología es una especialidad en constante evolución, lo que significa que siempre hay nuevas técnicas y tratamientos para aprender y aplicar en la práctica clínica. Además, los nefrólogos tienen la oportunidad de hacer una gran diferencia en la vida de los pacientes con enfermedades renales y brindar atención integral que les permita vivir vidas más saludables y felices. Si estás interesado en una especialidad médica que ofrezca un equilibrio entre el desafío y la recompensa, la Nefrología puede ser la elección perfecta para tu posgrado.

Aspectos positivos de ser un especialista en Nefrología:
Los aspectos positivos de ser médico especialista en Nefrología incluyen la capacidad de hacer una gran diferencia en la vida de los pacientes con

enfermedades renales, trabajar en un campo emocionante y en constante evolución, y utilizar una amplia variedad de técnicas de diagnóstico y tratamientos para brindar atención integral. Otro punto a destacar, es que es una especialidad redonda, pues no solo existe una parte clínica, sino también de procedimientos, como realizar biopsias o colocar catéteres de acceso vascular. Además, la Nefrología ofrece la oportunidad de trabajar en estrecha colaboración con otros especialistas en la atención de pacientes con enfermedades renales y aprender de otros expertos en la atención médica. Como médico especialista en Nefrología, también puedes tener la oportunidad de participar en investigaciones y estudios clínicos para descubrir nuevos tratamientos y técnicas para las enfermedades renales, lo que puede ser muy gratificante y emocionante.

Desafíos de ser un especialista en Nefrología:
Los aspectos negativos de ser médico especialista en Nefrología pueden incluir la necesidad de trabajar con pacientes que tienen enfermedades crónicas y potencialmente graves, lo que puede ser emocionalmente agotador. Además, el tratamiento de enfermedades renales a menudo implica la administración de tratamientos invasivos y realizar procedimientos que pueden ser estresantes tanto para el paciente como para el médico. Además, la Nefrología también puede ser una especialidad muy exigente y requiere un alto nivel de habilidad y conocimiento especializado, lo que puede requerir una formación especializada adicional y largas horas de estudio y trabajo.

¿Cómo es un día típico de trabajo de un nefrólogo?

Un día de trabajo en la vida de un médico especialista en Nefrología puede ser muy variado y dependerá de la práctica clínica en la que trabaje y del tipo de pacientes que atienda. Sin embargo, en general, un día típico de trabajo para un nefrólogo puede incluir una variedad de actividades.

Una de las principales actividades que realiza un nefrólogo es la evaluación y el tratamiento de pacientes con enfermedades renales. Esto puede incluir la revisión de los registros médicos de los pacientes, la realización de exámenes físicos y la discusión de los síntomas y los tratamientos con los pacientes y sus familiares. Los nefrólogos también utilizan técnicas de diagnóstico especializadas, como la medición del flujo sanguíneo renal y la evaluación de la función renal, para ayudar a determinar el diagnóstico y el plan de tratamiento adecuado.

Los nefrólogos también pueden trabajar con pacientes que requieren tratamiento de diálisis, que puede ser hemodiálisis o diálisis peritoneal. Esto puede implicar el realizar procedimientos invasivos y la administración de medicamentos y otros tratamientos para ayudar a controlar la función renal y prevenir complicaciones.

Además, los nefrólogos también trabajan en estrecha colaboración con otros especialistas, como cirujanos, endocrinólogos y cardiólogos, para brindar una atención integral a los pacientes con enfermedades renales. Los nefrólogos pueden colaborar con estos otros especialistas en la evaluación y el tratamiento de los pacientes y en la realización de procedimientos y tratamientos especializados.

Un día de trabajo en la vida de un médico especialista en Nefrología puede ser muy variado, pero generalmente incluye la evaluación y el tratamiento de pacientes con enfermedades renales, la realización de procedimientos invasivos, el trabajo en estrecha colaboración con otros especialistas y la administración de tratamientos y medicamentos. Si estás interesado en una carrera en la medicina que te permita hacer una gran diferencia en la vida de los pacientes con enfermedades renales, la Nefrología puede ser una excelente opción para ti.

¿Cómo es la personalidad de un nefrólogo?
Los médicos especialistas en Nefrología tienen una personalidad empática y compasiva, ya que trabajan con pacientes que pueden estar lidiando con enfermedades crónicas y potencialmente graves. También son muy buenos comunicadores, porque deben explicar los diagnósticos y los planes de tratamiento a los pacientes y sus familias de manera clara y concisa.

Los nefrólogos son muy trabajadores y tienen una ética laboral muy sólida, porque la Nefrología puede ser una especialidad muy exigente y agotadora. También son muy cuidadosos y precisos en su trabajo, porque las decisiones que toman pueden tener un impacto significativo en la vida de los pacientes.

En resumen, los médicos especialistas en Nefrología tienen una personalidad empática, comunicativa, trabajadora y cuidadosa, y son capaces de brindar una atención integral a los pacientes con enfermedades renales. Si te identificas con estas características y estás interesado en ayudar a los pacientes con enfermedades renales, la Nefrología puede ser una buena opción para ti.

¿Cuáles son los retos a futuro de la Nefrología?
Uno de los principales retos a futuro para la especialidad de Nefrología es el aumento en la prevalencia de enfermedades renales crónicas debido a factores como la obesidad, diabetes e hipertensión. Esto significa que habrá una mayor demanda de nefrólogos y servicios de atención renal en el futuro.

Otro desafío para la especialidad de Nefrología es el costo y la accesibilidad de los tratamientos para las enfermedades renales. La diálisis y los trasplantes renales pueden ser costosos y no están disponibles para todos los pacientes, lo que puede ser un desafío para los nefrólogos y los pacientes.

Además, la investigación y el desarrollo de nuevas técnicas y tratamientos para las enfermedades renales es un área en constante evolución y los nefrólogos deben mantenerse actualizados sobre las últimas investigaciones y avances en el campo.

Los principales retos a futuro para la especialidad de Nefrología son el aumento en la prevalencia de enfermedades renales crónicas, el costo y la accesibilidad de los tratamientos, y la necesidad de estar al día en las últimas investigaciones y avances en el campo. Los nefrólogos deben estar preparados para enfrentar estos desafíos y adaptarse a medida que la especialidad continúa evolucionando en el futuro.

Neurología

Años mínimos de Medicina Interna necesarios para cursar la especialidad: Dos años
Duración del posgrado: Tres años
Duración total: Cinco años

La Neurología es una especialidad médica que se enfoca en el diagnóstico y tratamiento de enfermedades que afectan el sistema nervioso central y periférico. Esto incluye trastornos del cerebro, médula espinal, nervios periféricos y músculos.

La Neurología es una especialidad amplia y diversa, que abarca una amplia variedad de trastornos y enfermedades. Algunos de los trastornos más comunes que los neurólogos tratan incluyen cefaleas, trastornos del sueño, enfermedades cerebrovasculares, así como la enfermedad de Parkinson, esclerosis múltiple y epilepsia.

El diagnóstico en Neurología es un proceso que es considerado sumamente clínico, pues los neurólogos adquieren habilidades para poder hacer un diagnóstico certero con distintas maniobras a la exportación física, pero también involucra una combinación de técnicas de imagen, como tomografías computarizadas (TC) y resonancias magnéticas (RM), así como pruebas de laboratorio y examen físico detallado. Los neurólogos también realizan pruebas especializadas para evaluar la función del sistema nervioso, como la electromiografía (EMG) y la electroencefalografía (EEG).

Una vez que se ha hecho un diagnóstico, el neurólogo trabajará con el paciente para desarrollar un plan de tratamiento. Esto puede incluir medicamentos, terapia física, terapia ocupacional o terapia del habla. En algunos casos, puede ser necesaria una cirugía.

Además de tratar trastornos neurológicos, los neurólogos también están involucrados en la investigación de nuevas técnicas y tratamientos para enfermedades neurológicas. Esta investigación puede ser llevada a cabo en colaboración con otros especialistas, como neuro-radiólogos, neurocirujanos y neuropsicológicos.

La Neurología es una especialidad médica emocionante y desafiante que se enfoca en el diagnóstico y tratamiento de trastornos del sistema nervioso central y periférico. Los neurólogos utilizan una amplia variedad de técnicas de diagnóstico y tratamiento para ayudar a los pacientes a recuperar su calidad de vida y mejorar su bienestar general. Si estás interesado en la Neurología, considera aprender más acerca de esta especialidad y las oportunidades que ofrece en el campo de la medicina.

¿Por qué escoger la especialidad de Neurología?
Seleccionar la especialidad de Neurología como posgrado es una excelente opción para los estudiantes de medicina que estén interesados en la complejidad del sistema nervioso. Como neurólogo, tendrás la oportunidad de trabajar con pacientes con una amplia variedad de condiciones, y utilizar técnicas avanzadas de diagnóstico y tratamiento para mejorar su calidad de vida. Además, la Neurología es una especialidad en constante evolución, lo que significa que siempre habrá oportunidades para aprender y crecer en tu carrera.

En general, si tienes una pasión por el sistema nervioso y deseas marcar una diferencia significativa en la vida de tus pacientes, la Neurología puede ser la especialidad perfecta para ti.

Aspectos positivos de ser un especialista en Neurología:

Ser un médico especialista en Neurología puede ser una experiencia muy gratificante. Entre los aspectos positivos de ser un neurólogo se encuentran el tener la oportunidad de trabajar en una especialidad que está en constante evolución. Además, el trabajo con pacientes con trastornos neurológicos puede ser muy desafiante, pero también muy gratificante, ya que los tratamientos y terapias que se implementan pueden marcar una gran diferencia en la calidad de vida de los pacientes. También es posible desarrollar habilidades para colaborar con otros especialistas, como neuro-radiólogos, neurocirujanos y neuropsicólogos, lo que permite trabajar en equipo para ofrecer los mejores tratamientos y soluciones posibles para los pacientes.

Desafíos de ser un especialista en Neurología:

Si bien hay muchos aspectos positivos en ser un médico especialista en Neurología, también hay algunos desafíos a considerar. Por ejemplo, trabajar con pacientes con trastornos neurológicos puede ser emocionalmente exigente, ya que algunos pacientes pueden tener afecciones crónicas o degenerativas. También puede haber momentos de frustración cuando los tratamientos no funcionan o cuando los pacientes no responden al cuidado de la manera esperada. Además, los procedimientos de diagnóstico y las terapias que se utilizan en la Neurología pueden ser costosos y complejos, lo que puede generar una mayor carga administrativa. Los médicos generales deben considerar cuidadosamente sus intereses y habilidades antes de decidir si la Neurología es la especialidad adecuada para ellos.

¿Cómo es un día típico de trabajo de un neurólogo?

La vida de un médico especialista en Neurología puede ser muy variada y emocionante. Cada día de trabajo puede ser diferente, dependiendo del tipo de paciente que se atienda, las pruebas y tratamientos que se realicen, y el entorno en el que se trabaje. Sin embargo, para dar una idea general de cómo es un día de trabajo en la vida de un médico especialista en Neurología, se puede describir una posible rutina diaria.

Por lo general, el día comienza temprano con una revisión de las citas programadas para el día. Los neurólogos suelen pasar una gran cantidad de tiempo viendo pacientes, y cada cita puede durar entre 30 minutos y una hora. Cada paciente es evaluado minuciosamente, lo que incluye tomar la historia clínica del paciente, examinar los síntomas y realizar pruebas físicas y neurológicas.

En algunos casos, los neurólogos pueden realizar pruebas de diagnóstico adicional, como una TC o RM, para obtener una imagen más detallada del cerebro y los nervios. Las pruebas de diagnóstico son muy importantes en la Neurología, ya que ayudan a identificar la causa subyacente de los síntomas del paciente.

Una vez que se ha realizado un diagnóstico, el neurólogo trabajará con el paciente para desarrollar un plan de tratamiento. Esto puede incluir medicamentos, terapia física, terapia ocupacional o terapia del habla. Los neurólogos también pueden recomendar cambios en el estilo de vida del paciente, como cambios en la actividad física, ejercicio o cambios en la dieta.

Además de atender pacientes, los neurólogos también suelen dedicar tiempo a la investigación y la educación. Esto puede incluir trabajar en proyectos de investigación clínica, participar en conferencias y reuniones científicas, y enseñar a estudiantes de medicina y residentes en Neurología.

La vida de un médico especialista en Neurología puede ser muy variada e interesante. Cada día de trabajo es diferente y presenta nuevos desafíos y oportunidades para aprender y crecer como profesional. Si estás interesado en la Neurología y disfrutas del trabajo con pacientes y la investigación clínica, esta especialidad puede ser una excelente opción para ti.

¿Cómo es la personalidad de un neurólogo?
No hay una personalidad específica que se requiera para convertirse en un médico especialista en Neurología, ya que la especialidad atrae a personas con una amplia variedad de características y habilidades. Sin embargo, en general, los neurólogos suelen ser personas que tienen una gran capacidad para resolver problemas complejos y trabajar con detalles minuciosos. También pueden ser personas curiosas e inquisitivas, que disfrutan de la investigación y la exploración de nuevos conocimientos en la Neurología. Además, los neurólogos deben ser pacientes y compasivos, ya que muchos de los pacientes que atienden pueden estar pasando por momentos difíciles debido a los

trastornos neurológicos que padecen. En general, la Neurología es una especialidad que requiere un conjunto único de habilidades y personalidad, pero es accesible para aquellos con un fuerte compromiso con la ciencia médica y la atención de pacientes.

¿Cuáles son las diferencias entre los médicos especialistas en Neurología y los neurocirujanos?
Aunque los especialistas médicos en Neurología y los neurocirujanos tienen en común su enfoque en el diagnóstico y tratamiento de enfermedades y trastornos del sistema nervioso, hay diferencias significativas en su capacitación y áreas de enfoque.

El especialista médico en Neurología es un médico que se especializa en el diagnóstico y tratamiento de trastornos del sistema nervioso, incluyendo enfermedades como la epilepsia, enfermedad de Parkinson, esclerosis múltiple y las lesiones cerebrales traumáticas. Los neurólogos utilizan pruebas de diagnóstico, como TC y RM, así como evaluaciones clínicas y de laboratorio, para diagnosticar enfermedades del sistema nervioso y desarrollar planes de tratamiento.

Por otro lado, el neurocirujano es un cirujano que se especializa en el tratamiento quirúrgico de enfermedades y trastornos del sistema nervioso. Los neurocirujanos pueden realizar cirugías para tratar trastornos como tumores cerebrales, aneurismas y lesiones de la médula espinal. Además, los neurocirujanos pueden tratar trastornos como epilepsia y enfermedad de Parkinson a través de cirugías especializadas en casos específicos, los cuales tienen que ser valorados junto con el neurólogo.

En términos de su formación, los especialistas médicos en Neurología y los neurocirujanos tienen diferentes antecedentes educativos y de entrenamiento. Los neurólogos completan una residencia en Neurología después de dos años mínimos de Medicina Interna, mientras que los neurocirujanos completan una residencia en Neurocirugía de aproximadamente seis años.

Mientras que los especialistas médicos en Neurología se enfocan en el diagnóstico y tratamiento de enfermedades del sistema nervioso sin recurrir a la cirugía, los neurocirujanos se enfocan en el tratamiento quirúrgico de enfermedades y trastornos del sistema nervioso. Aunque ambos campos se superponen en algunas áreas, hay diferencias significativas en la capacitación y áreas de enfoque de los especialistas médicos en Neurología y los neurocirujanos.

¿Cuáles son los retos a futuro de la Neurología?
La especialidad de Neurología enfrenta varios retos importantes en el futuro. Uno de los principales desafíos es el envejecimiento de la población, lo que significa que habrá más personas que necesiten tratamiento y cuidado por enfermedades neurológicas crónicas y degenerativas, como la enfermedad de Alzheimer y el Parkinson. También se espera que la demanda de servicios de Neurología aumente a medida que las técnicas de diagnóstico y tratamiento avanzan y se vuelven más accesibles para una mayor cantidad de personas.

Además, la Neurología es una especialidad en constante evolución, y los neurólogos deben mantenerse al día con los avances en la investigación y las nuevas terapias y tecnologías que están emergiendo. Esto requiere una formación continua y un compromiso constante con la educación y el aprendizaje.

Por último, los neurólogos también enfrentan desafíos relacionados con el acceso a los servicios de Neurología. En algunos lugares, puede ser difícil encontrar neurólogos disponibles para atender a los pacientes, y los costos de los servicios de Neurología pueden ser prohibitivos para algunos pacientes. Mejorar el acceso a los servicios de Neurología es un desafío importante que la especialidad deberá enfrentar en el futuro.

La Neurología enfrenta varios retos importantes en el futuro, incluyendo el envejecimiento de la población, la evolución constante de la especialidad y la necesidad de mejorar el acceso a los servicios de Neurología. A pesar de estos desafíos, la Neurología seguirá siendo una especialidad vital e importante para el cuidado de la salud en el futuro.

Oncología Médica

Años mínimos de Medicina Interna necesarios para cursar la especialidad: Dos años
Duración del posgrado: Tres años
Duración total: Cinco años

La especialidad de Oncología Médica se enfoca en el diagnóstico y tratamiento de pacientes con cáncer. Los médicos especializados en Oncología Médica, conocidos como oncólogos y antes "quimioterapeutas", trabajan en estrecha colaboración con otros especialistas en cáncer, como cirujanos oncólogos y radiooncólogoos, para proporcionar la mejor atención posible a los pacientes con cáncer. Son los expertos en el uso de terapias sistémicas para el tratamiento del cáncer (quimioterapia, terapias blanco e inmunoterapia) y sus complicaciones.

El trabajo de un oncólogo comienza con el diagnóstico del cáncer en un paciente. Esto implica realizar pruebas de diagnóstico, como biopsias, análisis de sangre y pruebas de imagen, para determinar el tipo y la extensión de la enfermedad. Una vez que se ha realizado un diagnóstico, el oncólogo desarrolla un plan de tratamiento personalizado para el paciente, esto dependiendo del tipo de tumor, así como ciertas características biológicas particulares de cada neoplasia.

Además de tratar a los pacientes con cáncer, los oncólogos también están involucrados en la investigación y el desarrollo de nuevas terapias y tratamientos para el cáncer. Esto puede incluir la participación en ensayos clínicos para evaluar nuevos tratamientos, así como la investigación de la biología del cáncer para identificar nuevas formas de tratar la enfermedad.

Si estás interesado en ayudar a los pacientes con cáncer y en una carrera emocionante y desafiante en la medicina, la Oncología Médica puede ser una buena opción para ti.

¿Por qué escoger la especialidad de Oncología Médica?

Hay varias razones por las que los estudiantes de medicina pueden considerar la especialidad de Oncología Médica para su posgrado. En primer lugar, la Oncología Médica es una especialidad que ofrece la oportunidad de trabajar en una especialidad médica desafiante y en constante actualización, y en la que se desarrollan y utilizan los tratamientos más novedosos para combatir el cáncer. Además, los oncólogos tienen la oportunidad de trabajar en un entorno multidisciplinario con otros especialistas en cáncer, lo que les permite colaborar en proyectos interdisciplinarios y obtener experiencia en una variedad de áreas.

Además, la Oncología Médica ofrece la oportunidad de trabajar en una especialidad en la que se puede hacer una gran diferencia en la vida de los pacientes, ya que el cáncer puede tener un impacto significativo en la vida de los pacientes y sus familias.

Aspectos positivos de ser un especialista en Oncología Médica:

Ser un médico especialista en Oncología Médica ofrece varios aspectos positivos. Primero, la satisfacción de estar en constante aprendizaje debido a la nueva y constantes actualizaciones en esta rama de la medicina. Segundo, y lo más importante, poder acompañar al paciente y la familia durante el tratamiento de una enfermedad tan compleja, relación que difícilmente podemos observar en otras áreas de la medicina; los oncólogos tienen la oportunidad de ofrecer atención integral y apoyo emocional a los pacientes y sus familias, lo que puede ser muy gratificante.

También es importante tomar en cuenta que, debido a la complejidad de los pacientes, no solo se trabaja de forma estrecha con los otros especialistas en oncología, sino también con otras ramas de la medicina, especialmente de la Medicina Interna, para poder optimizar el estado funcional de los pacientes.

Ser un médico especialista en Oncología Médica ofrece la oportunidad de trabajar en una especialidad emocionante y desafiante en la que se puede hacer una gran diferencia en la vida de los pacientes con cáncer. Si estás interesado en una carrera en la medicina que ofrezca la oportunidad de marcar una diferencia significativa en la vida de los pacientes, la Oncología Médica puede ser una excelente opción para ti.

Desafíos de ser un especialista en Oncología Médica:
Aunque ser un médico especialista en Oncología Médica puede ser muy gratificante, también hay algunos desafíos a considerar. La Oncología Médica puede ser una especialidad muy estresante y emocionalmente agotadora debido a la naturaleza de la enfermedad y los desafíos que enfrentan los pacientes con cáncer y sus familias.

Además, los oncólogos a menudo deben trabajar largas horas y manejar una gran cantidad de pacientes, lo que puede ser agotador física y mentalmente. También pueden enfrentar desafíos en la comunicación con los pacientes y sus familias, especialmente cuando se trata de dar noticias difíciles o explicar tratamientos complejos.

Aunque ser un médico especialista en Oncología Médica puede ser muy gratificante, también es importante tener en cuenta los aspectos negativos de la especialidad, como el estrés emocional y la carga de trabajo. Es importante que los estudiantes de medicina consideren cuidadosamente sus intereses, habilidades y fortalezas antes de tomar la decisión de especializarse en Oncología Médica.

¿Cómo es un día típico de trabajo de un oncólogo médico?

Un día típico en la vida de un médico especialista en Oncología Médica puede variar según su lugar de trabajo y las necesidades de sus pacientes, pero en general, los oncólogos tienen una agenda muy ocupada y exigente.

En primer lugar, los oncólogos suelen comenzar su día temprano, revisando la información del paciente y revisando los registros médicos antes de las primeras consultas. Durante las consultas, los oncólogos revisan el diagnóstico y la historia clínica de los pacientes, así como la respuesta a los tratamientos oncológicos aplicados previamente; realizan exámenes físicos y discuten los planes de tratamiento con los pacientes y sus familias.

A lo largo del día, los oncólogos también pueden supervisar la administración de tratamientos, como quimioterapia y terapias dirigidas. También pueden trabajar en estrecha colaboración con otros especialistas en cáncer, como cirujanos oncólogos y radio oncólogos, para desarrollar planes de tratamiento integrales para los pacientes.

Además de trabajar directamente con los pacientes, los oncólogos también pueden participar en reuniones de equipo y discusiones de casos, revisar los resultados de las pruebas de diagnóstico y planificar el seguimiento de los pacientes. También pueden pasar tiempo investigando nuevas terapias y tratamientos para el cáncer, así como publicando investigaciones y participando en ensayos clínicos.

En general, un día en la vida de un médico especialista en Oncología Médica puede ser exigente y agotador, pero también puede ser muy gratificante al ver la mejoría de los pacientes y el impacto positivo en sus vidas. Si estás interesado en trabajar en una especialidad médica desafiante y emocionante, la Oncología Médica puede ser una buena opción para ti.

¿Cómo es la personalidad de un médico oncólogo?
En general, los médicos especialistas en Oncología Médica tienen una personalidad empática y compasiva, ya que trabajan con pacientes que están luchando contra el cáncer y pueden experimentar emociones muy intensas. También son muy buenos comunicadores, puesto que deben explicar los diagnósticos y los planes de tratamiento a los pacientes y sus familias de manera clara y concisa, incluso aunque el pronóstico no sea del todo favorable.

Además, los oncólogos son muy trabajadores y tienen una ética laboral muy sólida, ya que la Oncología Médica puede ser una especialidad muy exigente y agotadora. También son muy cuidadosos y precisos en su trabajo, porque las decisiones que toman pueden tener un impacto significativo en la vida de los pacientes.

Los médicos especialistas en Oncología Médica tienen una personalidad empática, comunicativa, trabajadora y cuidadosa, y son capaces de brindar una atención integral a los pacientes con cáncer. Si te identificas con estas características y estás interesado en ayudar a los pacientes con cáncer, la Oncología Médica puede ser una buena opción para ti.

¿Cuáles son los retos a futuro de la Oncología Médica?

Uno de los principales desafíos a futuro de la especialidad de Oncología Médica es el aumento del número de pacientes con cáncer debido al envejecimiento de la población y el aumento de la incidencia de la enfermedad. Además, el cáncer es una enfermedad compleja y heterogénea, lo que significa que el desarrollo de tratamientos efectivos puede ser un desafío.

Otro desafío importante es la necesidad de personalizar los tratamientos de acuerdo con las características moleculares y genéticas específicas del cáncer de cada paciente. Esto puede requerir el uso de tecnologías avanzadas como la secuenciación del genoma y la medicina de precisión, lo que puede ser costoso y requerir una formación especializada adicional para los oncólogos.

En resumen, la Oncología Médica enfrenta desafíos significativos en el futuro, incluyendo el aumento del número de pacientes, la necesidad de personalizar los tratamientos y la implementación de tratamientos innovadores y costosos. Sin embargo, la especialidad también presenta oportunidades para la investigación y el desarrollo de nuevos tratamientos y terapias, y ofrece la oportunidad de hacer una gran diferencia en la vida de los pacientes con cáncer.

Reumatología

Años mínimos de Medicina Interna necesarios para cursar la especialidad: Dos años
Duración del posgrado: Dos años
Duración total: Cuatro años

La Reumatología es una especialidad médica que se centra en el diagnóstico y tratamiento de una amplia variedad de enfermedades; estas van desde la artritis reumatoide, osteoartritis y osteoporosis, hasta enfermedades autoinmunitarias como el lupus, esclerosis sistémica y la artritis psoriásica. También se encargan del diagnóstico y tratamiento de enfermedades inflamatorias crónicas, como la enfermedad de Behcet y la enfermedad de Still.

Esta es una especialidad que se ha vuelto cada vez más importante debido al envejecimiento de la población y al aumento de la prevalencia de enfermedades autoinmunitarias y del sistema músculo-esquelético.

Una de las tareas principales del reumatólogo es la evaluación de los pacientes con dolor articular y muscular, ya que estas afecciones pueden ser causadas por una amplia variedad de enfermedades reumáticas. Los reumatólogos requieren una amplia variedad de técnicas diagnóstica, además de sus habilidades clínicas, pues requieren de estudios de sangre y orina, así como estudios de imagen como radiografía o ultrasonido, esto para ayudar a determinar el diagnóstico y el plan de tratamiento adecuado para cada paciente.

El tratamiento de las enfermedades reumáticas puede incluir una variedad de opciones, como fisioterapia, medicamentos y cambios en el estilo de vida. Los reumatólogos requieren de equipo multidisciplinario para poder hacer un adecuado trabajo, por lo que es importante que trabajen en conjunto con otros especialistas (ortopedistas y fisioterapeutas) para brindar una atención integral a los pacientes.

La especialidad de Reumatología se centra en el diagnóstico y tratamiento de una amplia variedad de enfermedades que afectan las articulaciones, los huesos, los músculos y otros tejidos conectivos del cuerpo. Los reumatólogos utilizan una variedad de técnicas de diagnóstico y tratamientos, y trabajan en estrecha colaboración con otros especialistas para brindar una atención integral a los pacientes. Si estás interesado en ayudar a los pacientes que sufren de enfermedades articulares y autoinmunes, la Reumatología puede ser una especialidad emocionante y gratificante para seguir.

¿Por qué escoger la especialidad de Reumatología?

La especialidad de Reumatología puede ser una excelente opción para aquellos estudiantes de medicina interesados en diagnosticar y tratar enfermedades articulares y autoinmunes, que pueden ser altamente incapacitantes para los pacientes. La Reumatología es una especialidad en constante evolución, lo que significa que hay muchas oportunidades para realizar investigaciones y para estar al día con los últimos avances en el campo. Además, estos especialistas suelen trabajar en estrecha colaboración con otras especialidades, lo que puede brindar una experiencia interdisciplinaria única. Por último, los reumatólogos tienen la oportunidad de ayudar a los pacientes a mejorar su calidad de vida y reducir el dolor y la discapacidad asociados con las enfermedades reumáticas.

Aspectos positivos de ser reumatólogo:
Algunos de los aspectos positivos de ser un médico especialista en Reumatología incluyen la posibilidad de hacer un trabajo variado y emocionante, la oportunidad de trabajar en estrecha colaboración con otros especialistas y la satisfacción de ayudar a los pacientes a mejorar su calidad de vida. Además, la Reumatología es una especialidad con grandes avances médicos, lo que significa que los reumatólogos tienen la oportunidad de estar al día con la información más novedosa y tratamientos modernos, lo que puede ser muy gratificante.

Desafíos de ser un especialista en Reumatología:
Algunos desafíos de ser un médico especialista en Reumatología podrían incluir la necesidad de trabajar con pacientes que pueden tener enfermedades crónicas e incapacitantes, lo que puede ser emocionalmente agotador. Además, algunas enfermedades reumáticas pueden ser difíciles de tratar, lo que puede llevar a resultados frustrantes. También puede haber un alto nivel de estrés asociado con la necesidad de mantenerse actualizado con los últimos avances y tratamientos en la especialidad.

¿Cómo es un día típico de trabajo de un reumatólogo?
Un día típico en la vida de un médico especialista en Reumatología puede variar según el entorno clínico en el que trabaje, el número de pacientes que atienda y la variedad de afecciones que trate. El día

comienza temprano en la mañana, cuando el médico especialista en Reumatología llega a su clínica u hospital, es probable que tenga varios pacientes programados para su evaluación y tratamiento durante el día. El primer paso es revisar el expediente médico de cada paciente antes de su consulta, para familiarizarse con sus antecedentes médicos y cualquier problema de salud previo.

El primer paciente del día puede ser un adulto mayor con artritis reumatoide, quien ha estado experimentando un aumento del dolor en las articulaciones. El médico llevará a cabo una evaluación física completa para examinar las articulaciones afectadas y evaluar la gravedad de los síntomas, también puede solicitar radiografías o análisis de sangre para ayudar en el diagnóstico y en la planificación del tratamiento.

Después de atender al primer paciente, el médico puede pasar a evaluar a otro paciente que puede estar experimentando dolor muscular y rigidez en el cuello y la espalda, lo que sugiere una posible enfermedad autoinmunitaria. El médico llevará a cabo una evaluación clínica y, en algunos casos, puede solicitar distintos tipos de exámenes para ayudar a confirmar el diagnóstico.

Otra parte importante del día a día del médico reumatólogo, podría ser el trabajo en meses de trabajo en estrecha colaboración con otros especialistas, como cirujanos ortopédicos o fisioterapeutas, para coordinar la atención integral de los pacientes. Es probable que revisen los expedientes médicos y discutan los planes de tratamiento de los pacientes juntos, y también pueden realizar consultas conjuntas para garantizar la atención adecuada.

A medida que avanza el día, el médico especialista en Reumatología puede pasar tiempo revisando los resultados de las pruebas de laboratorio y las imágenes solicitadas en casos previos, y discutiendo con los pacientes los resultados y los planes de tratamiento. También puede dedicar tiempo a la educación de los pacientes sobre su enfermedad y la forma de controlar sus síntomas.

La vida de un médico especialista en Reumatología puede ser muy variada y ocupada. Pueden ver una amplia variedad de pacientes con diferentes afecciones reumáticas, y se espera que trabajen en estrecha colaboración con otros especialistas para brindar una atención integral a los pacientes. Aunque puede ser emocionalmente agotador, ser un médico especialista en Reumatología puede ser una experiencia gratificante y desafiante para aquellos interesados en esta especialidad médica.

¿Cómo es la personalidad de un reumatólogo?
Un médico especialista en Reumatología debe tener habilidades de comunicación excepcionales, empatía y paciencia para trabajar con pacientes que pueden tener afecciones crónicas y gravemente incapacitantes. También deben ser analíticos y detallistas, ya que muchas de las enfermedades reumáticas son difíciles de diagnosticar y tratar. Además, es importante que los reumatólogos tengan una mentalidad de trabajo en equipo, porque a menudo trabajan en estrecha colaboración con otros médicos especialistas para brindar una atención integral a los pacientes. En general, la personalidad de un médico especialista en Reumatología debe

incluir un equilibrio de habilidades clínicas, de comunicación y trabajo en equipo para brindar la mejor atención posible a los pacientes.

¿Cuál es la diferencia entre un reumatólogo y un ortopedista?

Los especialistas médicos en Reumatología y los ortopedistas se enfocan en diferentes aspectos del tratamiento de trastornos y enfermedades del sistema músculo-esquelético. Aunque sus áreas de enfoque se superponen en algunas áreas, hay diferencias significativas en su capacitación y enfoque terapéutico.

Además de esa área en común, los médicos reumatólogos se especializan en el diagnóstico y tratamiento de enfermedades autoinmunes, en donde los ortopedistas no tienen un rol principal en el manejo de estos pacientes.

Por otro lado, el ortopedista es un médico que se especializa en el tratamiento quirúrgico y no quirúrgico de trastornos músculo-esqueléticos, como lesiones de los huesos, las articulaciones y los músculos. A menudo, estos especialistas trabajan con fisioterapeutas y otros profesionales de la salud para desarrollar planes de tratamiento integrales para sus pacientes. Es decir, se dedican más a la parte mecánica de las enfermedades músculo-esqueléticas.

En términos de su formación, los especialistas médicos en Reumatología y los ortopedistas tienen diferentes antecedentes educativos y de entrenamiento. Los reumatólogos completan mínimo dos años de Medicina Interna y luego completan Reumatología, mientras que los ortopedistas completan una residencia quirúrgica en Traumatología y Ortopedia.

Aunque ambos campos se superponen en algunas áreas, hay diferencias significativas en la capacitación y enfoque terapéutico de los especialistas médicos en Reumatología y los ortopedistas. Mientras que los reumatólogos se enfocan en el diagnóstico y tratamiento de enfermedades autoinmunitarias y otros trastornos que afectan el sistema músculo-esquelético sin necesidad de cirugía, los ortopedistas se enfocan en el tratamiento quirúrgico y no quirúrgico de trastornos músculo-esqueléticos, como lesiones de los huesos, las articulaciones y los músculos.

¿Cuáles son los retos a futuro de la Reumatología?
Uno de los mayores retos a futuro de la especialidad de Reumatología es la creciente cantidad de pacientes con enfermedades reumáticas, debido al envejecimiento de la población y a un mayor diagnóstico de enfermedades autoinmunitarias, derivado de mejores técnicas diagnósticas, así como un mayor acceso a la tecnología. Esto significa que los reumatólogos pueden enfrentar una mayor demanda de atención y la necesidad de estar actualizados en los últimos avances en el tratamiento de enfermedades reumáticas. Otro desafío es la necesidad de mejorar el diagnóstico y tratamiento temprano de las enfermedades reumáticas para ayudar a prevenir complicaciones a largo plazo y mejorar los resultados para los pacientes.

Medicina Legal

Duración del posgrado: Tres años

La especialidad médica de Medicina Legal es una rama de la medicina que se encarga de la aplicación de los conocimientos médicos en el ámbito jurídico y forense. Los médicos especialistas en esta área tienen una formación que les permite colaborar con los tribunales y la justicia en la resolución de casos en los que se requiere una valoración médica y pericial.

La Medicina Legal se ocupa de diversos aspectos, entre los que destacan la identificación de personas, la valoración del daño corporal, la determinación de la causa y la hora de la muerte, la evaluación de lesiones en casos de violencia o accidentes de tráfico, la valoración del estado mental de los pacientes involucrados en un proceso judicial, entre otros.

Los médicos especialistas en Medicina Legal realizan evaluaciones y exámenes médicos y psicológicos para establecer diagnósticos y emitir informes que puedan ser utilizados en los tribunales. Además, pueden actuar como peritos médicos en juicios y colaborar con la policía y otros profesionales forenses en la investigación de delitos.

La formación de un médico especialista en Medicina Legal incluye conocimientos de medicina, derecho, psicología y criminología. Para obtener la certificación como especialista, es necesario completar un programa de estudios y pasar un examen de certificación, que evalúa los conocimientos y habilidades necesarios para desempeñarse en esta área.

La Medicina Legal es una especialidad médica muy importante que juega un papel fundamental en la administración de justicia. Los médicos especialistas en esta área tienen la responsabilidad de aplicar sus conocimientos médicos en el ámbito jurídico y forense, y colaborar en la resolución de casos en los que se requiere una valoración médica y pericial.

¿Por qué escoger la especialidad de Medicina Legal?

La especialidad médica de Medicina Legal es una opción para aquellos médicos interesados en la aplicación de los conocimientos médicos en el ámbito legal. La Medicina Legal tiene como objetivo principal el estudio y aplicación de los principios médicos y biológicos en el ámbito legal, proporcionando apoyo y asesoramiento en procesos legales y en la administración de justicia.

Seleccionar esta especialidad puede ser atractivo para aquellos que buscan una formación interdisciplinaria, ya que la Medicina Legal combina la medicina con el derecho y la justicia. Además, la Medicina Legal puede ser una especialidad muy demandada, porque existen muchos casos judiciales que requieren de la intervención de médicos legistas.

Seleccionar la especialidad de Medicina Legal para su posgrado puede proporcionar una formación amplia y una amplia variedad de oportunidades de trabajo.

Aspectos positivos de ser un especialista en Medicina Legal:

Entre ellos, se encuentra el hecho de que es una especialidad muy demandada, lo que significa que existe una gran cantidad de oportunidades de empleo. Además, los médicos legistas pueden tener la oportunidad de trabajar en casos judiciales de gran importancia, lo que les permite aplicar sus conocimientos médicos en situaciones críticas. Por otro lado, los médicos legistas también pueden trabajar en agencias gubernamentales, compañías de seguros y en la investigación médico-legal, lo que les brinda un amplio abanico de opciones laborales. Finalmente, la Medicina Legal es una especialidad que combina la medicina con el derecho y la justicia, lo que hace que el trabajo sea muy interesante y enriquecedor.

Desafíos de ser un especialista en Medicina Legal:
Entre los desafíos de ser médico especialista en Medicina Legal, se encuentra el hecho de que el trabajo puede ser muy estresante, ya que los médicos legistas a menudo lidian con situaciones traumáticas y emocionalmente intensas. Además, los médicos legistas pueden estar sujetos a largas horas de trabajo y plazos ajustados en casos judiciales. También es importante destacar que la Medicina Legal puede ser un campo muy competitivo, lo que significa que los médicos legistas pueden necesitar destacar por encima de sus colegas para obtener empleos y oportunidades de carrera. Finalmente, los médicos legistas pueden ser requeridos a asistir en juicios y comparecer en la corte, lo que puede ser intimidante y abrumador para algunos.

¿Cómo es un día típico de trabajo de un especialista en Medicina Legal?

El día de trabajo de un médico especialista en Medicina Legal puede ser muy variado, dependiendo de la naturaleza de los casos que tenga a su cargo. Estos profesionales pueden trabajar para agencias gubernamentales, compañías de seguros, bufetes de abogados o como consultores independientes.

En la clínica o consultorio, el médico especialista en Medicina Legal examina y trata a los pacientes que han sido víctimas de algún delito o que han sufrido lesiones en el contexto de un accidente o una agresión. Estos pacientes pueden requerir atención médica para documentar y evaluar sus lesiones, y el médico especialista en Medicina Legal puede también brindar asesoramiento legal en relación con el caso.

Además de las evaluaciones individuales, el médico especialista en Medicina Legal puede ser convocado a los tribunales para presentar testimonio experto en casos judiciales. Esto implica la revisión de documentos y registros médicos, así como la preparación de informes periciales que describen las lesiones, su severidad y las posibles implicaciones para la salud del paciente.

Otro aspecto importante del trabajo del médico especialista en Medicina Legal es la participación en la investigación de casos criminales. En estos casos, el médico puede examinar el lugar de los hechos y recopilar evidencia médica para determinar la causa de la muerte o las lesiones. En algunos casos, el médico también puede participar en la autopsia de la víctima para determinar la causa de la muerte.

La Medicina Legal es una especialidad médica que requiere una combinación de habilidades médicas y legales. Los médicos especialistas en Medicina Legal trabajan en estrecha colaboración con abogados, jueces y otras autoridades para investigar delitos, resolver casos judiciales y proporcionar atención médica a las víctimas de lesiones. Un día típico en la vida de un médico especialista en Medicina Legal puede ser muy variado y desafiante, pero también puede ser muy gratificante para aquellos que desean combinar su pasión por la medicina y el derecho.

¿Cómo es la personalidad de un especialista en Medicina Legal?
No hay una sola personalidad que describa a un médico con especialidad en Medicina Legal, ya que estos profesionales pueden provenir de diferentes orígenes y tener diferentes rasgos de personalidad. Sin embargo, en general, los médicos especialistas en Medicina Legal suelen ser detallistas, críticos y analíticos en su enfoque del trabajo, además de tener una sólida formación científica y legal. También pueden tener habilidades interpersonales fuertes y la capacidad de trabajar bajo presión en situaciones de alto estrés.

¿Cuáles son los retos a futuro de la especialidad en Medicina Legal?
La especialidad de Medicina Legal se enfrenta a varios desafíos en el futuro. Uno de ellos es la necesidad de mantenerse actualizados en los avances médicos y tecnológicos para poder aplicarlos en la resolución de casos legales. Además, la especialidad también debe adaptarse a los cambios en la legislación y las políticas públicas relacionadas con la atención médica y la justicia. Otro desafío es el aumento de la carga de trabajo debido al envejecimiento de la población y el

aumento de la complejidad de los casos legales. Los médicos especialistas en Medicina Legal también pueden enfrentar desafíos relacionados con la gestión de datos y la privacidad en la era digital. Para superar estos retos, la especialidad de Medicina Legal debe estar en constante evolución y adaptación a los cambios del entorno legal y médico.

Dr. José Manuel Ruiz Morales

Medicina Nuclear e Imagenología Molecular

Duración del posgrado: Tres años

La Medicina Nuclear es una especialidad médica que utiliza sustancias radiactivas para diagnosticar y tratar enfermedades. Los médicos especialistas en Medicina Nuclear trabajan con equipos y tecnologías altamente avanzadas para realizar exámenes diagnósticos y terapias para una amplia gama de enfermedades.

La Medicina Nuclear se basa en la detección de la radiación emitida por sustancias radiactivas que se han administrado al paciente. Estas sustancias se llaman radiotrazadores y pueden ser inyectados, inhalados o ingeridos por el paciente, según la parte del cuerpo que se está examinando. Una vez que se ha administrado el radiotrazador, se espera a que se acumule en la parte del cuerpo de interés y luego se utiliza una cámara gamma para detectar la radiación que emite el radiotrazador y generar una imagen.

La Medicina Nuclear se utiliza para diagnosticar y evaluar una variedad de enfermedades, como cáncer, enfermedades cardiovasculares, enfermedades endocrinas y trastornos del sistema nervioso. Los médicos especialistas en Medicina Nuclear también pueden utilizar la terapia con radiación para tratar ciertas afecciones, como ciertos tipos cáncer. En estos casos, se utiliza una cantidad controlada de radiación para destruir las células cancerosas.

La especialidad de Medicina Nuclear también se ocupa de la investigación y el desarrollo de nuevas técnicas y aplicaciones para la Medicina Nuclear. Los médicos especialistas en Medicina Nuclear pueden trabajar en colaboración con otros profesionales de la salud, como oncólogos, cardiólogos, endocrinólogos y neurólogos para ofrecer diagnósticos más precisos y terapias más efectivas. Además, los médicos especialistas en Medicina Nuclear deben estar al día con los avances tecnológicos y las nuevas técnicas de diagnóstico y tratamiento en la Medicina Nuclear para brindar la mejor atención posible a sus pacientes.

La Medicina Nuclear es una especialidad médica vital que utiliza sustancias radiactivas para diagnosticar y tratar una amplia gama de enfermedades. Los médicos especialistas en Medicina Nuclear son expertos en tecnología avanzada y colaboran con otros profesionales de la salud para brindar diagnósticos y tratamientos precisos y efectivos a sus pacientes.

¿Por qué escoger la especialidad de Medicina Nuclear e Imagenología molecular?
La especialidad de Medicina Nuclear ofrece una oportunidad única para trabajar con tecnologías avanzadas y hacer una contribución significativa a la atención médica. Los médicos especialistas en Medicina Nuclear tienen la capacidad de realizar diagnósticos precisos y terapias efectivas para una amplia gama de enfermedades, incluyendo cáncer, enfermedades cardiovasculares y trastornos del sistema nervioso. Además, la Medicina Nuclear es una especialidad en constante evolución, lo que significa que siempre hay nuevas técnicas y tecnologías para aprender y desarrollar. Si estás

interesado en la tecnología médica y en hacer una diferencia en la vida de los pacientes, la Medicina Nuclear podría ser la especialidad adecuada para ti.

Aspectos positivos de ser un especialista en Medicina Nuclear e Imagenología Molecular:
Los médicos especialistas en Medicina Nuclear tienen la oportunidad de trabajar con tecnologías avanzadas y ofrecer diagnósticos precisos y terapias efectivas para una amplia gama de enfermedades. Además, la Medicina Nuclear es una especialidad en constante evolución, lo que significa que siempre hay nuevas técnicas y tecnologías para aprender y desarrollar. Los médicos especialistas en Medicina Nuclear también tienen la satisfacción de saber que están haciendo una diferencia significativa en la vida de sus pacientes al brindar atención médica de calidad.

Desafíos de ser un especialista en Medicina Nuclear e Imagenología Molecular:
Aunque la especialidad de Medicina Nuclear puede ser muy gratificante, hay algunos desafíos asociados con ella. Uno de los mayores desafíos es la exposición a la radiación ionizante, que puede ser un riesgo para la salud del médico especialista en Medicina Nuclear si no se toman medidas adecuadas de seguridad. Además, los procedimientos de Medicina Nuclear a menudo requieren un equipo y una infraestructura costosos, lo que puede limitar el acceso a esta especialidad en ciertas áreas. También se requiere un alto nivel de habilidades técnicas y conocimiento para trabajar con equipos especializados y tecnologías avanzadas, lo que puede dar como resultado una curva de aprendizaje empinada para algunos médicos.

¿Cómo es un día típico de trabajo de un especialista en Medicina Nuclear e Imagenología Molecular?

La Medicina Nuclear es una especialidad fascinante que utiliza materiales radiactivos para realizar diagnósticos precisos y terapias efectivas para una amplia variedad de enfermedades. Un médico especialista en Medicina Nuclear trabaja con tecnologías avanzadas para realizar pruebas y exámenes que ayudan a detectar y tratar enfermedades graves.

Un día típico en la vida de un médico especialista en Medicina Nuclear puede variar según el lugar donde trabajen, pero generalmente implicará la realización de una serie de procedimientos y pruebas. El médico comenzará su día revisando los casos de los pacientes programados para los procedimientos de ese día. Luego, se reunirá con los pacientes para explicarles los procedimientos y obtener su consentimiento informado.

Una vez que los pacientes estén listos, el médico comenzará los procedimientos de Medicina Nuclear. Estos pueden incluir pruebas de Imagenología como tomografías por emisión de positrones (PET) y tomografías por emisión de fotón único (SPECT), así como terapias con materiales radiactivos como la terapia con yodo radiactivo para el cáncer de tiroides.

Durante los procedimientos, el médico especialista en Medicina Nuclear debe tomar precauciones especiales para garantizar la seguridad del paciente y del personal. Esto puede incluir el uso de trajes protectores y la implementación de medidas de control de radiación.

Una vez que se hayan completado los procedimientos, el médico revisará y analizará los resultados y los informará a los pacientes y a otros médicos involucrados en su atención médica. El médico también puede trabajar en colaboración con otros especialistas médicos para desarrollar planes de tratamiento personalizados para los pacientes.

La Medicina Nuclear es una especialidad fascinante y gratificante que ofrece una amplia gama de oportunidades de diagnóstico y tratamiento para los pacientes. Un día de trabajo en la vida de un médico especialista en Medicina Nuclear puede ser emocionante, pero también requiere una atención meticulosa a la seguridad y un alto nivel de habilidades técnicas y conocimiento especializado.

¿Cómo es la personalidad de un especialista en Medicina Nuclear e Imagenología Molecular?

Son apasionados por su trabajo y están motivados por ayudar a los pacientes a obtener diagnósticos precisos y tratamientos efectivos. También deben tener habilidades técnicas avanzadas y ser muy precisos en su trabajo, lo que requiere una atención meticulosa al detalle. Además, deben ser excelentes comunicadores y tener habilidades interpersonales sólidas para interactuar con los pacientes y otros médicos de manera efectiva. En resumen, un médico especialista en Medicina Nuclear debe ser una persona altamente capacitada, enfocada en el trabajo, precisa y con habilidades interpersonales efectivas.

¿Cuáles son los retos a futuro de la especialidad en Medicina nuclear e Imagenología Molecular?

La Medicina Nuclear ha experimentado un rápido avance en las últimas décadas y se ha convertido en una especialidad médica esencial en muchos campos, como el diagnóstico y tratamiento del cáncer, enfermedades cardíacas, y trastornos neurológicos. Sin embargo, la especialidad también enfrenta algunos desafíos a futuro. Uno de los principales desafíos es la necesidad de mantenerse actualizado con las nuevas tecnologías y técnicas de Medicina Nuclear, ya que esta área de la medicina sigue evolucionando rápidamente. Otro desafío es garantizar la seguridad de los pacientes y del personal que trabaja con materiales radiactivos, lo que requiere una atención meticulosa a los protocolos de seguridad y las mejores prácticas. Además, se necesitan más médicos especialistas en Medicina Nuclear en todo el mundo, lo que puede ser difícil de lograr debido a la complejidad de la especialidad y la necesidad de un entrenamiento avanzado. Aunque la Medicina Nuclear es una especialidad emocionante y en constante evolución, también presenta algunos desafíos a futuro, que deben ser abordados para garantizar su crecimiento y éxito a largo plazo.

Medicina Preventiva

Duración del posgrado: Tres años

La Medicina Preventiva es una especialidad médica que se enfoca en prevenir la aparición de enfermedades y promover la salud y el bienestar en la población. Esta especialidad se centra en el estudio de los factores que pueden llevar a la aparición de enfermedades y en el desarrollo de estrategias para evitar su aparición.

La Medicina Preventiva se enfoca en la prevención primaria, secundaria y terciaria. La prevención primaria se enfoca en la prevención de la aparición de enfermedades antes de que estas ocurran, mediante la educación sobre hábitos saludables y la promoción de estilos de vida saludables. La prevención secundaria se enfoca en la detección temprana de enfermedades y la prevención de su progresión. La prevención terciaria se enfoca en la prevención de complicaciones y la rehabilitación después de una enfermedad o lesión.

Los especialistas en Medicina Preventiva pueden trabajar en diferentes áreas, como la salud pública, la gestión de la salud, la investigación y la docencia. En el campo de la salud pública, los especialistas en Medicina Preventiva se enfocan en la promoción de la salud y la prevención de enfermedades en la población en general. En la gestión de la salud, se encargan de la administración y la implementación de programas de prevención y promoción de la salud. En la investigación, trabajan en el desarrollo de nuevos métodos y estrategias para prevenir enfermedades y promover la salud. En la docencia, enseñan a futuros médicos y profesionales de la salud sobre la importancia de la prevención y la promoción de la salud.

Los especialistas en Medicina Preventiva tienen un papel importante en la prevención de enfermedades y la promoción de la salud. Sus estrategias pueden ayudar a reducir la carga de enfermedades en la población y mejorar la calidad de vida de las personas. Además, sus actividades también pueden contribuir a la reducción de los costos en el sistema de salud, ya que prevenir la aparición de enfermedades es más económico que tratarlas una vez que se han desarrollado.

En resumen, la Medicina Preventiva es una especialidad médica importante que se enfoca en la prevención de enfermedades y la promoción de la salud. Los especialistas en Medicina Preventiva pueden trabajar en diferentes áreas y desempeñar un papel crucial en la reducción de la carga de enfermedades en la población y en la mejora de la calidad de vida de las personas. Es una especialidad que ofrece una amplia gama de oportunidades profesionales y que es esencial en el mantenimiento de la salud de la población.

¿Cuál es la diferencia entre las especialidades de Medicina Preventiva y la Epidemiología?
La Epidemiología y la Medicina Preventiva son dos especialidades médicas que se enfocan en la prevención de enfermedades y la promoción de la salud en la población. Sin embargo, aunque comparten objetivos similares, hay diferencias importantes entre ambas especialidades.

La Epidemiología es una rama de la medicina que se enfoca en el estudio de la distribución y los determinantes de las enfermedades en la población. Los epidemiólogos utilizan métodos estadísticos y de investigación para identificar patrones y tendencias en la salud de la población y determinar los factores que contribuyen a la aparición de enfermedades. La Epidemiología se enfoca en la prevención de enfermedades a través de la identificación y control de los factores de riesgo y la promoción de estilos de vida saludables.

Por otro lado, la Medicina Preventiva se enfoca en la prevención de enfermedades y la promoción de la salud en la población. Los especialistas en Medicina Preventiva trabajan en la prevención primaria, secundaria y terciaria de enfermedades, mediante la educación sobre hábitos saludables, la detección temprana de enfermedades y la prevención de complicaciones y la rehabilitación después de una enfermedad o lesión. La Medicina Preventiva se enfoca en la implementación y administración de programas de prevención y promoción de la salud en la población.

En cuanto a las diferencias entre ambas especialidades, la Epidemiología se enfoca principalmente en la investigación y el análisis de los datos de salud de la población. Los epidemiólogos trabajan en la identificación de factores de riesgo y en la evaluación de la efectividad de los programas de prevención y tratamiento de enfermedades. Por otro lado, la Medicina Preventiva se enfoca en la implementación de programas de prevención y promoción de la salud en la población, incluyendo la educación sobre hábitos saludables, la detección temprana de enfermedades y la prevención de complicaciones. Los especialistas en Medicina Preventiva trabajan en estrecha colaboración con otros profesionales de la salud, como los médicos generales y los especialistas en atención primaria, para prevenir la aparición de enfermedades y promover la salud en la población.

Aunque la Epidemiología y la Medicina Preventiva comparten objetivos similares en la prevención de enfermedades y la promoción de la salud en la población, ambas especialidades tienen enfoques y métodos diferentes. La Epidemiología se enfoca en la investigación y el análisis de los datos de salud de la población, mientras que la Medicina Preventiva se enfoca en la implementación y administración de programas de prevención y promoción de la salud. Ambas especialidades son esenciales en la prevención de enfermedades y la promoción de la salud en la población, y pueden trabajar en conjunto para lograr estos objetivos.

¿Por qué escoger la especialidad de Medicina Preventiva?

Seleccionar la especialidad de Medicina Preventiva como posgrado puede ser una opción atractiva para los estudiantes de medicina que buscan hacer una diferencia en la salud pública y en la prevención de enfermedades. Los especialistas en Medicina Preventiva tienen la oportunidad de trabajar en la implementación y administración de programas de prevención y promoción de la salud en la población, lo que puede tener un impacto significativo en la salud pública. Además, la Medicina Preventiva es una especialidad en constante evolución y crecimiento, lo que puede proporcionar oportunidades emocionantes y desafiantes para los estudiantes que buscan un campo dinámico y en constante cambio.

Aspectos positivos de ser un especialista en Medicina Preventiva:

Ser médico especialista en Medicina Preventiva tiene muchos aspectos positivos, incluyendo la capacidad de hacer una diferencia en la salud pública al implementar y administrar programas de prevención y promoción de la salud. Además, la Medicina Preventiva es una especialidad en constante evolución y crecimiento, lo que puede proporcionar oportunidades emocionantes y desafiantes para los médicos que buscan un campo dinámico y en constante cambio. Otras ventajas incluyen una mejor calidad de vida laboral debido a la naturaleza de las tareas preventivas y la no exposición a situaciones de urgencia médica constante. También, el trabajo multidisciplinario y en equipo con otros profesionales de la salud, así como con organismos gubernamentales y organizaciones sin fines de lucro, puede ser enriquecedor y gratificante.

Desafíos de ser un especialista en Medicina Preventiva:

Como cualquier especialidad médica, ser médico especialista en Medicina Preventiva también tiene algunos desafíos que deben considerarse. Algunos de estos pueden incluir una menor remuneración en comparación con otras especialidades médicas, aunque esto puede variar según el país y la región en que se ejerza la profesión. Además, el trabajo puede ser menos enfocado en las necesidades individuales del paciente y más enfocado en la salud pública, lo que puede resultar menos satisfactorio para algunos médicos. También, la implementación de programas preventivos y la promoción de la salud pueden requerir mucho trabajo administrativo y coordinación con otros profesionales de la salud, lo que puede ser estresante y requerir mucho tiempo. En resumen, si bien hay muchos aspectos positivos de la Medicina Preventiva, los estudiantes de medicina también deben considerar los desafíos y limitaciones asociados con esta especialidad antes de tomar una decisión.

¿Cómo es un día típico de trabajo de un médico especialista en Medicina Preventiva?
La Medicina Preventiva es una especialidad médica que se centra en la prevención de enfermedades y la promoción de la salud en la población. Los médicos especialistas en Medicina Preventiva trabajan en estrecha colaboración con otros profesionales de la salud y agencias gubernamentales para desarrollar programas de prevención y educación para mejorar la salud pública.

Un día típico de trabajo para un médico especialista en Medicina Preventiva puede comenzar con la revisión de informes de salud pública y estadísticas sobre la salud de la población. Esto puede incluir revisar los informes de mortalidad y morbilidad para identificar las enfermedades más comunes y los factores de riesgo asociados. También puede examinar los resultados de los análisis de las necesidades de salud de la población para identificar las necesidades de atención médica y los grupos de población en riesgo.

Después de revisar los informes, el médico especialista en Medicina Preventiva puede asistir a reuniones con otros profesionales de la salud, como epidemiólogos, nutricionistas, trabajadores sociales y planificadores de políticas, para discutir programas de prevención y educación. Estas reuniones pueden incluir la planificación y el diseño de programas de vacunación, campañas de concientización sobre la prevención de enfermedades, campañas para fomentar la actividad física y el acceso a la atención médica, entre otros temas.

Una parte importante del trabajo del médico especialista en Medicina Preventiva es la educación de la población sobre la prevención de enfermedades. Esto puede incluir dar charlas a grupos de la comunidad y proporcionar información educativa en línea y en folletos informativos. También puede trabajar con grupos de pacientes con necesidades específicas, como pacientes con enfermedades crónicas, para ayudarles a gestionar su enfermedad y prevenir complicaciones.

En el transcurso del día, el médico especialista en Medicina Preventiva puede hacer una serie de llamadas telefónicas y correos electrónicos para coordinar los programas de prevención y educación con otros profesionales de la salud, así como con agencias gubernamentales y organizaciones sin fines de lucro. También puede supervisar el trabajo de otros profesionales de la salud, como enfermeras y asistentes médicos, para garantizar que se estén llevando a cabo los programas de prevención de manera efectiva.

Un día de trabajo en la vida de un médico especialista en Medicina Preventiva puede ser variado y emocionante. Desde revisar informes de salud pública y estadísticas hasta diseñar programas de prevención y educación, los médicos especialistas en Medicina Preventiva tienen un papel importante en la mejora de la salud pública y la prevención de enfermedades. Si bien su trabajo puede requerir mucho tiempo y coordinación, puede ser muy gratificante al ver el impacto positivo que tiene en la salud de la población.

¿Cómo es la personalidad de un médico especialista en Medicina Preventiva?

La personalidad de un médico con especialidad en Medicina Preventiva puede ser descrita como proactiva y enfocada en la prevención de enfermedades en lugar de tratar las enfermedades una vez que se han desarrollado. Los médicos especialistas en Medicina Preventiva suelen ser personas muy comprometidas y apasionadas por la salud pública, y están dedicados a mejorar la salud y el bienestar de las comunidades. También pueden ser muy pacientes y comprensivos, ya que gran parte de su trabajo implica educar a las personas sobre cómo prevenir enfermedades y mejorar su salud. Además, pueden ser muy analíticos y habilidosos en el análisis de datos y la evaluación de riesgos para identificar las áreas de salud que requieren una mayor atención y prevención. Los médicos especialistas en Medicina Preventiva tienen una personalidad proactiva y enfocada en la prevención, y están dedicados a mejorar la salud y el bienestar de las comunidades a través de la educación y la prevención.

¿Cuáles son los retos a futuro de la especialidad en Medicina Preventiva?

Uno de los principales retos a futuro de la especialidad de Medicina Preventiva es la necesidad de adaptarse a los cambios en las enfermedades y los patrones de salud pública. Los médicos especialistas en Medicina Preventiva deberán estar al tanto de las nuevas enfermedades y riesgos emergentes, y trabajar para desarrollar y aplicar estrategias de prevención efectivas.

Otro reto importante es la necesidad de mejorar la colaboración y la coordinación entre los sistemas de atención médica y los sectores de la salud pública, para poder implementar medidas preventivas a nivel poblacional y prevenir enfermedades crónicas como la diabetes, la obesidad y las enfermedades cardiovasculares.

Además, los médicos especialistas en Medicina Preventiva deberán enfrentar los desafíos de la creciente demanda de atención médica preventiva y la necesidad de proporcionar servicios de calidad a poblaciones cada vez más diversas y desatendidas. Esto requerirá una mayor colaboración y coordinación con otras especialidades médicas, así como una inversión en tecnología y sistemas de información de salud para mejorar la eficiencia y la calidad de la atención médica preventiva.

Neumología

Duración del posgrado: Cuatro años

La especialidad médica de Neumología se enfoca en el diagnóstico y tratamiento de enfermedades respiratorias, incluyendo enfermedades pulmonares, trastornos respiratorios del sueño y enfermedades relacionadas con el tabaquismo. Los médicos especialistas en Neumología trabajan en estrecha colaboración con otros profesionales de la salud, como médicos internistas, cirujanos torácicos, cirujanos bariatras, oncólogos, reumatólogos y especialistas en cuidados críticos, para brindar atención a pacientes con enfermedades respiratorias.

Los neumólogos pueden tratar una amplia variedad de afecciones respiratorias, como el asma, la enfermedad pulmonar obstructiva crónica (EPOC), neumonías, enfermedad pulmonar intersticial y el cáncer de pulmón. Para diagnosticar estas enfermedades, los neumólogos pueden realizar pruebas de diagnóstico, como pruebas de función pulmonar, radiografías y tomografías computarizadas, y procedimientos invasivos, como la broncoscopía, estudios avanzados como el ultrasonido endobronquial y traqueostomías percutáneas.

Los neumólogos también pueden proporcionar tratamiento para ayudar a los pacientes a manejar y controlar sus enfermedades respiratorias. Los tratamientos pueden incluir medicamentos, terapia de oxígeno, rehabilitación pulmonar y proponer cirugías. Los neumólogos también pueden trabajar con pacientes que necesitan terapia de apnea del sueño para controlar los trastornos respiratorios del sueño.

Además de su papel en el tratamiento de enfermedades respiratorias, los neumólogos también juegan un papel importante en la prevención y educación. Los neumólogos pueden trabajar con pacientes para reducir el riesgo de desarrollar enfermedades respiratorias, incluyendo el consejo sobre los peligros del tabaquismo y otros factores de riesgo ambientales; en este contexto también colaboran con especialistas de Medicina del trabajo.

La especialidad médica de Neumología se enfoca en el diagnóstico y tratamiento de enfermedades respiratorias, y los neumólogos desempeñan un papel importante en la prevención y educación de estas enfermedades. Los médicos especialistas en Neumología están bien equipados para manejar una amplia variedad de afecciones respiratorias y proporcionar tratamiento y atención de alta calidad a sus pacientes.

¿Por qué escoger la especialidad de Neumología?

La especialidad de Neumología es una rama emocionante y desafiante de la medicina que ofrece una gran variedad de opciones de carrera. Como neumólogo, tendrás la oportunidad de trabajar con pacientes adultos y con una amplia variedad de trastornos respiratorios. También podrás participar en la investigación y el desarrollo de nuevas técnicas y tratamientos para mejorar la calidad de vida de tus pacientes. Si te interesa el diagnóstico y tratamiento de enfermedades respiratorias, la especialidad de

Neumología puede ser una excelente opción para tu posgrado.

Aspectos positivos de ser un especialista en Neumología:

Ser médico especialista en Neumología tiene varios aspectos positivos. Primero, como neumólogo, tendrás la oportunidad de trabajar con pacientes adultos y con una amplia variedad de trastornos respiratorios, lo que te permitirá desarrollar una amplia gama de habilidades clínicas y médicas. Además, la Neumología es un campo en constante evolución, lo que significa que tendrás la oportunidad de aprender y aplicar nuevos conocimientos y técnicas para mejorar la atención de tus pacientes. También podrás trabajar en equipo con otros profesionales de la salud para brindar atención integral y personalizada a tus pacientes. Por último, ser un neumólogo te permitirá marcar una gran diferencia en la vida de tus pacientes, ayudándolos a controlar sus enfermedades respiratorias y mejorar su calidad de vida.

Desafíos de ser un especialista en Neumología:

Como en cualquier especialidad médica, ser un médico especialista en Neumología también tiene sus desafíos. Algunos de los aspectos negativos pueden incluir tener que lidiar con pacientes con enfermedades respiratorias graves y crónicas, lo que puede ser emocionalmente agotador. También puede haber una mayor carga de trabajo debido al número creciente de pacientes con enfermedades respiratorias. Además, puede haber una mayor exposición a riesgos ocupacionales, como la exposición a agentes infecciosos en el ambiente de trabajo. Por último, la Neumología puede ser una especialidad muy exigente en cuanto a conocimientos y habilidades, por lo que requerirá un compromiso constante de formación y actualización profesional.

¿Cómo es un día típico de trabajo de un neumólogo?

La especialidad de Neumología se centra en el diagnóstico y tratamiento de enfermedades respiratorias, como la EPOC, asma, fibrosis pulmonar, apnea del sueño, entre otras. Como médico especialista en Neumología, tu día de trabajo puede variar dependiendo del entorno clínico en el que te encuentres.

En un entorno hospitalario, por ejemplo, tu día de trabajo puede comenzar con la revisión de pacientes hospitalizados con enfermedades respiratorias agudas y crónicas. Esto puede incluir la interpretación de radiografías y tomografías de tórax, la revisión de resultados de pruebas de función pulmonar y la administración de tratamientos inhalados o intravenosos. Puedes trabajar en conjunto con otros especialistas médicos, como infectólogos, técnicos de terapia respiratoria, médicos y personal de rehabilitación, nutriólogos, médicos intensivistas y cirujanos, para manejar pacientes con enfermedades respiratorias graves y potencialmente mortales.

En un entorno ambulatorio, como una clínica o consultorio, tu día de trabajo puede incluir citas programadas con pacientes que necesiten evaluaciones de síntomas respiratorios, pruebas de diagnóstico y ajustes en los tratamientos médicos. Estos pacientes pueden incluir aquellos con infecciones agudas y enfermedades crónicas, como el asma y la EPOC, o aquellos que necesitan seguimiento después de una hospitalización.

Independientemente del entorno en el que trabajes, es probable que también estés involucrado en la enseñanza y supervisión de estudiantes de medicina y residentes en formación. También puedes participar en investigaciones y ensayos clínicos para mejorar la comprensión y el tratamiento de enfermedades respiratorias.

Un día en la vida de un médico especialista en Neumología puede ser emocionante y variado. Ya sea en un entorno hospitalario o ambulatorio, tu trabajo estará enfocado en el diagnóstico y tratamiento de enfermedades respiratorias, trabajando en equipo con otros profesionales de la salud para brindar la mejor atención posible a tus pacientes.

¿Cómo es la personalidad de un neumólogo?
En general, un neumólogo debe ser una persona detallista, minuciosa y precisa, ya que muchas enfermedades respiratorias requieren un diagnóstico preciso y un tratamiento cuidadoso. Además, un neumólogo debe tener una habilidad especial para comunicar información médica compleja a sus pacientes y familiares de manera clara y comprensible. Es importante que los pacientes se sientan cómodos y bien informados sobre su condición y los posibles tratamientos. Finalmente, un neumólogo debe ser una persona empática y compasiva, capaz de brindar apoyo emocional a sus pacientes y sus familias, especialmente en situaciones críticas o de emergencia.

¿Cuáles son los retos a futuro de la especialidad en Neumología?

La especialidad de Neumología enfrenta varios desafíos en el futuro, como el aumento de la incidencia de enfermedades respiratorias crónicas debido al envejecimiento de la población, la exposición ambiental y los cambios en el estilo de vida. Además, últimamente con la pandemia de COVID-19 ha destacado aún más la importancia de la Neumología y ha aumentado la necesidad de especialistas en este campo. Por lo tanto, el desafío futuro es abordar las necesidades de salud respiratoria de una población envejecida y cada vez más expuesta a factores de riesgo ambientales y de estilo de vida, así como mejorar el diagnóstico y tratamiento de enfermedades respiratorias agudas y crónicas, incluyendo el COVID-19.

Oftalmología

Duración del posgrado: Tres años

La Oftalmología es una especialidad médica que se dedica al diagnóstico, tratamiento y prevención de enfermedades y trastornos relacionados con los ojos y la visión. Los oftalmólogos son médicos especializados que se encargan de estudiar y tratar problemas oculares, desde trastornos menores como la conjuntivitis hasta enfermedades más graves como el glaucoma y la degeneración macular.

La Oftalmología se divide en varias áreas de especialización, como la cirugía refractiva, neurOftalmología, Oftalmología pediátrica y la retina y vítreo. Cada una de estas áreas se enfoca en el tratamiento de diferentes trastornos oculares y requiere habilidades y conocimientos específicos.

La Oftalmología es una especialidad muy importante en la medicina, ya que la visión es uno de los sentidos más importantes y valorados del cuerpo humano. Muchas enfermedades y trastornos oculares pueden tener un gran impacto en la calidad de vida de las personas y, en algunos casos, incluso pueden causar discapacidad o ceguera si no se tratan adecuadamente.

En la práctica diaria, los oftalmólogos realizan una variedad de procedimientos y tratamientos, como exámenes de la vista, diagnóstico y tratamiento de enfermedades oculares, prescripción de lentes de contacto o anteojos, cirugía ocular, entre otros. Además, también trabajan en colaboración con otros especialistas médicos para tratar problemas de salud que puedan afectar la visión, como la diabetes e hipertensión.

La Oftalmología es una especialidad médica fundamental para el cuidado de la salud visual de la población. Los oftalmólogos son profesionales altamente capacitados y especializados en el diagnóstico y tratamiento de enfermedades oculares y desempeñan un papel crucial en la preservación de la visión y en la mejora de la calidad de vida de sus pacientes.

¿Por qué escoger la especialidad de Oftalmología?

La Oftalmología es una especialidad médica muy gratificante que se centra en la prevención, diagnóstico y tratamiento de los trastornos y enfermedades del ojo y del sistema visual. Esta especialidad ofrece la oportunidad de trabajar con pacientes de todas las edades, desde recién nacidos hasta ancianos, y aborda una amplia variedad de afecciones oculares, desde la corrección de errores refractivos comunes hasta la cirugía ocular compleja.

Los oftalmólogos tienen la capacidad de mejorar significativamente la calidad de vida de sus pacientes, devolviéndoles la visión, eliminando el dolor y mejorando su capacidad para realizar tareas cotidianas. Además, la tecnología utilizada en la Oftalmología está en constante evolución, lo que significa que los oftalmólogos tienen la oportunidad de aplicar nuevos avances médicos y tecnológicos para mejorar aún más la atención al paciente.

Por estas razones, la Oftalmología puede ser una excelente opción para aquellos estudiantes de medicina que deseen hacer una diferencia significativa en la vida de los pacientes y mantenerse actualizados con los avances tecnológicos en la medicina. Además, la Oftalmología ofrece una amplia gama de oportunidades de práctica, que van desde la atención clínica en consultorios privados hasta la investigación y la enseñanza en hospitales y universidades

¿Cuál es la diferencia entre los optometristas y los oftalmólogos?

La Oftalmología y la Optometría son dos especialidades relacionadas con la salud ocular. Ambas se enfocan en la prevención, diagnóstico y tratamiento de problemas relacionados con los ojos, pero hay diferencias significativas entre ellas.

En primer lugar, la educación y la formación son diferentes para ambos profesionales. Un optometrista (también conocido como "Oculista") se gradúa de la licenciatura de optometría después de completar un programa de cuatro años. Durante este tiempo, los optometristas reciben formación en la atención primaria de la salud ocular, incluyendo la corrección de la visión con anteojos y lentes de contacto, la detección de enfermedades oculares y el tratamiento de problemas comunes, como la conjuntivitis y el ojo seco.

Por otro lado, un médico oftalmólogo completa la licenciatura de medicina y tres años de residencia médica en Oftalmología. Durante su educación y formación, los oftalmólogos reciben una formación más extensa y profunda en la atención ocular, incluyendo la cirugía oftalmológica, el tratamiento de enfermedades oculares complejas y el manejo de enfermedades que pueden afectar los ojos, como la diabetes.

403

En segundo lugar, las habilidades y el alcance de la práctica son diferentes para ambos profesionales. Los optometristas se enfocan principalmente en la detección, diagnóstico y tratamiento de problemas de visión comunes. Esto puede incluir la prescripción de anteojos y lentes de contacto, el tratamiento de afecciones como la miopía, la hipermetropía y el astigmatismo, y la detección temprana de enfermedades oculares comunes, como el glaucoma y la degeneración macular.

Por otro lado, los oftalmólogos pueden manejar una gama más amplia de afecciones oculares y realizar procedimientos quirúrgicos complejos, como la cirugía de cataratas, la corrección de la visión con láser y la cirugía del estrabismo. Además, los oftalmólogos pueden tratar afecciones médicas subyacentes que afectan la salud ocular, como la diabetes y la hipertensión.

Por último, los optometristas y oftalmólogos pueden trabajar juntos para brindar atención integral a los pacientes. En algunos casos, un optometrista puede remitir a un paciente a un oftalmólogo si se encuentra una afección ocular que requiere atención especializada. Del mismo modo, un oftalmólogo puede remitir a un paciente a un optometrista para recibir atención de seguimiento después de una cirugía ocular o para la prescripción de anteojos o lentes de contacto.

Tanto los optometristas y los oftalmólogos son dos profesionales de la salud ocular importantes, pero tienen diferentes educaciones, habilidades y alcances de práctica. Es importante que los pacientes comprendan las diferencias entre estos dos profesionales para que puedan recibir la atención adecuada para sus necesidades de salud ocular.

¿Cuáles son los aspectos positivos de la especialidad en Oftalmología?

Ser oftalmólogo es una especialidad que ofrece múltiples aspectos positivos. Uno de ellos es la gratificación que se siente al ayudar a las personas a mejorar su visión y su calidad de vida. Además, la Oftalmología es una especialidad en constante evolución y actualización, lo que permite una actualización constante y aprendizaje continuo. Los oftalmólogos también tienen la oportunidad de trabajar en diferentes campos, como la cirugía refractiva, la retina, la Pediatría, la uveítis, entre otros, lo que les permite especializarse y desarrollar habilidades específicas.

¿Cuáles son los desafíos de la especialidad en Oftalmología?

Algunos podrían incluir un largo período de formación, que puede llevar muchos años de estudio y práctica, así como la posibilidad de tener una gran carga de trabajo y horarios exigentes, especialmente en hospitales grandes. Además, algunos procedimientos oftalmológicos pueden ser delicados y requieren mucha concentración y precisión, lo que puede generar un alto nivel de estrés y responsabilidad para el médico.

¿Cómo es un día típico de trabajo de un Oftalmólogo?

El día de un oftalmólogo suele comenzar temprano, con la revisión de los pacientes que se verán durante el día. Antes de llegar a la oficina o clínica, el oftalmólogo puede pasar algún tiempo revisando los expedientes médicos de los pacientes que serán vistos ese día. Esto les ayuda a prepararse para cada caso y asegurarse de que tienen toda la información necesaria antes de reunirse con el paciente.

Al llegar al consultorio o la clínica, el oftalmólogo suele comenzar el día con una serie de citas programadas. Estas citas pueden incluir chequeos regulares de la vista, evaluaciones de lentes de contacto, exámenes preoperatorios y consultas para pacientes nuevos o recurrentes. En cada cita, el oftalmólogo realiza una evaluación completa de la salud ocular del paciente, incluyendo pruebas de agudeza visual, examen de la retina, evaluación del campo visual y examen de la presión intraocular.

En algunos casos, el oftalmólogo puede necesitar realizar procedimientos adicionales durante el día. Estos procedimientos pueden incluir cirugía ocular, inyecciones intravítreas para tratar enfermedades como la degeneración macular relacionada con la edad, o tratamientos con láser para corregir problemas como el glaucoma o la retinopatía diabética. En estos casos, el oftalmólogo trabaja en un ambiente quirúrgico o clínica especializada, asegurándose de que el paciente esté cómodo y seguro en todo momento.

Además de trabajar con pacientes individuales, los oftalmólogos también pueden dedicar tiempo a la investigación y el trabajo académico. Esto puede incluir la investigación y el desarrollo de nuevos tratamientos y técnicas quirúrgicas, la enseñanza y la formación de estudiantes de medicina y residentes en Oftalmología, y la participación en conferencias y reuniones médicas para mantenerse actualizados sobre los avances en la especialidad.

La vida de un oftalmólogo puede ser muy ocupada y variada, con un día típico que incluye una variedad de actividades, desde citas regulares hasta procedimientos quirúrgicos complejos y trabajo de investigación. Sin embargo, a pesar de las demandas de la especialidad, muchos oftalmólogos encuentran gran satisfacción en ayudar a mejorar la salud y la calidad de vida de sus pacientes, y en trabajar para mejorar nuestra comprensión de las enfermedades y trastornos oculares.

¿Cómo es la personalidad de un Oftalmólogo?
No existe una única personalidad que defina a un oftalmólogo, ya que cada profesional es un individuo único con diferentes habilidades, intereses y estilos de comunicación. Sin embargo, es común que los oftalmólogos tengan características como la precisión, la atención al detalle, la habilidad para trabajar en equipo y la capacidad para establecer relaciones empáticas con sus pacientes. También suelen ser personas muy enfocadas y dedicadas a su trabajo, con una pasión por mejorar la salud visual de sus pacientes y una curiosidad intelectual por aprender y desarrollar nuevas técnicas y tratamientos en su especialidad.

¿Cuáles son las subespecialidades de Oftalmología?
Algunas de las subespecialidades más comunes de la Oftalmología son las siguientes:

- **Glaucoma**: se enfoca en el diagnóstico y tratamiento del glaucoma, una condición ocular que puede causar daño permanente al nervio óptico y pérdida de la visión.

- **Retina y Vítreo:** se enfoca en el diagnóstico y tratamiento de enfermedades y trastornos de la retina y el vítreo, incluyendo la degeneración macular y la retinopatía diabética.

- **Cirugía Refractiva:** se enfoca en la corrección de problemas de visión, como la miopía, la hipermetropía y el astigmatismo, a través de técnicas quirúrgicas como LASIK y PRK.

- **Oftalmología Pediátrica:** se enfoca en el diagnóstico y tratamiento de problemas oculares en niños y adolescentes.

- **Córnea y Enfermedades Externas:** se enfoca en el diagnóstico y tratamiento de enfermedades y trastornos de la córnea, como el queratocono y las úlceras corneales.

- **Microcirugía del Segmento Anterior:** se enfoca en tratar problemas en la parte frontal del ojo, como la córnea, el iris, la pupila y el cristalino. Una de las cirugías más comunes que realizan son la de cataratas.

Estas son solo algunas de las subespecialidades de la Oftalmología. Hay muchas otras áreas en las que un oftalmólogo puede especializarse, y cada subespecialidad tiene su propio conjunto de habilidades, conocimientos y enfoques terapéuticos para tratar enfermedades oculares.

¿Cuáles son los retos a futuro de la especialidad en Oftalmología?

La Oftalmología enfrenta varios desafíos en el futuro cercano, como el envejecimiento de la población, el aumento de la incidencia de enfermedades oculares relacionadas con el estilo de vida, el costo creciente de los tratamientos y la necesidad de formar a nuevos especialistas en la materia. Además, la Oftalmología también se encuentra en constante evolución, con nuevas tecnologías y técnicas que mejoran la precisión y eficacia de los tratamientos, lo que implica la necesidad de una formación y actualización continua por parte de los oftalmólogos. Es importante que los oftalmólogos estén preparados para enfrentar estos retos, trabajando en equipo con otros profesionales de la salud y continuando su educación para brindar los mejores cuidados posibles a sus pacientes.

Otorrinolaringología y Cirugía de Cabeza y Cuello

Duración del posgrado: Cuatro años

La especialidad de otorrinolaringología (ORL) es una rama de la medicina que se enfoca en el diagnóstico y tratamiento de las enfermedades relacionadas con la nariz, la garganta, los oídos, la cabeza y el cuello. También se les conoce a estos especialistas simplemente como "otorrinos". Esta especialidad es esencial para el tratamiento de trastornos de la comunicación, problemas de audición y trastornos del equilibrio.

La formación de un otorrinolaringólogo comienza con la obtención del título de médico y la realización de una residencia en otorrinolaringología, que suele durar de 4 años. Durante este tiempo, los residentes aprenden a diagnosticar y tratar trastornos que afectan la nariz, la garganta, los oídos, la cabeza y el cuello, y adquieren habilidades quirúrgicas avanzadas.

Entre las patologías que un otorrinolaringólogo puede tratar se encuentran: la sinusitis, otitis media, apnea del sueño, alergias nasales, faringitis, laringitis, cáncer de cabeza y cuello, parálisis facial, disfonía, hipoacusia y vértigo.

Los otorrinolaringólogos también realizan procedimientos quirúrgicos para tratar estas patologías. Algunos de los procedimientos más comunes incluyen la cirugía de los senos paranasales, cirugía de nariz, cirugía de amígdalas, cirugía de la glándula tiroides, cirugía reconstructiva de cabeza y cuello, y cirugía de implante coclear.

Ser un otorrinolaringólogo es una tarea desafiante y gratificante al mismo tiempo. A menudo se enfrentan a casos complejos que requieren habilidades avanzadas en el diagnóstico y tratamiento de enfermedades. La especialidad también puede ser gratificante porque el tratamiento de problemas de audición y comunicación puede mejorar significativamente la calidad de vida de los pacientes.

La otorrinolaringología es una especialidad médica que se enfoca en el diagnóstico y tratamiento de trastornos relacionados con la nariz, la garganta, los oídos, la cabeza y el cuello. Los otorrinolaringólogos están altamente capacitados en procedimientos quirúrgicos y tienen una gran responsabilidad en el cuidado de los pacientes que sufren de estas afecciones.

¿Por qué escoger la especialidad de ORL?
La especialidad ofrece una amplia variedad de patologías en un área muy específica de la medicina. Si te interesa la anatomía, la fisiología y las enfermedades del oído, nariz y garganta, esta especialidad puede ser para ti. Además, la otorrinolaringología es una especialidad que permite trabajar tanto en consultorio como en hospital, y tiene un impacto significativo en la calidad de vida de los pacientes que se tratan.

Un otorrinolaringólogo tiene la capacidad de tratar enfermedades desde una perspectiva médica y quirúrgica. La especialidad incluye el diagnóstico y tratamiento de afecciones como infecciones de oído, sinusitis, problemas de audición, trastornos de equilibrio, alergias nasales, trastornos del habla y deglución, tumores de cabeza y cuello, entre otros.

Seleccionar la especialidad de otorrinolaringología puede ser una opción atractiva para aquellos médicos que disfrutan de la solución de problemas complejos, el trabajo en equipo y la combinación de habilidades médicas y quirúrgicas. La especialidad también ofrece una buena calidad de vida para los médicos que la ejercen, ya que la mayoría de los procedimientos quirúrgicos son programados y no requieren atención de urgencia.

En general, si te gusta trabajar con pacientes de todas las edades, disfrutas de la diversidad de patologías y te atrae la posibilidad de ser un médico especializado en un área muy específica de la medicina, la especialidad de otorrinolaringología podría ser una opción atractiva para ti.

Aspectos positivos de ser médico especialista en ORL:
Uno de los aspectos positivos de ser otorrinolaringólogo es que es una especialidad muy diversa que abarca diversas patologías y procedimientos quirúrgicos, lo que la hace emocionante y desafiante. Además, los otorrinolaringólogos tienen la oportunidad de mejorar significativamente la calidad de vida de sus pacientes, ya que tratan problemas que afectan la capacidad de comunicación y audición, así como la capacidad para respirar y deglutir correctamente. También pueden trabajar en equipo con otros especialistas, lo que les brinda la oportunidad de aprender de otras áreas de la medicina y desarrollar habilidades interdisciplinarias.

Desafíos de ser un médico especialista en ORL:
Algunos de los desafíos de ser otorrinolaringólogo incluyen lidiar con pacientes que pueden tener problemas emocionales o psicológicos debido a problemas de audición o habla, trabajar con instrumentos delicados y en áreas delicadas del cuerpo, tratar a pacientes con enfermedades contagiosas y trabajar en horarios irregulares. Además, la especialidad puede tener una competencia alta en algunas regiones y puede haber una carga de trabajo alta en algunos hospitales.

¿Cómo es un día típico de trabajo de un especialista en ORL?
Un día típico de trabajo en la vida de un otorrinolaringólogo puede variar significativamente según la especialidad del médico y el entorno en el que trabajen. Por ejemplo, algunos otorrinos trabajan en hospitales de alta complejidad y pueden estar involucrados en cirugías de cabeza y cuello, mientras que otros pueden trabajar en una consulta privada y tratar pacientes con problemas menores de oído, nariz y garganta.

Un día de trabajo puede incluir la evaluación de pacientes nuevos y de seguimiento, diagnósticos y prescripciones, procedimientos quirúrgicos, investigaciones y conferencias médicas. Los otorrinolaringólogos pueden trabajar en equipo con otros profesionales médicos, como cirujanos maxilofaciales, oncólogos, neurocirujanos y especialistas en cuidados intensivos.

Los otorrinolaringólogos también pueden estar involucrados en la investigación clínica, la enseñanza y la capacitación de residentes y estudiantes de medicina. Además, algunos otorrinos se dedican a la atención pediátrica y pueden pasar una parte significativa de su tiempo tratando a pacientes jóvenes.

En general, la especialidad de otorrinolaringología ofrece una gran variedad de experiencias profesionales y oportunidades para especializarse en áreas específicas, como la cirugía plástica facial, medicina del sueño y laringología.

Un día de trabajo en la vida de un otorrinolaringólogo puede incluir una amplia variedad de actividades, desde la atención de pacientes en una consulta privada hasta procedimientos quirúrgicos complejos en un entorno hospitalario. La especialidad de otorrinolaringología ofrece una gran variedad de experiencias profesionales y oportunidades para especializarse en áreas específicas, lo que la convierte en una opción emocionante y gratificante para aquellos interesados en el campo de la medicina.

¿Cómo es la personalidad de un médico especialista en ORL?
Algunos rasgos de personalidad que suelen ser comunes en los otorrinolaringólogos incluyen ser detallistas, minuciosos, perseverantes, y tener habilidades manuales finas. También pueden ser buenos comunicadores, porque deben explicar de manera clara y precisa a sus pacientes sus enfermedades y los procedimientos que realizarán. Ser un buen observador también es importante, puesto que muchos diagnósticos se basan en observaciones detalladas de los síntomas de los pacientes. En general, los otorrinolaringólogos deben tener una actitud empática y una habilidad para trabajar en equipo, ya que colaboran

frecuentemente con otros médicos y profesionales de la salud.

¿Cuáles son las subespecialidades de ORL?
Algunas de las subespecialidades más comunes de la otorrinolaringología son las siguientes:

- **Laringología**: se enfoca en el diagnóstico y tratamiento de enfermedades y trastornos de la laringe, como la disfonía y el cáncer de laringe.

- **Medicina del sueño**: se enfoca en el diagnóstico y tratamiento de trastornos del sueño, como la apnea del sueño.

- **Cirugía plástica facial**: se enfoca en la corrección de trastornos y lesiones que afectan la estética y la función de la cara, como la rinoplastia y la otoplastia.

Estas son solo algunas de las subespecialidades de la otorrinolaringología. Hay muchas otras áreas en las que un otorrinolaringólogo puede especializarse, y cada subespecialidad tiene su propio conjunto de habilidades, conocimientos y **enfoques** terapéuticos para tratar enfermedades y trastornos del oído, la nariz y la garganta.

¿Cuáles son los retos a futuro de la ORL?
La especialidad de otorrinolaringología enfrenta varios retos a futuro en México y en todo el mundo. Uno de los principales desafíos es el aumento de la demanda de atención médica en este campo debido al envejecimiento de la población y el aumento de enfermedades relacionadas con el oído, la nariz y la garganta. Además, la tecnología médica continúa avanzando, lo que requiere que los otorrinolaringólogos se mantengan actualizados y

adapten sus prácticas a las nuevas tecnologías y técnicas. Otro desafío es la necesidad de mejorar el acceso a la atención médica de calidad en comunidades rurales y marginadas donde puede haber escasez de médicos especializados en otorrinolaringología. Por último, la investigación y el desarrollo de nuevas terapias y tratamientos en esta especialidad es fundamental para seguir mejorando la calidad de vida de los pacientes. Los otorrinolaringólogos deben estar comprometidos con la investigación y la educación continua para enfrentar estos desafíos y seguir brindando atención médica de calidad a sus pacientes.

Patología Clínica

Duración del posgrado: Tres años

La especialidad médica de Patología Clínica es una rama de la medicina que se enfoca en el diagnóstico de enfermedades a través del análisis de muestras biológicas, como la sangre, orina, heces, líquidos corporales y tejidos. Los médicos especialistas en Patología Clínica, también conocidos como patólogos clínicos (PC) o patólogos de laboratorio, trabajan en laboratorios clínicos para interpretar los resultados de los exámenes de laboratorio y ayudar a los médicos clínicos a establecer diagnósticos precisos y eficaces. Adicionalmente, el Banco de Sangre es un área que también involucra al PC. El perfil del especialista también involucra que la normativa nacional e internacional sea aplicada al laboratorio clínico y banco de sangre con el objetivo de cumplir indicadores de costo/calidad en función de la seguridad del paciente y así optimizar de los recursos materiales, humanos y tecnológicos.

El trabajo diario de un PC implica una amplia variedad de tareas. Por ejemplo, puede supervisar y analizar resultados de pruebas de laboratorio, ayudar a diseñar programas de control de calidad para laboratorios clínicos, así como su aplicación y cumplimiento. Como valor adicional, los PC cuentan con el perfil para colaborar con otros especialistas en áreas de investigación, así como establecer algoritmos diagnósticos y tratamientos adecuados en favor de los pacientes de las diferentes áreas clínicas como: oncología, Infectología, enfermedades autoinmunitarias, trastornos metabólicos, etc.

Una de las ventajas de la especialidad es su versatilidad. Los PC pueden trabajar en diversos entornos donde se encuentre un laboratorio clínico o banco de sangre en los diferentes niveles de atención. Además, también pueden desempeñar un papel importante en la investigación y el desarrollo de nuevos métodos de diagnóstico y orientación al tratamiento

La especialidad de Patología Clínica es esencial para el diagnóstico y tratamiento efectivo de muchas enfermedades. Los PC desempeñan un papel crucial en el cuidado de los pacientes y en la mejora de la salud pública a través de la investigación y el desarrollo de nuevos métodos de diagnóstico y tratamiento.

¿Por qué escoger la especialidad de Patología Clínica?

La especialidad de Patología Clínica es una excelente opción para los estudiantes de medicina que deseen enfocarse en el diagnóstico de enfermedades a través del análisis de muestras y fluidos corporales. El campo laboral del PC se encuentra en todo laboratorio clínico y banco de sangre con la oportunidad de aplicar procedimientos normativos para la en la toma de decisiones clínicas, dentro de este rubro, se enfoca en el control de calidad y la gestión de laboratorios clínicos, lo que permite a los médicos especialistas tener una visión global de cómo funciona un laboratorio y cómo se aplican las pruebas diagnósticas en la práctica clínica. Además, esta especialidad también permite el desarrollo de habilidades en la comunicación con otros profesionales de la salud y la presentación de resultados de pruebas diagnósticas a pacientes y sus familiares.

Dr. José Manuel Ruiz Morales

Seleccionar la especialidad de Patología Clínica puede ofrecer una experiencia única en el diagnóstico de enfermedades, la aplicación de técnicas de análisis molecular y celular, la gestión de laboratorios clínicos y bancos de sangre, lo que la hace una opción interesante para los estudiantes de medicina interesados en este campo.

¿Cuáles son las diferencias entre las especialidades de Anatomía Patológica y Patología Clínica?
La Anatomía Patológica se enfoca en el estudio de las enfermedades a nivel microscópico y macroscópico, es decir, en el análisis de los cambios estructurales y funcionales que ocurren en los tejidos y órganos afectados por una enfermedad. Los especialistas en esta área se encargan de examinar muestras de tejidos y órganos obtenidos por biopsia, cirugía u otra técnica, con el fin de diagnosticar enfermedades y determinar su grado de avance y extensión.

Por otro lado, la Patología Clínica, también se le conoce como medicina de laboratorio, se enfoca en el estudio de los procesos bioquímicos, celulares y moleculares que ocurren en el organismo y que están relacionados con una enfermedad. Los especialistas en esta área utilizan técnicas de laboratorio para analizar muestras de sangre, orina y otros fluidos corporales, con el fin de obtener información que ayude en el diagnóstico, tratamiento y seguimiento de una enfermedad.

Una de las principales diferencias entre ambas especialidades es el tipo de muestras que se analizan. En la Anatomía Patológica, se estudian muestras de tejidos y órganos, mientras que en la Patología Clínica se analizan fluidos corporales como la sangre y la orina. Además, la Anatomía Patológica se enfoca en el diagnóstico de enfermedades a nivel macroscópico y microscópico, mientras que la Patología Clínica se enfoca en el estudio de procesos bioquímicos y moleculares a nivel celular.

Otra diferencia importante es el ámbito de trabajo de cada especialidad. Los anatomopatólogos trabajan principalmente en hospitales, clínicas y laboratorios, donde analizan muestras de tejidos y órganos para diagnosticar enfermedades y realizar estudios de investigación. Por su parte, los patólogos clínicos trabajan en laboratorios clínicos y bancos de sangre, donde se encargan de analizar las muestras de fluidos corporales y proporcionar información valiosa para el diagnóstico y tratamiento de enfermedades.

En cuanto a la formación y capacitación, ambas especialidades requieren de una formación sólida en biología, anatomía, fisiología, patología, bioquímica y otras disciplinas afines. Sin embargo, los programas de residencia y capacitación son diferentes para cada especialidad, con enfoques y objetivos específicos. En países como Estados Unidos, estas especialidades se encuentran fusionadas en el mismo programa académico universitario, mientras que en México y gran parte de Europa se han separado.

Aunque ambas especialidades comparten algunas similitudes en cuanto a su enfoque en el estudio de las enfermedades, tienen diferencias significativas en cuanto a las muestras que se analizan, el ámbito de trabajo y la capacitación requerida. Es importante que los estudiantes de medicina comprendan estas diferencias y consideren sus intereses y habilidades al momento de elegir una especialidad médica.

Aspectos positivos de ser un especialista en Patología Clínica:
Ser médico especialista en Patología Clínica puede ofrecer numerosos aspectos positivos. Algunos de ellos son:

- **Contribuir al diagnóstico y tratamiento de enfermedades**: Como especialista en Patología Clínica, se puede tener un papel fundamental en el diagnóstico y tratamiento de enfermedades al proporcionar información valiosa a otros profesionales de la salud.

- **Desarrollar habilidades técnicas**: Esta especialidad permite desarrollar habilidades técnicas en el manejo de equipos y técnicas de análisis molecular y celular, lo que puede ser muy interesante para los médicos que disfrutan de la investigación y la experimentación.

- **Trabajar en un ambiente de laboratorio y banco de sangre**: Los médicos especialistas en Patología Clínica suelen trabajar en un ambiente de laboratorio, lo que puede ofrecer un ambiente de trabajo atractivo para aquellos que disfrutan de la organización y el trabajo detallado.

- **Comunicación con otros profesionales de la salud**: Esta especialidad también implica una interacción constante con otros profesionales de la salud, lo que puede permitir el desarrollo de habilidades de comunicación efectiva y trabajo en equipo.

En general, ser médico especialista en Patología Clínica puede ser una opción atractiva para aquellos médicos interesados en el diagnóstico de enfermedades, la investigación y el trabajo en un ambiente de laboratorio.

Desafíos de ser un especialista en Patología Clínica:
Algunos desafíos de ser médico especialista en Patología Clínica pueden incluir largas horas de trabajo, especialmente en hospitales con un alto volumen de pacientes, y la necesidad de estar siempre actualizado en las últimas técnicas y tecnologías para el diagnóstico y tratamiento de enfermedades. Además, es posible que tenga que lidiar con la tensión y la presión emocional de trabajar con pacientes y sus familias en momentos difíciles y de alta ansiedad, especialmente cuando se trata de diagnósticos de enfermedades graves.

¿Cómo es un día típico de trabajo de un patólogo clínico?
La especialidad médica de Patología Clínica se centra en el diagnóstico de enfermedades mediante el análisis de muestras biológicas, como sangre, orina y tejido. Un día típico de trabajo para un médico especialista en Patología Clínica puede variar según el lugar donde trabajen, pero a menudo involucra muchas tareas y responsabilidades.

Por lo general, un día típico comienza temprano en la mañana, cuando el patólogo llega al laboratorio y revisa los casos que necesitan ser analizados. El patólogo puede comenzar con la revisión de las muestras que se recibieron del día anterior, identificando cualquier problema o discrepancias en los resultados. También puede trabajar en la interpretación de resultados de muestras más complejas o de pacientes que requieren atención urgente.

Durante el día, el PC también puede realizar análisis de muestras, utilizando técnicas avanzadas de laboratorio para ayudar a diagnosticar enfermedades. También puede trabajar en el análisis de muestras de sangre y líquido cefalorraquídeo para detectar enfermedades infecciosas o trastornos hematológicos.

Además de la interpretación de resultados y el análisis de muestras, el PC puede trabajar en colaboración con otros médicos para proporcionar diagnósticos precisos y completos. Esto puede implicar discutir los resultados de las pruebas con otros médicos y compartir información con ellos. También puede involucrar la revisión de la información clínica del paciente y la toma de decisiones sobre qué pruebas son necesarias para un diagnóstico preciso.

El trabajo en Patología Clínica puede ser desafiante y exigente, pero también puede ser muy gratificante. Los PC tienen la oportunidad de utilizar su experiencia y habilidades para ayudar a diagnosticar enfermedades y proporcionar información crucial que puede ayudar en la toma de decisiones en el tratamiento del paciente. Además, a menudo tienen la oportunidad de trabajar en colaboración con otros médicos y expertos en el campo de la salud para ayudar a proporcionar una atención médica integral y efectiva para los pacientes.

¿Cómo es la personalidad de un patólogo clínico?

Un médico especialista en Patología Clínica debe tener una personalidad analítica, detallista y rigurosa en su trabajo, ya que se encarga de analizar muestras de tejidos, fluidos corporales y otros materiales biológicos para identificar enfermedades y diagnosticar a los pacientes. Además, debe tener habilidades de comunicación efectiva para trabajar en equipo con otros profesionales de la salud y transmitir los resultados de sus análisis a los médicos tratantes y pacientes de una manera clara y comprensible. También es importante que tenga habilidades para manejar y supervisar equipos de laboratorio, y la capacidad de estar actualizado en los avances tecnológicos y científicos en su campo para brindar un diagnóstico preciso y efectivo a los pacientes.

¿Cuáles son los retos a futuro de la Patología Clínica?

La especialidad médica de Patología Clínica enfrenta varios retos a futuro debido a los avances tecnológicos y científicos en el diagnóstico y tratamiento de enfermedades. Uno de los mayores desafíos es mantenerse actualizado y al día con las últimas técnicas y tecnologías de laboratorio para garantizar una evaluación precisa y oportuna de las muestras de pacientes. También hay un creciente énfasis en la medicina personalizada y la genómica, lo que requiere una mayor colaboración con otros especialistas médicos y una comprensión más profunda de la biología molecular.

Otro reto importante es la necesidad de garantizar la calidad y seguridad de los resultados de laboratorio, lo que implica la implementación de medidas efectivas de control de calidad y la gestión adecuada de los riesgos. Además, la especialidad enfrenta la creciente presión de mantener bajos los costos de los servicios de laboratorio y proporcionar un diagnóstico rápido y preciso en un entorno de atención médica cada vez más cambiante y complejo.

Los retos a futuro de la especialidad de Patología Clínica incluyen la necesidad de mantenerse actualizado en los avances tecnológicos y científicos, colaborar con otros especialistas médicos, garantizar la calidad y seguridad de los resultados de laboratorio, y mantener bajos los costos mientras se proporciona un diagnóstico preciso y oportuno.

Pediatría

Duración del posgrado: Tres años.

La Pediatría es una rama de la medicina que se enfoca en el cuidado de los niños, desde el nacimiento hasta la adolescencia temprana. El pediatra es el médico que se especializa en esta área y trabaja en el diagnóstico y tratamiento de enfermedades y trastornos que afectan a los niños y a su desarrollo. Así como en la prevención de enfermedades mediante la aplicación de vacunas, y en el seguimiento del neurodesarrollo adecuado.

La Pediatría es una especialidad muy importante dentro de la medicina porque los niños son una población vulnerable y necesitan una atención especializada y enfocada en su crecimiento y desarrollo. Además, los pediatras no solo se enfocan en el tratamiento de enfermedades, sino también en la prevención de las mismas y en la promoción de la salud en los niños.

Los pediatras trabajan en una variedad de entornos, incluyendo hospitales, clínicas y consultorios privados. Algunos pediatras también trabajan en la salud pública, en la educación y en la investigación. Como pediatra, se puede trabajar con pacientes de diferentes edades, desde recién nacidos hasta adolescentes.

Los pediatras se enfocan en el cuidado general de los niños, pero también pueden especializarse en áreas específicas, como la neonatología, oncología pediátrica, Endocrinología pediátrica y Cardiología pediátrica. Cada subespecialidad tiene sus propias áreas de enfoque y desafíos únicos.

Los pediatras realizan una variedad de tareas en su trabajo diario, como examinar pacientes, toma de historias clínicas, hacer pruebas diagnósticas, diagnóstico de enfermedades y trastornos, prescripción de medicamentos y desarrollo de planes de tratamiento. También trabajan con otros profesionales de la salud, como enfermeras, técnicos de laboratorio y terapeutas.

La Pediatría es una especialidad médica crucial que se enfoca en el cuidado de los niños, desde el nacimiento hasta la adolescencia temprana. Los pediatras trabajan para prevenir, diagnosticar y tratar enfermedades y trastornos en los niños, y promover su crecimiento y desarrollo saludable. Es una especialidad desafiante, pero gratificante que requiere una amplia gama de habilidades y conocimientos, así como un gran compromiso con la atención al paciente.

¿Por qué escoger la especialidad de Pediatría?
Elegir la especialidad de Pediatría puede ser una gran opción para aquellos médicos interesados en trabajar con niños y adolescentes, y que buscan un enfoque en la prevención y promoción de la salud en esta población vulnerable. Además, la Pediatría ofrece una variedad de subespecialidades que pueden brindar oportunidades para trabajar en áreas específicas y desafiantes. La Pediatría también puede ser gratificante al trabajar con pacientes y familias a lo largo del tiempo, ayudando a crear relaciones de confianza y un impacto positivo en sus vidas.

Aspectos positivos de ser un médico especialista en Pediatría:

Ser pediatra es una carrera gratificante que ofrece múltiples aspectos positivos. Algunos de ellos incluyen:

- Ayudar en el cuidado de la salud infantil desde el nacimiento hasta la adolescencia.
- Establecer relaciones duraderas con las familias y ver cómo crecen y se desarrollan los niños a lo largo del tiempo.
- Ser testigo de cómo pequeñas intervenciones pueden tener un gran impacto en la vida de los niños y sus familias.
- Tener la oportunidad de trabajar en una amplia variedad de entornos, desde clínicas privadas hasta hospitales y organizaciones sin fines de lucro.

Desafíos de ser un médico especialista en Pediatría:

Aunque ser pediatra puede ser una carrera muy gratificante, también puede presentar algunos desafíos que incluyen:

- Trabajar con niños enfermos y a menudo con situaciones emocionales difíciles, lo que puede ser emocionalmente agotador.
- Tener que trabajar en horarios no convencionales, incluyendo turnos nocturnos, fines de semana y feriados.
- Lidiar con padres y familiares ansiosos o emocionales que pueden ser desafiantes de manejar.
- Enfrentar una carga de trabajo pesada, especialmente en áreas con una gran cantidad de niños enfermos o con necesidades especiales.

¿Cómo es un día típico de trabajo de un pediatra?

La Pediatría es una especialidad médica que se enfoca en el cuidado de la salud de los niños, desde el nacimiento hasta la adolescencia. La vida diaria de un pediatra puede ser muy variada, ya que pueden trabajar en diferentes entornos, como clínicas, hospitales y consultorios privados.

El día de trabajo de un pediatra puede comenzar temprano en la mañana, generalmente a las 7:00 a.m. o antes, dependiendo del horario de trabajo. El primer paso es revisar el registro de pacientes y actualizar el estado de cada niño. Luego, el pediatra comienza a ver pacientes. Los niños pueden ser ingresados por una variedad de razones, desde una enfermedad común hasta una lesión grave. El pediatra se reúne con el niño y sus padres o cuidadores y les hace preguntas para obtener información sobre la razón de la visita y cualquier síntoma que puedan estar experimentando.

El pediatra examina al niño y determina si se necesitan pruebas adicionales, como análisis de sangre o radiografías. En algunos casos, el pediatra puede derivar al niño a un especialista si se sospecha una afección médica más grave. En general, el pediatra brinda atención general para el bienestar del niño, incluyendo el seguimiento del crecimiento y desarrollo, las vacunas, el asesoramiento nutricional y los problemas de comportamiento.

Además de ver pacientes, los pediatras pueden asistir a reuniones del equipo médico, donde trabajan con otros profesionales de la salud para desarrollar planes de tratamiento y mejorar la atención al paciente. También pueden revisar informes de laboratorio y otros resultados de pruebas, y hacer llamadas telefónicas a los pacientes para informarles de los resultados y darles instrucciones de tratamiento.

Por la tarde, el pediatra continúa viendo pacientes y atendiendo consultas telefónicas de pacientes y sus familias. Es importante que el pediatra proporcione orientación y apoyo a los padres y cuidadores, ya que pueden estar preocupados o ansiosos por la salud de su hijo. En algunos casos, los padres pueden tener preguntas sobre el cuidado en el hogar o los medicamentos que se les han recetado. Es importante que el pediatra brinde información clara y concisa y esté disponible para responder a las preguntas de los padres.

La mayoría de los días, la jornada laboral de un pediatra termina a las 6:00 p.m. o más tarde, dependiendo de la cantidad de pacientes y la gravedad de las afecciones médicas. Es importante que los pediatras se tomen el tiempo para cuidar su propia salud y bienestar, y a menudo asisten a reuniones o eventos de capacitación para mantenerse actualizados sobre los últimos avances médicos y tecnológicos.

Un día típico de trabajo en la vida de un pediatra es muy variado y puede incluir muchas responsabilidades diferentes, desde la atención directa a los pacientes hasta el trabajo en equipo con otros profesionales de la salud. A pesar de los desafíos y la intensidad del trabajo, muchos pediatras encuentran su trabajo extremadamente gratificante.

¿Cómo es la personalidad de un pediatra?

La personalidad de un pediatra puede variar, ya que cada persona es única. Sin embargo, hay ciertas características comunes que pueden ser beneficiosas en la Pediatría, como tener una personalidad amable, empática, compasiva y cariñosa. Los pediatras también deben ser pacientes, tolerantes y estar dispuestos a trabajar con niños y familias en situaciones emocionales difíciles. Además, los pediatras deben ser capaces de comunicarse de manera efectiva con niños y padres, y estar dispuestos a aprender y actualizarse sobre los últimos avances médicos y tecnológicos. En resumen, la personalidad de un pediatra debe ser una combinación de habilidades interpersonales y técnicas que les permita brindar atención médica de calidad a los niños y sus familias.

¿Cuáles son los retos a futuro de la Pediatría?
La especialidad de Pediatría enfrenta varios desafíos en el futuro. Uno de los desafíos más importantes es el aumento de las enfermedades crónicas y las afecciones de salud mental en los niños, lo que requerirá una atención médica más especializada y a largo plazo. Además, la Pediatría debe adaptarse a las necesidades de una población infantil diversa y multicultural, lo que incluye el conocimiento y la comprensión de diferentes culturas y prácticas de atención médica. Otro desafío es el aumento de los costos de la atención médica y la necesidad de asegurar la accesibilidad y la calidad de la atención a todos los niños, independientemente de su situación económica o de seguros de salud. En resumen, los pediatras deben estar preparados para enfrentar estos y otros desafíos en el futuro y adaptarse a medida que surjan nuevas necesidades y cambios en el campo de la medicina calidad. Esto

puede requerir un enfoque más centrado en la prevención y el cuidado basado en la evidencia.

¿Cómo es la formación de los cirujanos pediatras en México?

En México, para ser cirujano pediatra, se debe de completar mínimo uno o dos años de Pediatría y posteriormente cursar el posgrado de cirugía pediátrica que es de cuatro años más. Algunos de los trastornos que un cirujano pediatra puede tratar incluyen malformaciones congénitas, como la enfermedad de Hirschsprung o el síndrome de Down, así como enfermedades adquiridas, como apendicitis, hernias, trastornos urológicos, y trastornos del tracto gastrointestinal, como la enfermedad de Crohn. La cirugía pediátrica también incluye procedimientos de trasplante de órganos, como trasplantes de hígado y riñón, además de cirugías de corazón y pulmones en niños.

¿Cuáles son las subespecialidades de Pediatría?

Dentro de la Pediatría, existen varias subespecialidades que se enfocan en diferentes aspectos del cuidado infantil. A diferencia de lo que sucede en Medicina Interna, es necesario haber concluido la especialidad de Pediatría para cursar una subespecialidad clínica. Algunas de las subespecialidades más comunes de la Pediatría son las siguientes:

- **Neonatología:** se enfoca en el cuidado de los recién nacidos prematuros o enfermos que requieren atención especializada.

- **Cardiología Pediátrica:** se enfoca en el diagnóstico y tratamiento de enfermedades y trastornos del corazón en niños, incluyendo las cardiopatías congénitas.

- **Hematología Pediátrica:** se enfoca en el diagnóstico y tratamiento de trastornos de la sangre en niños.

- **Gastroenterología Pediátrica:** se enfoca en el diagnóstico y tratamiento de enfermedades y trastornos del tracto gastrointestinal en niños, incluyendo reflujo esofagogástrico, enfermedad celíaca y la enfermedad inflamatoria intestinal.

- **Endocrinología Pediátrica:** se enfoca en el diagnóstico y tratamiento de trastornos endocrinos en niños, como diabetes tipo 1 y el hipotiroidismo congénito. Así también los factores hormonales que influyen en el crecimiento y un desarrollo adecuado de la pubertad.

- **Nefrología ediátrica:** se enfoca en el diagnóstico y tratamiento de enfermedades y trastornos renales en niños, como la enfermedad renal crónica y la glomerulonefritis.

- **Neurología Pediátrica:** se enfoca en el diagnóstico y tratamiento de enfermedades y trastornos del sistema nervioso en niños, como la epilepsia y la parálisis cerebral.

- **Infectología Pediátrica:** se enfoca en el diagnóstico y tratamiento de infecciones en niños, incluyendo enfermedades infecciosas como el VIH y la tuberculosis.

- **Alergología e Inmunología Pediátrica:** se enfoca en el diagnóstico y tratamiento de alergias e inmunodeficiencias en niños.

- **Oncología Pediátrica:** se enfoca en el diagnóstico y tratamiento de trastornos malignos en niños. Incluidas las leucemias y otros trastornos malignos en sangre.

Estas son solo algunas de las subespecialidades de la Pediatría. Hay muchas otras áreas en las que un pediatra puede especializarse, y cada subespecialidad tiene su propio conjunto de habilidades, conocimientos y enfoques terapéuticos para tratar enfermedades y trastornos en niños.

Psiquiatría

Duración del posgrado: Cuatro años

La Psiquiatría es una rama de la medicina que se enfoca en el diagnóstico, tratamiento y prevención de trastornos mentales y emocionales. Los psiquiatras son médicos especializados en la evaluación y tratamiento de enfermedades mentales, incluyendo trastornos emocionales, cognitivos y de comportamiento.

La Psiquiatría es una especialidad médica que aborda el estudio y tratamiento de una amplia variedad de trastornos, incluyendo la depresión, ansiedad, esquizofrenia, trastorno bipolar, trastorno obsesivo-compulsivo (TOC), trastorno de estrés postraumático (TEPT), trastornos de la alimentación, entre otros.

Los psiquiatras pueden trabajar en una variedad de entornos, como hospitales psiquiátricos, clínicas de salud mental, consultorios privados, instituciones penitenciarias y centros de rehabilitación de drogas y alcohol. Además, los psiquiatras pueden trabajar con pacientes de todas las edades, desde niños hasta adultos mayores.

El trabajo del psiquiatra comienza con una evaluación exhaustiva del paciente, que puede incluir pruebas médicas y psicológicas. A partir de ahí, el psiquiatra determina el diagnóstico y desarrolla un plan de tratamiento personalizado para el paciente. El tratamiento puede incluir terapia de conversación, medicamentos, terapia electroconvulsiva (TEC), terapia de estimulación magnética transcraneal (TMS) y terapia de luz.

Además de su trabajo clínico, los psiquiatras también pueden participar en la investigación y la enseñanza. La investigación en Psiquiatría puede incluir el estudio de los mecanismos biológicos subyacentes a los trastornos mentales, la evaluación de nuevas terapias y la exploración de los factores ambientales que pueden contribuir a los trastornos mentales. La enseñanza puede incluir la formación de residentes médicos, la educación de pacientes y familias, y la educación pública sobre la salud mental.

La Psiquiatría es una especialidad médica esencial que se enfoca en el diagnóstico y tratamiento de trastornos mentales y emocionales. Los psiquiatras trabajan con pacientes de todas las edades y en una variedad de entornos, y utilizan una combinación de terapias para ayudar a sus pacientes a manejar sus síntomas y mejorar su calidad de vida. Además, los psiquiatras pueden participar en la investigación y la enseñanza para mejorar la comprensión y el tratamiento de los trastornos mentales.

¿Por qué escoger la especialidad de Psiquiatría?
La especialidad de Psiquiatría es una excelente opción para aquellos médicos que tienen interés en la salud mental y el bienestar emocional de los pacientes. La Psiquiatría es una especialidad médica fascinante y desafiante que ofrece una amplia gama de oportunidades para la investigación, el aprendizaje y la práctica clínica. Además, los psiquiatras tienen la oportunidad de hacer una diferencia significativa en la vida de sus pacientes y ayudar a mejorar su calidad de vida. La Psiquiatría también ofrece una buena perspectiva laboral, ya

que hay una creciente demanda de profesionales de la salud mental capacitados.

¿Cuál es la diferencia entre un médico psiquiatra y un psicólogo clínico?
La Psiquiatría y la Psicología Clínica son dos disciplinas relacionadas con la salud mental que tienen algunas diferencias importantes. Aunque ambos profesionales trabajan con pacientes con problemas de salud mental, sus enfoques y capacitaciones son diferentes.

La Psiquiatría es una especialidad médica que se enfoca en el diagnóstico, tratamiento y prevención de trastornos mentales, emocionales y conductuales. Los psiquiatras tienen una licenciatura en medicina y, después de la escuela de medicina, completan una residencia de cuatro años en Psiquiatría. Los psiquiatras están capacitados para evaluar y tratar trastornos mentales, como la depresión, la ansiedad, la esquizofrenia y el trastorno bipolar, mediante el uso de terapias farmacológicas y psicoterapia. Los psiquiatras también pueden realizar evaluaciones psiquiátricas y tratar pacientes hospitalizados en casos de enfermedad mental grave.

Por otro lado, los psicólogos clínicos tienen una formación en psicología y estudios en psicología clínica. Los psicólogos clínicos están capacitados para evaluar y tratar trastornos mentales mediante el uso de terapias psicológicas basadas en evidencia, como la terapia cognitivo-conductual y la terapia psicodinámica. Los psicólogos clínicos también pueden realizar evaluaciones psicológicas y proporcionar servicios de terapia a pacientes ambulatorios.

Aunque los psiquiatras y los psicólogos clínicos tienen capacitaciones diferentes, ambos profesionales trabajan en estrecha colaboración para proporcionar la mejor atención posible a los pacientes con problemas de salud mental. Los psiquiatras y los psicólogos clínicos también pueden trabajar juntos en la evaluación y el tratamiento de trastornos mentales complejos, como el trastorno límite de la personalidad.

Las diferencias entre un médico psiquiatra y un psicólogo clínico radican principalmente en su formación y enfoques terapéuticos. Los psiquiatras son médicos que se especializan en el tratamiento farmacológico y la psicoterapia para trastornos mentales, mientras que los psicólogos clínicos están capacitados en terapia psicológica basada en evidencia. Ambos profesionales pueden trabajar juntos para proporcionar una atención integral a los pacientes con problemas de salud mental

Psiquiatría y Neurociencias:
Por mucho tiempo, la Psiquiatría ha sido considerada como una disciplina separada de las neurociencias, debido a la percepción de que los trastornos mentales son puramente psicológicos y no tienen una base biológica. Sin embargo, en las últimas décadas, se ha demostrado que esta percepción es incorrecta y que la Psiquiatría y las neurociencias están íntimamente relacionadas.

La neurociencia es el estudio del sistema nervioso y abarca todas las disciplinas que se centran en la estructura, función, desarrollo, genética, bioquímica, fisiología y patología del sistema nervioso. La Psiquiatría, por su parte, se enfoca en los trastornos mentales, emocionales y del comportamiento. Sin embargo, la línea que separa ambas disciplinas no es tan clara como podría parecer a primera vista. De hecho, los trastornos mentales y emocionales tienen una base biológica, y se han identificado cambios en la estructura y función del cerebro en muchas de estas condiciones.

Por ejemplo, en el trastorno depresivo mayor, se han identificado cambios en el funcionamiento de ciertas áreas del cerebro, como la corteza prefrontal, la amígdala y el hipocampo. Estos cambios se reflejan en los síntomas de la depresión, como la tristeza persistente, la falta de interés en actividades que antes resultaban agradables y la alteración del sueño y el apetito. De manera similar, en el trastorno bipolar, se han identificado alteraciones en la actividad de los neurotransmisores, como la serotonina y la dopamina, y cambios en la estructura del cerebro en áreas como la corteza prefrontal y la ínsula.

Además de estos trastornos, se han identificado cambios en la estructura y función del cerebro en una amplia variedad de condiciones psiquiátricas, como el trastorno de ansiedad generalizada, trastorno obsesivo-compulsivo, esquizofrenia y el trastorno por déficit de atención con hiperactividad (TDAH), entre otros. Estos hallazgos apoyan la idea de que los trastornos mentales tienen una base biológica y que la Psiquiatría y las neurociencias están íntimamente relacionadas. Los cambios en la estructura y función del cerebro que se han identificado en una amplia variedad de trastornos psiquiátricos apoyan esta idea y sugieren que la Psiquiatría es ya una parte integral de las neurociencias. Como estudiantes de medicina, es importante comprender esta relación y tener una comprensión sólida de las bases biológicas de los trastornos mentales para poder ofrecer un tratamiento eficaz y personalizado a los pacientes con trastornos mentales.

Además, la comprensión de la relación entre la Psiquiatría y las neurociencias también puede ayudar a los médicos a tener una visión más completa y multidisciplinaria de la salud mental. Los pacientes con trastornos mentales a menudo presentan síntomas que afectan no solo su estado emocional y comportamental, sino también su bienestar físico. Por ejemplo, la depresión puede estar asociada con la inflamación crónica, la enfermedad cardiovascular y la diabetes. Por lo tanto, una comprensión más profunda de los mecanismos biológicos subyacentes a los trastornos mentales puede ayudar a los médicos a abordar las necesidades de salud mental y física de los pacientes de manera más efectiva.

Aspectos positivos de ser un especialista en Psiquiatría:
La especialidad de Psiquiatría ofrece una amplia gama de aspectos positivos. Los psiquiatras tienen la oportunidad de trabajar en estrecha colaboración con los pacientes y ayudarlos a mejorar su salud mental y bienestar emocional. La Psiquiatría también es una especialidad muy gratificante, ya que los psiquiatras pueden ver cómo sus pacientes mejoran y experimentan una mejor calidad de vida. Además, la Psiquiatría es una especialidad en constante evolución y permite a los profesionales continuar aprendiendo y actualizándose en su campo. Por último, la Psiquiatría también ofrece una buena perspectiva laboral y una amplia gama de oportunidades para la práctica clínica, la investigación y la enseñanza.

Desafíos de ser un especialista en Psiquiatría:
Uno de los principales desafíos de la Psiquiatría es el estigma que a menudo se asocia con los problemas de salud mental, lo que puede dar como resultado una falta de comprensión y apoyo por parte de algunos miembros de la sociedad. Además, el trabajo en Psiquiatría puede ser emocionalmente exigente, ya que los psiquiatras tratan con pacientes que pueden estar pasando por momentos muy difíciles en sus vidas. Por último, el tratamiento de los trastornos psiquiátricos puede ser un proceso largo y complicado, lo que puede requerir paciencia y perseverancia por parte del psiquiatra.

¿Cómo es un día típico de trabajo de un psiquiatra?
Un día típico en la vida de un psiquiatra puede variar considerablemente según su lugar de trabajo y su especialidad. Sin embargo, en general, los psiquiatras tratan de ayudar a las personas a lidiar con los desafíos de los trastornos mentales y emocionales, a través de la evaluación, el diagnóstico y el tratamiento.

Por la mañana, el psiquiatra puede comenzar revisando los informes de los pacientes y preparando planes de tratamiento individualizados. Los pacientes pueden presentar diferentes problemas, desde trastornos de ansiedad y depresión hasta trastornos psicóticos y de personalidad. Es importante para el psiquiatra tener una comprensión completa de la historia clínica del paciente para poder hacer un diagnóstico adecuado y recomendar un tratamiento efectivo.

Durante el día, el psiquiatra puede llevar a cabo entrevistas con pacientes, lo que implica hacer preguntas detalladas sobre su historial médico y familiar, así como sobre sus experiencias y síntomas actuales. También puede hacer uso de herramientas psicométricas y tests específicos para evaluar el estado mental del paciente. Una vez que el psiquiatra tiene una comprensión completa de la situación del paciente, puede discutir el tratamiento recomendado, que puede incluir terapia individual, terapia grupal o psicofarmacología.

Los psiquiatras también pueden realizar terapia electroconvulsiva (TEC) o psicoterapia electroconvulsiva (PTEC) para pacientes con trastornos graves, como la depresión resistente al tratamiento, y pueden supervisar el tratamiento farmacológico de los pacientes. También es posible que el psiquiatra deba realizar evaluaciones de urgencia en pacientes que necesitan atención médica inmediata.

Además de trabajar directamente con pacientes, los psiquiatras pueden pasar tiempo revisando la literatura médica, manteniéndose al día con los avances en la investigación y asistiendo a conferencias y seminarios educativos. La colaboración con otros profesionales de la salud mental, como los psicólogos clínicos y los trabajadores sociales, también es importante para asegurar que los pacientes reciban una atención integral y coordinada.

Ser psiquiatra es una profesión desafiante y gratificante que implica una gran cantidad de trabajo en equipo, comunicación y habilidades de escucha. Los psiquiatras tienen la oportunidad de hacer una diferencia significativa en la vida de sus pacientes, ayudándolos a superar los desafíos de los trastornos mentales y emocionales.

Psiquiatría no es sinónimo de Psicoterapia:
La Psicoterapia es una técnica de tratamiento psicológico que se basa en la conversación y en la relación terapéutica entre el paciente y el terapeuta para tratar trastornos emocionales, psicológicos y psiquiátricos. Aunque muchos psiquiatras también realizan psicoterapia, hay algunos que deciden no ofrecer este servicio.

Una de las razones por las cuales algunos psiquiatras no dan psicoterapia es la falta de tiempo. Los psiquiatras suelen trabajar en entornos muy ocupados y tienen una gran cantidad de pacientes a los que atender. Como resultado, pueden no tener suficiente tiempo para dedicar a la psicoterapia. La psicoterapia es un proceso que puede requerir varias sesiones de una hora o más, lo que puede ser difícil para los psiquiatras que ya tienen una carga de trabajo pesada.

Otra razón por la cual algunos psiquiatras pueden optar por no dar psicoterapia es la falta de formación en esta técnica de tratamiento. Aunque los psiquiatras tienen una formación extensa en la evaluación y tratamiento de los trastornos mentales, esto no necesariamente incluye una formación especializada en psicoterapia. A menudo, los psiquiatras reciben una formación básica en esta técnica, pero no tienen la misma experiencia y habilidades que los terapeutas que se especializan en psicoterapia.

Además, algunos psiquiatras pueden optar por no dar psicoterapia porque prefieren centrarse en los tratamientos biológicos. Los psiquiatras pueden tener una perspectiva más orientada hacia la biología y la farmacología, lo que los lleva a centrarse en los tratamientos farmacológicos y otros tratamientos biológicos, como la terapia electroconvulsiva o la estimulación magnética transcraneal. Si bien estos tratamientos pueden ser muy efectivos para algunos trastornos mentales, no siempre son la mejor opción para todos los pacientes.

Otra razón por la cual algunos psiquiatras pueden optar por no dar psicoterapia es porque prefieren trabajar en equipo con otros profesionales de la salud mental. Los psiquiatras pueden preferir centrarse en su papel de prescripción de medicamentos y trabajar en equipo con otros profesionales de la salud mental, como psicólogos, trabajadores sociales y consejeros, para ofrecer a los pacientes una atención integral.

Aunque muchos psiquiatras también realizan psicoterapia, hay algunos que deciden no ofrecer este servicio. Las razones por las cuales algunos psiquiatras no dan psicoterapia incluyen la falta de tiempo, la falta de formación especializada, la orientación hacia los tratamientos biológicos y la preferencia por trabajar en equipo con otros profesionales de la salud mental. A pesar de esto, es importante tener en cuenta que la psicoterapia puede ser una técnica muy efectiva para el tratamiento de los trastornos mentales y emocionales, y que muchos pacientes pueden beneficiarse de ella en combinación con los tratamientos farmacológicos y otros tratamientos biológicos. Los pacientes que buscan tratamiento para trastornos mentales deben tener acceso a una variedad de opciones de tratamiento y deben tener en cuenta que la combinación de tratamientos puede ser la mejor opción para su recuperación.

¿Cómo es la personalidad de un psiquiatra?

La personalidad de un psiquiatra puede variar, ya que se trata de un ser humano con características únicas. Sin embargo, algunas de las cualidades que pueden ser útiles para esta especialidad son la empatía, la paciencia, la habilidad para comunicarse y la capacidad de escuchar activamente a sus pacientes. Además, es importante tener una mente abierta y una actitud sin prejuicios hacia las diferentes culturas, creencias y modos de vida de los pacientes que atienden. Es importante recordar que cada paciente es único y debe ser tratado con respeto y dignidad.

¿Cuáles son las subespecialidades de Psiquiatría?

Algunas de las subespecialidades más comunes de la Psiquiatría son las siguientes:

- **Psiquiatría Infantil y Adolescente:** se enfoca en el diagnóstico y tratamiento de trastornos mentales en niños y adolescentes.

- **Psiquiatría Forense:** se enfoca en la evaluación y tratamiento de personas involucradas en el sistema legal, como criminales y víctimas de delitos.

- **Psiquiatría de Adicciones:** se enfoca en el diagnóstico y tratamiento de trastornos por consumo de sustancias adictivas, como el alcoholismo y la dependencia de drogas.

- **Psiquiatría de Enlace:** se enfoca en la coordinación del cuidado de la salud mental de los pacientes hospitalizados que tienen trastornos médicos y quirúrgicos.

- **Neuropsiquiatría**: se enfoca en el diagnóstico y tratamiento de trastornos mentales que tienen una base neurológica, como el trastorno bipolar y la esquizofrenia.

- **Psiquiatría de Urgencias:** se enfoca en la evaluación y tratamiento de pacientes en crisis psiquiátricas agudas en la sala de emergencias.

- **Otras**: Neurobiología de la esquizofrenia, género, bipolaridad, psicoGeriatría, demencias, Psiquiatría perinatal, genética psiquiátrica.

Estas son solo algunas de las subespecialidades de la Psiquiatría. Cada subespecialidad tiene su propio conjunto de habilidades, conocimientos y enfoques terapéuticos para tratar trastornos mentales. Los psiquiatras pueden elegir especializarse en una o varias subespecialidades, dependiendo de sus intereses y objetivos profesionales.

¿Cuáles son los retos a futuro de la Psiquiatría?
La especialidad de Psiquiatría enfrenta varios desafíos en el futuro. Uno de ellos es el aumento en la prevalencia de enfermedades mentales en todo el mundo, lo que puede aumentar la demanda de servicios de salud mental. Además, la estigmatización asociada con las enfermedades mentales sigue siendo un obstáculo importante en muchos lugares, lo que puede dificultar que las personas busquen tratamiento. Los avances en la

tecnología y la investigación también pueden
presentar nuevos desafíos y oportunidades para la
práctica de la Psiquiatría. Es importante que los
profesionales de la salud mental estén preparados
para adaptarse a estos cambios y desarrollar nuevas
habilidades y enfoques para brindar una atención
óptima a sus pacientes.

Radio-Oncología

Duración del posgrado: Cuatro o cinco años

La especialidad médica de Radio-Oncología se encarga del tratamiento de enfermedades malignas y algunas benignas utilizando radiaciones ionizantes, como la radioterapia y la braquiterapia. Los radio-oncólogos trabajan en equipo con otros especialistas en cáncer, como oncólogos, cirujanos y radiólogos, para determinar la mejor estrategia de tratamiento para cada paciente.

La radioterapia es un tipo de tratamiento que utiliza radiación para inhibir el crecimiento y proliferación de células cancerosas. La radiación externa o teleterapia se administra mediante un acelerador lineal que emite rayos x hacia la zona del cuerpo donde se encuentra el tumor y áreas de riego. La braquiterapia, por otro lado, implica la colocación de fuentes de radiación directamente en el tumor o cerca de él. Los radio-oncólogos también pueden proporcionar la radioterapia para paliar síntomas de cáncer avanzado, como compresiones medulares secundarias a metástasis, dolor óseo y sangrado agudos que no remitieron con tratamientos previos.

La especialidad de Radio-Oncología es muy importante en el tratamiento del cáncer y se considera uno de los tres pilares del tratamiento oncológico. Los radio-oncólogos también trabajan en estrecha colaboración con otros especialistas no oncólogos para ofrecer a los pacientes el mejor cuidado posible, como ginecólogos, gastroenterólogos, ortopedistas, cirujanos y pediatras. Además, la tecnología utilizada en la teleterapia y la braquiterapia está en constante evolución, lo que permite a los radio-oncólogos ofrecer tratamientos más precisos y efectivos, con menores tasas de toxicidad.

La especialidad médica de Radio-Oncología es vital para el tratamiento del cáncer y ofrece una amplia gama de opciones terapéuticas a los pacientes. Los radio-oncólogos de manera multidisciplinaria, junto con otros especialistas oncológicos, deben proporcionar la mejor atención posible a los pacientes y deben ser expertos en tecnología y comunicación efectiva con los pacientes.

¿Cuáles son las diferencias entre las especialidades de Radio-Oncología y Oncología Médica?
La Oncología Médica es la rama de la medicina que se encarga del diagnóstico y tratamiento sistémico de los pacientes con cáncer. Existen otras especialidades que también se dedican al tratamiento de esta enfermedad, como la cirugía oncológica y la Radio-Oncología.

La Oncología Médica se enfoca en el tratamiento del cáncer utilizando medicamentos **sistémicos**, como la quimioterapia, las terapias blanco y la inmunoterapia. Los oncólogos médicos trabajan en equipo con otros especialistas para planear y llevar a cabo el tratamiento del cáncer. Además, también se enfocan en el manejo de los efectos secundarios de los tratamientos, y en la atención de los pacientes en todas las etapas de la enfermedad, desde el diagnóstico hasta la atención paliativa.

Una de las principales diferencias entre estas dos especialidades es el tipo de tratamiento que utilizan.

La Oncología Médica utiliza medicamentos sistémicos para tratar el cáncer, mientras que la Radio-Oncología utiliza radiación. Ambas tienen sus ventajas y desventajas, y se utilizan en diferentes casos, dependiendo del tipo de cáncer y de la etapa en la que se encuentra.

Otra diferencia importante es el enfoque del tratamiento. La Oncología Médica se enfoca en el manejo de la enfermedad sistémica, mientras que, por otro lado, la Radio-Oncología se enfoca en el tratamiento locorregional del tumor, lo que en conjunto las dos especialidades ofrecen un tratamiento más completo al paciente.

En cuanto a la formación, la Oncología Médica y la Radio-Oncología requieren diferentes programas de residencia. Los oncólogos médicos deben tener una formación mínima de dos años de Medicina Interna y completar tres años de Oncología Médica, mientras que los radio oncólogos tienen que completar la residencia que en México es de entrada directa a través del ENARM, que consta de cuatro años en casi todos los centros de residencia del país, con excepción hasta el momento de publicación de este libro, del Hospital Universitario en Monterrey, Nuevo León y el Instituto Nacional de Cancerología que consta de cinco años (dos de Medicina Interna y tres de Radio-Oncología).
La Oncología Médica y la Radio-Oncología son dos especialidades médicas importantes en el tratamiento del cáncer y la mayoría de las veces complementarias una de la otra. Si bien ambas se enfocan en el tratamiento del cáncer, utilizan diferentes tipos de tratamiento y tienen diferentes enfoques. Los médicos que buscan una carrera en la oncología deberán decidir cuál de estas dos

especialidades se adapta mejor a sus intereses y habilidades.

¿Por qué escoger la especialidad de Radio-Oncología?

La especialidad de Radio-Oncología es una opción atractiva para aquellos médicos que deseen trabajar en el campo del tratamiento del cáncer, así como adquirir conocimiento en física y radiobiología. La Radio-Oncología es una especialidad que requiere habilidades técnicas y clínicas altamente especializadas, y es muy gratificante, ya que los médicos que la practican tienen la oportunidad de mejorar significativamente la calidad de vida de los pacientes con cáncer.

Además, los médicos especialistas en Radio-Oncología trabajan en equipo con otros especialistas en cáncer, como oncólogos médicos, cirujanos oncólogos y patólogos, lo que les brinda la oportunidad de colaborar y aprender de sus colegas mientras brindan una atención integral y de alta calidad a sus pacientes.

Otras razones para seleccionar la especialidad de Radio-Oncología pueden incluir la posibilidad de realizar investigaciones clínicas y colaborar con otros profesionales de la salud en la implementación de nuevas tecnologías y tratamientos en el campo de la radioterapia.

La Radio-Oncología es una especialidad altamente especializada y gratificante que ofrece a los médicos la oportunidad de mejorar la vida de los pacientes con cáncer mediante el uso de tecnologías y habilidades clínicas avanzadas.

Aspectos positivos de ser un especialista en Radio-Oncología:

La especialidad médica de Radio-Oncología presenta varios aspectos positivos para los médicos que deciden dedicarse a esta área. En primer lugar, los radio oncólogos tienen la oportunidad de trabajar con tecnología de vanguardia para planificar y administrar tratamientos de radioterapia a pacientes con cáncer. Además, esta especialidad ofrece la posibilidad de desarrollar habilidades clínicas y técnicas altamente especializadas y de colaborar estrechamente con otros especialistas en oncología y radiología para brindar una atención integral a los pacientes.

Otro aspecto positivo de ser un médico especialista en Radio-Oncología es el impacto directo que puede tener en la vida de los pacientes. La radioterapia puede ser un tratamiento efectivo para combatir el cáncer y mejorar la calidad de vida de las personas que lo padecen. Por lo tanto, los radio oncólogos tienen la oportunidad de hacer una diferencia significativa en la vida de sus pacientes y sus familias, lo que puede ser muy gratificante.

Ser un médico especialista en Radio-Oncología puede brindar la oportunidad de trabajar con tecnología avanzada, desarrollar habilidades especializadas, colaborar con otros especialistas en oncología y radiología, y hacer una diferencia directa en la vida de los pacientes.

Desafíos de ser un especialista en Radio-Oncología:

Ser médico especialista en Radio-Oncología puede presentar algunos desafíos como:

- **Equipo costoso:** Los procedimientos de Radio-Oncología requieren de infraestructura costosa, lo que puede limitar el acceso a esta especialidad en ciertas áreas.

- **Carga emocional**: Al tratar con pacientes con cáncer y enfrentarse a situaciones difíciles, es común que se experimenten emociones fuertes, lo que puede ser desgastante.

- **Largas horas de trabajo**: Como en muchas especialidades médicas, los médicos de Radio-Oncología pueden trabajar largas horas, especialmente cuando se trata de pacientes hospitalizados.

- **Presión y estrés**: La Radio-Oncología es una especialidad que requiere una gran precisión y atención a los detalles, ya que los errores pueden tener consecuencias graves para los pacientes. Esto puede generar presión y estrés en los médicos.

- **Exposición a radiación**: Los médicos de Radio-Oncología están expuestos a la radiación ionizante en su trabajo diario, lo que puede aumentar el riesgo de desarrollar enfermedades relacionadas con la radiación a largo plazo.

Sin embargo, es importante destacar que estos desafíos no son exclusivos de la Radio-Oncología y se presentan en muchas otras especialidades médicas. Además, la satisfacción que se obtiene al ayudar a pacientes con cáncer y la posibilidad de contribuir al tratamiento, hace que muchos médicos consideren esta especialidad como una opción gratificante y valiosa en su carrera profesional.

¿Cómo es un día típico de trabajo de un radio-oncólogo?

El trabajo diario de un médico especialista en Radio-Oncología involucra el diagnóstico, etapificación y tratamiento del cáncer utilizando tecnología de última generación.

El día comienza temprano para un médico especialista en Radio-Oncología. En primer lugar, el especialista se reúne con los pacientes y sus familias para discutir los detalles de su tratamiento, explicar los efectos secundarios y responder a cualquier pregunta que puedan tener.

Después de esto, el médico procede a evaluar las imágenes de diagnóstico del paciente, como tomografías y resonancias magnéticas, para determinar el área precisa que necesita ser tratada. Utilizando tecnología de imagen, el médico determina el área a radiar, la dosis y duración de la terapia y junto con el equipo de física médica planifica el tratamiento de radioterapia.

Una vez que se ha establecido el plan de tratamiento, el personal de técnicos en radioterapia proporciona el tratamiento utilizando equipos de alta tecnología, como el acelerador lineal. La radioterapia es un proceso milimétrico y requiere atención constante por parte del médico y su equipo.

El radio-oncólogo también se asegura de que los pacientes reciban el apoyo emocional que necesitan durante todo el proceso de tratamiento. En caso de que los pacientes experimenten efectos secundarios de la radioterapia, el especialista los supervisa y trata en consecuencia.

El trabajo diario de un médico especialista en Radio-Oncología es intenso y emocionalmente desafiante. Requiere una gran cantidad de habilidades técnicas y clínicas, así como la capacidad de trabajar en equipo para garantizar el bienestar de los pacientes. Aunque el trabajo puede ser exigente, muchos especialistas en Radio-Oncología encuentran gran satisfacción en su capacidad para ayudar a los pacientes a luchar contra el cáncer y mejorar su calidad de vida.

¿Cómo es la personalidad de un especialista en Radio-Oncología?
Un médico especialista en Radio-Oncología debe poseer ciertas habilidades y rasgos de personalidad para llevar a cabo su trabajo de manera efectiva. En primer lugar, debe ser una persona empática y compasiva, ya que se encargará de tratar a pacientes con cáncer, una enfermedad que puede ser emocional y físicamente agotadora. Además, debe tener una mentalidad analítica y ser capaz de interpretar imágenes médicas y resultados de pruebas para planificar el mejor curso de tratamiento para cada paciente. Debe tener habilidades de comunicación excelentes para hablar con los pacientes y sus familiares sobre el tratamiento y su progreso. Finalmente, la capacidad de trabajar en equipo también es esencial, ya que colaborará con otros médicos y profesionales de la salud en la atención al paciente.

Los radio-oncólogos no solo tratan enfermedades malignas:
Además del tratamiento del cáncer, los médicos especialistas en Radio-Oncología también pueden ofrecer tratamientos para una variedad de otras afecciones médicas. Algunos ejemplos incluyen:

- **Trastornos del sistema nervioso central**: La radioterapia puede usarse para tratar tumores cerebrales, aneurismas cerebrales y malformaciones arteriovenosas (MAV) del cerebro y la columna vertebral. Esta técnica también se le conoce como neuro-radiocirugía.

- **Enfermedades benignas de la glándula tiroides**: La radioterapia puede usarse para tratar nódulos tiroideos benignos, reduciendo su tamaño y mejorando los síntomas.

- **Trastornos dermatológicos**: La radioterapia puede usarse para tratar ciertos trastornos dermatológicos, como la enfermedad de Kaposi, micosis fungoide y el eczema crónico.

Es importante tener en cuenta que cada caso es único y que los tratamientos deben ser adaptados a las necesidades individuales del paciente.

¿Cuáles son los retos a futuro de la Radio-Oncología?
La Radio-Oncología es una especialidad médica en constante evolución debido a los avances tecnológicos y a las necesidades de los pacientes. Uno de los principales retos es la implementación y uso efectivo de técnicas de radioterapia de alta precisión, que permiten una mayor dosis de radiación en el tumor y una menor exposición a los tejidos sanos. También es importante el desarrollo de nuevas estrategias de combinación de tratamientos, como la radioterapia con inmunoterapia, y la individualización de los tratamientos en función de las características moleculares del tumor. Además, la formación continua y la actualización constante en

¿Cómo elegir tu especialidad médica?

los avances en la especialidad son fundamentales para brindar una atención de calidad a los pacientes.

Traumatología y Ortopedia

Duración del posgrado: Cuatro años

La Traumatología y Ortopedia (en ocasiones se refiere a estos especialistas como "ortopedistas", solamente) es una especialidad médica que se enfoca en el diagnóstico, tratamiento y prevención de lesiones y trastornos músculo-esqueléticos. Esto incluye desde lesiones deportivas y fracturas hasta trastornos crónicos como la artritis.

Los ortopedistas utilizan una amplia variedad de técnicas para tratar a sus pacientes, incluyendo tratamientos no quirúrgicos como fisioterapia y terapia ocupacional, así como procedimientos quirúrgicos.

En el campo de la Traumatología, se enfocan en tratar lesiones traumáticas, como las fracturas y luxaciones. Pueden trabajar en salas de urgencias y en unidades de cuidados intensivos, y están capacitados para manejar lesiones traumáticas graves y estabilizar a los pacientes en situaciones de emergencia.

Por otro lado, en el campo de la Ortopedia se enfocan en el tratamiento de trastornos crónicos de los huesos y las articulaciones. También tratan lesiones traumáticas, pero su enfoque principal es el tratamiento de trastornos crónicos que afectan la movilidad y la calidad de vida de los pacientes.

Los ortopedistas trabajan en equipo con otros profesionales de la salud, como fisioterapeutas, radiólogos y enfermeros, para proporcionar una atención integral y personalizada a sus pacientes.

___

Es por eso que la especialidad médica de Traumatología y Ortopedia es una rama emocionante y desafiante de la medicina que se enfoca en el tratamiento de lesiones y trastornos músculo-esqueléticos. Los ortopedistas están capacitados para utilizar una amplia variedad de técnicas y procedimientos para tratar a sus pacientes, y trabajan en equipo con otros profesionales de la salud para proporcionar una atención integral y de alta calidad. Si estás interesado en esta especialidad, asegúrate de buscar programas de formación y capacitación que se adapten a tus objetivos profesionales y te proporcionen las habilidades y conocimientos necesarios para tener éxito como ortopedista.

¿Por qué escoger la especialidad de Traumatología y Ortopedia?

La especialidad de Traumatología y Ortopedia es una excelente opción para aquellos estudiantes de medicina interesados en tratar lesiones y trastornos músculo-esqueléticos. Esta especialidad ofrece una amplia variedad de desafíos y oportunidades, desde el tratamiento de lesiones deportivas y traumáticas hasta el tratamiento de trastornos crónicos que afectan la movilidad y la calidad de vida de los pacientes.

Aspectos positivos de la especialidad de Traumatología y Ortopedia:

En primer lugar, esta especialidad ofrece una amplia variedad de desafíos y oportunidades emocionantes, desde el tratamiento de lesiones traumáticas hasta el tratamiento de trastornos crónicos de los huesos y las articulaciones. Los procedimientos que realizan son extremadamente variados, pueden atender pacientes recién nacidos hasta adultos mayores en la plenitud de la vida. Los abordajes pueden ser finos

464

y requerir lupas, hasta procedimientos con alto riesgo de sangrado como cirugía de pelvis.

Además, es una especialidad altamente cotizada y con una buena perspectiva laboral en México. Los ortopedistas tienen la oportunidad de trabajar en una amplia variedad de entornos, desde salas de urgencias y unidades de cuidados intensivos hasta clínicas especializadas y hospitales. Otro aspecto positivo de ser médico especialista en Traumatología y Ortopedia es que esta especialidad es altamente colaborativa y multidisciplinaria.

Finalmente, ser médico especialista en Traumatología y Ortopedia puede ser muy gratificante personalmente, ya que los traumatólogos y ortopedistas tienen la oportunidad de ayudar a sus pacientes a recuperar su movilidad y mejorar su calidad de vida.

Desafíos de la especialidad de Traumatología y Ortopedia:
Uno de los principales desafíos de esta especialidad es que puede ser físicamente exigente, ya que los traumatólogos y ortopedistas a menudo pasan largas horas de pie y en ocasiones pueden realizar procedimientos que requieren fuerza física.

Además, el tratamiento de lesiones traumáticas y trastornos músculo-esqueléticos puede ser muy estresante emocionalmente, especialmente cuando los pacientes tienen lesiones graves o crónicas que pueden afectar su calidad de vida. Los traumatólogos y ortopedistas también pueden enfrentar situaciones de urgencia y situaciones en las que los pacientes tienen una recuperación difícil o insatisfactoria.

Otro desafío es que esta especialidad puede ser muy competitiva en algunos lugares y puede requerir una gran inversión de tiempo y energía para obtener la formación y la capacitación necesarias para tener éxito. También puede haber limitaciones financieras en algunos sistemas de salud, lo que puede afectar la capacidad de los ortopedistas para proporcionar una atención de calidad a sus pacientes.

Aunque la especialidad de Traumatología y Ortopedia tiene muchos aspectos positivos, también hay algunos desafíos a considerar antes de tomar una decisión sobre esta especialidad. Es importante que los médicos investiguen y consideren cuidadosamente todos los aspectos de esta especialidad antes de decidir si es la elección correcta para ellos.

¿Cómo es un día típico de trabajo de un ortopedista?
El día de trabajo de un médico especialista en Traumatología y Ortopedia puede variar dependiendo del entorno de trabajo y la carga de pacientes. En general, los ortopedistas trabajan en hospitales, clínicas y consultorios, y suelen trabajar largas horas y estar de pie durante la mayor parte del día.

El día de trabajo típico de un ortopedista puede comenzar temprano en la mañana, revisando los informes de los pacientes y preparando su agenda para el día. Luego, pueden comenzar a ver a los pacientes en la sala de examen, realizando evaluaciones físicas y revisando los registros médicos de los pacientes.

Durante el día, los ortopedistas pueden tratar una variedad de lesiones y trastornos músculo-esqueléticos, desde fracturas y luxaciones hasta trastornos crónicos como la artritis. Pueden realizar procedimientos quirúrgicos, como la fijación de fracturas o la reparación de lesiones ligamentosas, o utilizar tratamientos no quirúrgicos, como fisioterapia y terapia ocupacional.

Los ortopedistas también pueden trabajar en equipo con otros profesionales de la salud, como fisioterapeutas y radiólogos, para proporcionar una atención integral y personalizada a sus pacientes.

Además de atender a los pacientes, también pueden participar en actividades de enseñanza y capacitación. Pueden supervisar a los residentes médicos y estudiantes de medicina, y participar en investigaciones y proyectos clínicos para mejorar el cuidado de los pacientes con lesiones y trastornos músculo-esqueléticos.

El día de trabajo de un médico ortopedista puede ser muy ocupado y exigente, pero también es muy gratificante personalmente. Los ortopedistas tienen la oportunidad de ayudar a sus pacientes a recuperar su movilidad y mejorar su calidad de vida, y trabajan en equipo con otros profesionales de la salud para proporcionar una atención integral y personalizada a sus pacientes.

¿Cómo es la personalidad de un ortopedista?
No hay una única personalidad para los médicos especialistas en Traumatología y Ortopedia, ya que cada uno es único y tiene diferentes características y habilidades. Sin embargo, hay algunas características comunes que a menudo se asocian con los traumatólogos y ortopedistas.

Por ejemplo, los ortopedistas suelen ser personas altamente enfocadas y disciplinadas, que trabajan duro y se dedican a mejorar la calidad de vida de sus pacientes. También suelen ser muy empáticos y compasivos, y tienen una gran capacidad para comprender y tratar los desafíos emocionales que pueden enfrentar sus pacientes.

Además, los ortopedistas son personas altamente resistentes, ya que su trabajo puede ser física y emocionalmente exigente. También tienen excelentes habilidades de comunicación y trabajo en equipo, porque trabajan en colaboración con otros profesionales de la salud para proporcionar una atención integral y personalizada a sus pacientes.

Los médicos ortopedistas son personas altamente enfocadas, disciplinadas y compasivas, que están comprometidas a mejorar la calidad de vida de sus pacientes. Si estás considerando esta especialidad, asegúrate de tener las habilidades y características necesarias para tener éxito en esta especialidad.

¿Cuáles son las subespecialidades de Traumatología y Ortopedia?
Algunas de las subespecialidades de la especialidad médica de Traumatología y Ortopedia son:

- **Cirugía de columna vertebral:** se enfoca en el diagnóstico y tratamiento de las lesiones y trastornos de la columna vertebral, incluyendo hernias de disco, escoliosis y estenosis espinal.

- **Cirugía de mano y muñeca:** se enfoca en el diagnóstico y tratamiento de las lesiones y trastornos de la mano y la muñeca, incluyendo fracturas, tendinitis y síndrome del túnel carpiano.

- **Cirugía de pie y tobillo**: se enfoca en el diagnóstico y tratamiento de las lesiones y trastornos del pie y el tobillo, incluyendo esguinces, fracturas y deformidades.

- **Artroscopía**: se enfoca en el uso de técnicas mínimamente invasivas para diagnosticar y tratar lesiones y trastornos de las articulaciones. La artroscopía es una técnica quirúrgica altamente especializada que requiere habilidad y experiencia por parte del especialista para garantizar resultados seguros y efectivos.

- **Oncología ortopédica:** se enfoca en el diagnóstico y tratamiento de los tumores óseos y las lesiones malignas del tejido óseo.

Es importante destacar que estos son solo algunos ejemplos de las subespecialidades de la Traumatología y Ortopedia, ya que existen otras áreas de enfoque y especialización.

¿Cuáles son los retos a futuro de la especialidad de Traumatología y Ortopedia?
La especialidad de Traumatología y Ortopedia enfrenta varios retos a futuro, como la creciente demanda de atención músculo-esquelética debido al envejecimiento de la población y el aumento de la incidencia de lesiones deportivas. Además, la especialidad también enfrenta desafíos financieros debido a los cambios en el sistema de atención médica y la limitación de los recursos en algunos lugares.

Otro desafío para la especialidad es la necesidad de adoptar nuevas tecnologías y técnicas quirúrgicas avanzadas, lo que requiere una continua formación y actualización de conocimientos para los especialistas en Traumatología y Ortopedia.

Además, la especialidad también debe abordar la necesidad de proporcionar una atención de calidad y equitativa a todos los pacientes, independientemente de su origen étnico, género o situación económica.

Para enfrentar estos retos, los especialistas en Traumatología y Ortopedia deben continuar trabajando en colaboración con otros profesionales de la salud y mantenerse actualizados en las últimas técnicas y tecnologías. También deben trabajar en la promoción de la prevención de lesiones y enfermedades músculo-esqueléticas, y en la implementación de políticas y programas que promuevan la igualdad de acceso a la atención médica.

Hasta pronto

Elegir la especialidad médica adecuada puede ser una de las decisiones más importantes en la vida de un médico. En México, hay una amplia variedad de especialidades médicas, cada una con sus propias características, desafíos y oportunidades.

Para tomar una decisión informada sobre la especialidad médica que mejor se adapte a tus intereses, habilidades y objetivos, es importante realizar una investigación exhaustiva, obtener experiencia clínica en diversas áreas y considerar los aspectos personales y profesionales.

Es fundamental tener en cuenta que la elección de una especialidad médica no debe basarse únicamente en factores económicos, sino también en la pasión y la vocación. Si eliges una especialidad que realmente te apasione, tendrás una carrera profesional gratificante y exitosa.

Recuerda que la elección de una especialidad médica no es definitiva y siempre puedes cambiar de rumbo en cualquier momento de tu carrera profesional. Lo más importante es seguir tus sueños, trabajar duro y disfrutar del camino mientras te conviertes en el médico especialista que deseas ser.

En Doctor Vago estamos comprometidos para ayudarte a lograr tus objetivos. Conoce todos nuestros recursos para aprobar tu Examen Nacional de Aspirantes a Residencias Médicas (ENARM) en www.drvago.com